뇌졸중 거뜬히 회복하기

The original English language work:
Stronger After Stroke, third edition 9780826124135 by Peter G. Levine
has been published by:
Springer Publishing Company
New York, NY, USA
Copyright © 2018. All rights reserved.
Korean Translation Copyright © 2023 by Freedom to Dream Seoul Medical Books & Publishing

이 책의 한국어판 저작권은 Springer Publishing Company 사와 독점 계약한
꿈꿀자유 서울의학서적에 있습니다.
저작권법에 의해 한국 내에서 보호를 받는 저작물이므로 무단 전재와 복제를 금합니다.

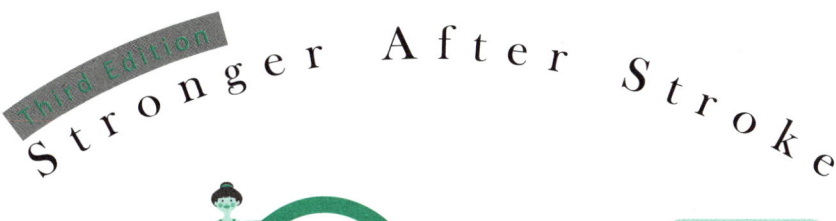

개정판

뇌졸중 거뜬히 회복하기

피터 레빈 지음
우촌심뇌혈관연구재단 옮김
강병철 대표역자

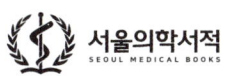

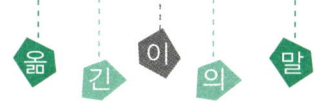

옮긴이의 말

　손가락 끝만 아려도 온 신경이 그리로만 쏠립니다. 세수를 하거나, 음식을 만들거나, 설거지만 하려 해도 힘들고 짜증이 나지요. 몸을 마음대로 움직일 수 있다는 것이 얼마나 소중한지 그제야 깨닫습니다. 그래도 손가락은 괜찮습니다. 금방 나으니까요. 오래 앓아야 하는 병은 몸도 힘들지만 외로움도 문제입니다. 세상은 너무나 바쁘죠. 처음에는 관심을 갖고 돌봐주던 가족들도 병이 오래 지속되면 차차 다시 자신의 일로 돌아갑니다. 환자로서 혼자 견뎌야 하는 시간은 외롭고 참담합니다.

　이렇게 생각해보면 뇌졸중만큼 어려운 병도 없습니다. 생존자는 손가락 한 번 움직이고, 한걸음 내딛고, 말 한마디 하기가 천근만근입니다. 활발하게 움직였던 옛날을 생각하면 기가 막힙니다. '좀 더 몸을 돌봤어야 했다'는 후회도 들고, '왜 내게만 이런 일이 생겼는가' 하고 화도 납니다. 혼자 안간힘을 쓰다 지치면 자기 일에 몰두해 있는 주변 사람들이 원망스럽기도 합니다. 그런데 한 번 뇌졸중을 겪으면 언제까지나 그렇게 살아야만 할까요? 자기 손으로 밥도 마음대로 먹고, 몸도 씻고, 옷도 멋지게 차려 입고, 지팡이 없이 외출할 수 있다면 어떤가요? 약수터까지 씩씩하게 걸어가 지인들과 웃음꽃을 피우고, 차를 몰거나, 골프를 치던 날로 돌아갈 수 있다면 어떨까요? 아니, 아예 뇌졸중을 앓기 전보다 더 건강해질 수 있다면 어떻습니까?

이 책은 놀라운 비밀을 알려줍니다. 누구나 뇌졸중을 이겨낼 수 있다는 것입니다. 무작정 듣기 좋은 얘기를 늘어놓는 게 아닙니다. 뇌졸중은 뇌의 병입니다. 뇌졸중을 이기려면 뇌를 알아야 합니다. 뇌는 한번 다치면 회복이 안 된다고 믿던 때도 있었지요. 그러나 많은 연구 끝에 뇌가 훨씬 큰 잠재력을 갖고 있다는 사실이 밝혀졌습니다. 뇌졸중을 겪었어도 마찬가지입니다. 끊임없는 반복 연습을 통해 뇌는 어떤 일이든 할 수 있습니다. 이런 특성을 '신경가소성'이라고 합니다. 불가능하지 않다고, 주저앉지 말라고, 포기해서는 안 된다고 알려주는 것이야말로 이 책의 가장 큰 미덕입니다.

그러면 뭘 어떻게 해야 할까요? 뇌졸중 치료는 첨단과학이 집중되는 분야입니다. 새로운 약, 새로운 치료, 새로운 기계가 매일 쏟아져 나옵니다. 이 책은 건측제한 운동치료, 양측성 훈련, 연상훈련, 감각회복, 거울치료, 노래하듯 말하기 등 새로운 기법들을 알려줍니다. 게임을 통해 재미있고 안전하게 회복하기, 첨단기계 등 환상적인 최신 기술도 소개합니다. 뇌졸중이 생긴 후 언제까지 운동을 해서는 안 되고, 언제부터 열심히 운동해야 하는지, 음식은 어떻게 먹고, 잠은 어떻게 자야 하는지, 재발을 막으려면 어떻게 해야 하는지 등 기본적인 부분도 꼼꼼히 챙겨줍니다. 물론 처음부터 혼자서는 못하지요. 어떤 의사를 찾아, 어디로 가야 할까요? 의사나 치료사, 병원을 가장 잘 이용하는 방법은 뭘까요? 이 책은 풍부한 지식과 경험을 지닌 전문가들을 파트너로 삼아 끊임없이 회복하는 길과 함께, 궁극적으로는 환자 스스로 뇌졸중을 극복하고 건강을 유지하는 비결을 일러줍니다.

그런데 어떤 첨단 과학이나 최신 기술보다도, 아무리 훌륭한 명의나 신통한 약물보다도 더 중요한 것이 있습니다. 바로 자신의 의지와 노력입니다. 그걸 누가 모르나요? 손가락 한 번 움직이고, 말 한마디 하기가 천근만근인데 그게 되나요? 무작정 의지와 노력만 강조한다고 되는 것은 아니지요. 뇌졸중 생존자는 '나만 불행하다', '버림받았다', '될 대로 되라지' 등 부정적인 생각에 시달리기 때문에 더욱 어렵습니다. 이럴 때 스스로 격려하고 동기를 부여하려면 과학과 경험과 요령이 필요합니다. 이 책은 곳곳에 그런 과학과 경험과 요령을 소개하면서 실제로 뇌졸중을 극복한 사람들의 예를 들어 희망을 불어넣고 용기를 줍니다. 혼자가 아니라는 것, 남들도 비슷한 일을 겪었지만 이겨냈다는 사실을 알기만 해도 부정적인 생각의 고리를 끊을 수 있습니다. 국내에도 그런 분이 있습니다. 손가락도 못 움직일 정도로 심한 뇌졸중을 이겨내고 국가대표 야구팀 감독으로 제2의 전성기를 맞았던 김인식 감독입니다. 김 감독의 말은 뇌졸중을 앓은 분이라면 누구나 귀를 기울여볼 만합니다.

이 자리를 빌려 말씀드리고 싶은 것은, 사실 몸이 안 움직이고 어려운 병에 걸렸을 때는 너무 실망해서 실망할 힘조차 없습니다. 그래도 하면 된다는 것을, 그런 생각을 갖고 있으면 누구나 할 수 있다는 것을 말씀드리고 싶습니다. 뇌경색이 참으로 어려운 병이지만, 그래도 용기를 가지고 움직이셔야 합니다. 이제 7년째 되는데, 지금도 나는 하루에 한 시간씩 꼭 운동을 해요. 그리고 3개월에 한 번씩 병원에 가서 검사를 받습니다. 중병이다 생각하고 포기하지 마시고, 계속하다 보면 좋은 결과도 있으니까 힘을 내시라는 말씀을 꼭 드리고 싶습니다.

네이버캐스트 '우리시대의 멘토 [김인식]' 편, 웅진지식하우스 제공.

《뇌졸중 거뜬히 회복하기 개정판》은 뇌졸중 회복 분야의 명저로 첫 손가락에 꼽히는 《Stronger After Stroke》의 최신판인 제3판을 번역했습니다. 원저는 2008년 미국에서 출간되어 선풍을 일으켰습니다. 아마존에 책을 읽고 뇌졸중을 이겨낸 사람들의 서평이 속속 올라오면서 수십만 부가 팔렸고, 그간 두 차례 개정되어 제3판이 출간되었습니다. 국내에도 뇌졸중 재활을 체계적이고 종합적으로 다룬 책이 필요합니다. 뇌졸중을 겪은 사람에게는 재활에 대한 지식이 무엇보다 필요하기 때문입니다. 한글판은 2017년 부천세종병원과 우촌심뇌혈관연구재단의 후원으로 우리나라에 처음 소개되었습니다. 의사이자 번역가인 제가 우리말로 옮겼지만 부천세종병원의 여러 선생님들이 참여해 용어를 다듬고, 우리 실정에 맞게 내용을 고치고, 새로운 지식을 반영해 원저보다 충실한 내용으로 재탄생했습니다. 그간 책이 절판되어 수많은 생존자와 보호자들의 애를 태웠지만, 이제 보다 충실해진 제3판을 번역해 다시 세상에 내보냅니다. 모쪼록 뇌졸중으로 고통 받는 분들께 큰 도움이 되기를 바랍니다.

2023년 7월
대표 역자 강병철

목 차

옮긴이의 말　5
추천사　14
서문　당신이 뇌졸중을 이겨낼 수 있는 이유　16
준비운동　뇌졸중을 이겨내는 방법　26

1장　뇌졸중 회복의 기본　33
할 일을 계획하고, 계획한 대로 하라　35
정체기를 거부하라　38
뇌의 환상적인 가소성을 이용하라　43
뇌졸중에도 전문의가 있다　51
첨단 신경과학을 이용하라　53
운동선수의 지혜를 이용하라　65
궁극의 뇌졸중 치료제　70
기록 향상을 측정하라　75

2장　회복을 위한 요령과 팁　85
도전이 곧 회복이다　87
할 수 있는 동작을 최대한 이용하라　90
트레드밀을 활용하라　93
거울로 체크하라　97
마음, 뇌, 계획대로 밀고 나가기　102
자연스럽게 회복하라　108
회복 캘린더　111
회복 로드맵　116
보호자를 위한 팁　122

3장 회복 상태 유지하기 127
  통증을 줄이자 129
  낙상이 제일 무섭다 135
  두 번째 뇌졸중이 일어날 위험을 줄이자 141
  뼈를 보호하라 143
  단축을 막아라 145
  어깨를 보살피자 154
  꼭 필요한 다섯 가지 검사 159

4장 멋진 치료 방법들 165
  팔과 손의 건측제한치료 167
  손의 기능을 되찾자 179
  연상하라! 186
  알뜰한 생존자를 위한 전기자극 189
  자연스럽게 걸어보자 195
  거울요법 199
  감각 회복 203
  말할 때는 노래 부르듯 210
  비언어제한 언어치료 212
  놀면서 회복하기 – 게임과 가상현실 215
  양측성 훈련 – 건측을 이용해 환측을 훈련한다 217
  팔과 손의 리듬 재활 222
  리듬에 맞춰 걷기 224
  어깨 탈구는 전기 충격으로 227
  밀기 증후군 230

5장 회복에 필수적인 운동 요소 233
    가장 편한 재활 – 잘 자야 회복도 빠르다 235
    가정운동 프로그램을 마련하자 238
    회복의 공간 – 가정운동 공간 244
    집중의 공간 – 헬스클럽 246
    들어올려라! 250
    활력을 늘리자 255

6장 회복 전략 259
    뇌졸중 회복의 4단계 261
    아급성기 – 회복 전략의 핵심 284
    치료 반경을 넓혀라 293
    다양한 치료 원칙을 활용하라 301
    생활이 곧 치료가 되도록 하라 304
    연습일정 307
    몰입하라 309
    핵심가치에 집중하라 312
    열심히, 그러나 안전하게 313
    어떻게 먹어야 할까 317
    동영상을 찍자 322
    건측을 무시하지 말 것 325
    의사를 이끌어라 327

7장 경직의 조절과 극복 333

　가장 무서운 적 335
　신경가소성으로 경직을 이기자 340
　경직, 근육 긴장, 구축 – 의사도 잘못 아는 것 346
　경직 – 지킬 박사와 하이드? 349
　양쪽으로 경직을 공격하라 352

8장 동기 부여 – 회복의 가장 중요한 요소 361

　회복이라는 도전 363
　원시인이 되자 369
　도움이 오히려 해가 될 때 373
　약을 다시 생각한다 379
　뇌졸중 후 심리변화 382
　피로와 싸우는 법 386
　더 잘 걷는 법 389
　젊은 성인 뇌졸중 생존자 393

9장 기계를 이용한 회복 399

　뇌졸중 회복을 돕는 첨단 기계 401

용어집 421

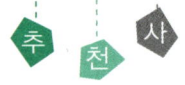

이 책을 읽고 있다면 사랑하는 사람이 뇌졸중을 겪었거나, 어떤 이유로든 뇌졸중이라는 주제를 공부하고 싶은 사람일 것이다. 어느 쪽이든 당신은 이미 중요한 결정을 내렸다. 보상보다 회복에 초점을 맞추겠다는 것이다. 두 가지 개념은 어떻게 다를까?

보상은 자기 몸에서 더 강한 쪽을 사용해 현재 남은 능력을 최대한 활용하는 전략이다. 반면 회복은 과거에 할 수 있던 모든 동작, 갖고 있던 모든 능력을 고스란히 복구하겠다는 뜻이다. 회복은 매우 힘든 일이다. 하지만 이 책에 설명한 치료가 성공을 거두려면 반드시 그런 노력이 필요하다. 회복을 위해 노력한다는 것은 언제나 약한 쪽을 먼저 사용한다는 뜻이다. 인간은 무엇이든 최적화한다. 우리가 성공을 거둔 것은 지닌 능력을 최대한 활용했기 때문이다. 뇌졸중 후에도 힘이 더 센 쪽을 사용하려는 것이 정상이다. 그러나 뇌졸중을 겪은 후 6개월간 신경가소성이 가장 많이 남아 있음을 기억해야 한다. 일상 생활 속에서 힘이 남아 있는 쪽만 사용하면 신경가소성이 작동해 그쪽은 힘이 더 세지고 동작도 자연스러워지지만, 약한 쪽은 더욱 약해진다. 이런 현상을 학습된 비사용이라고 한다.

신경물리치료사이자 신경과학자이자 뇌졸중 연구자로서 나는 피터 레빈의 《뇌졸중 거뜬히 회복하기》 제3판에 수록된 연구와 이 책이 전하는 메시지를 매우 높게 평가한다. 이 책은 말하자면 구체적이고 알기 쉬운 전략이 빼곡히 적힌 현장 안내서다. 빠르고 완전한 회복을 바라는 사람이 취할 수 있는 전략을 단계별로 정리한다. 사람은 모두 다르다. 뇌도 다르고, 뇌졸중도 저마다 다르다. 책을 읽으면서 다른 사람의 조언이 자기에게 맞는지 생각해보고, 자꾸 시도해봐야 한다. 회복은 매우 느릴 수 있지만, 어떤 치료 방법은 내게 훨씬 잘 맞는 경우가 있다.

이 책은 신경가소성을 최대한 이용하도록 새로운 치료 아이디어를 풍부하게 제공한다. 자신에게 도움이 되는 부분을 읽고 또 읽으면서, 회복하고 싶은 동작을 자연스럽게 하려면 어떤 연습과 훈련이 필요한지 생각해보자. '연습은 완벽을 낳는다!' 가족이나 친구가 좋은 뜻으로 도와주려고 한다면 이 책을 보여주면서 재활 과정의 파트너이자 동작 훈련의 코치가 되어주기를 청해보자.

미쉘 플라우먼(Michelle Ploughman)
뉴펀들랜드 메모리얼 의과대학
신체의학 및 재활의학 부교수
재활, 신경가소성 및 뇌회복 캐나다 연구 위원장(제2분과)

당신이 뇌졸중을 이겨낼 수 있는 이유

　이 책을 쓴 이유는 왜 이런 책이 없는지 이해할 수 없었기 때문이다. 지난 20년간 뇌졸중 회복에 관해 많은 사실이 밝혀졌지만, 정작 뇌졸중 생존자들은 잘 알지 못한다. 잡지나 인터넷을 뒤져도 수박 겉핥기 식으로 단편적 정보를 얻을 수 있을 뿐 체계적으로 참고할 만한 책이 없었다. 이 책《뇌졸중 거뜬히 회복하기》는 뇌졸중 회복에 관해 현재 알려진 대부분의 정보를 통합한 후 쉽고 간단하게 요약한 '사용설명서'다. 물고기를 주는 대신 물고기 잡는 법을 가르쳐주는 책이다. '모든' 정보가 아니라 '대부분'의 정보라고 한 것은 하루가 다르게 새로운 정보가 쏟아져 나오기 때문이다. 뇌졸중 회복이라는 주제는 매년 수십억 달러의 연구 자금이 집중되는 분야다. 우리는 마땅히 그 혜택을 누려야 한다. 뇌졸중에서 회복하려면 훌륭한 최신 연구 결과를 알아야 한다.
　2008년에 출간된《뇌졸중 거뜬히 회복하기》제1판은 단순한 메시지를 담고 있었다. '뇌졸중 생존자는 스스로 회복에 관한 모든 것을 통제할 수 있다!' 일단 살아남았다면 뇌의 가소성을 이용해 회복할 수 있다. 이 책이 '뇌졸중 회복의 신경가소성 모델'을 주장한 첫 번째 자료는 아니다. 하지만 과학 논문과 책에서 그 개념을 끌어내 모든 사람이 이해할 수 있도록 설명하고, 생존자가 쉽게 사용할 수 있는 방법을 제시한 첫 번째 책임은 분명하다. 제2판은 주제를 크게 확장했다. 여기 선보이는 제3판은 완전 개정판으로 심리학, 정신과학, 재활의학, 운동과학, 그리고 가장 중요한 신경과학 영역에서 얻어진 새로운 통찰을 담았다. 하지만 방심은 금물이다! 전 세계 과학자들이 뇌졸중 회복 중에 뇌 신경망이 어떻게 재구성되는지에 대해 쉴 새 없이 새로운 사실을 밝혀내기 때문이다. 현장의 모습을 생생하게 접하려면 이 책의 자매 웹사이트를 참고하기 바란다. (구글에서 Stronger After Stroke blog라고 검색한다.)

이 책에 실린 정보는 과학을 넘어 매우 인간적인 측면이 있다. 나는 미국 전역을 돌며 수없이 많은 강연을 열었다. 가장 명망 있는 재활병원에서도 여러 차례 강연했다. 강연 중에는 수많은 치료사와 의견을 교환한다. 이 책에 실린 많은 아이디어가 그런 논의를 반영한 것이다. 최고의 치료사들이 제시한 최고의 회복 아이디어가 여기 실려 있다.

뇌졸중 생존자들이 이 책의 메시지를 마음속 깊이 받아들였다. 그 메시지는 이제 전 세계로 퍼지고 있다. 또한 《뇌졸중 거뜬히 회복하기》는 뇌졸중이 논의되는 방식을 바꾸었다. 그 영향을 알아보기는 어렵지 않다. 제1판 출간 전 언론에서는 뇌졸중을 겪은 사람을 '환자' 또는 '희생자'라고 불렀다. 대중매체든 과학 전문 매체든 마찬가지였다. 나는 그들이 환자나 희생자가 아님을 알았기 때문에 제1판에서 시종일관 '생존자'라고 지칭했다. 이제는 어디서든 '생존자'라는 표현을 쓴다.

또한 이 책은 이후 생존자와 임상의들이 당연하다고 여기게 된 많은 개념을 제시했다. '정체기를 거부하라', '뇌의 가소성에 집중하라', '신경가소성 모델을 이용해 경직을 줄여라' 같은 개념이다. 책을 둘러싸고 벌어진 또 한 가지 현상이 있다. 바로 표절이다. 단어 하나하나를 그대로 베낀 경우도 있고, 책의 모든 장을 반대 순서로 가공한 경우도 있다. 제목도 예외는 아니다. 제1판 출간 후 미국 신경과학회 저널, 테네시 대학 부속병원, 에머슨 병원, 기타 많은 곳에서 '뇌졸중 후 더욱 강해지다(Stronger After Stroke, 영문 원제목-옮긴이)'라는 말이 들어간 인쇄본 또는 온라인 논문을 발표했다.

뚜렷한 족적을 남긴 것은 좋은 일이다. 책을 쓰면서 바랐던 유일한 희망에 다가섰다는 뜻이기 때문이다. 이 책이 사람들에게 도움이 되기를 바란다.

뇌 연구가 뇌졸중 생존자들에게 어떻게 도움이 되는가

뇌졸중을 처음 정의한 사람은 2,400년 전 히포크라테스다. 그때부터 지금까지 재활이란 임상 경험과 기존 지식을 근거로 추측한 다양한 기법이 마구 뒤섞여 있었다. 그러나 지난 20년 새에 과학적 연구가 집중되면서 이런 뒤죽박죽 기법을 몰아내고 있다. 과학은 뇌졸중 회복에 관심을 갖기 시작했다. 그 과정에서 뇌가 지닌 능력에 새삼 놀라고 있다. 뇌는 신비로 가득찬 하나의 우주다! 뇌졸중과 무관한 분야에서도 엄청난 뇌과학 연구들이 진행된다. 뇌 자체와 뇌 손상 후 회복에 대한 연구는 계속 새로운 통찰을 제공할 것이다. 뇌가 뇌세포* 연결을 통해 어디까지 회복될 수 있는지 아직 아무도 모른다. 다만 뇌는 새로운 일을 부탁하면 언제나 반응을 보인다. 이건 좋은 뉴스다. 나쁜 뉴스도 있다. 뇌의 반응을 일으키려면 아주 힘든 일을 엄청나게 많이 해야 한다. 이 책에서는 그렇게 힘든 일이 왜 필요한지 과학적 근거를 밝히고, 그것이 얼마나 큰 축복인지 강조하고자 한다.

슈퍼 생존자

모든 뇌졸중 생존자는 회복 가능성이 있다. 하지만 가능성을 실현하는 사람은 드물다. 가능성을 최대로 실현한 사람들은 어떻게 그

---

* 뇌세포라는 말은 '뇌를 구성하는 세포'란 뜻이다. 우리 뇌 속에는 약 1,000억 개의 신경세포(뉴런)와 비슷한 수의 비신경세포(교세포)가 있다. 이 책에서 뇌졸중에 의한 기능 상실과 회복을 설명할 때 관련되는 뇌세포는 정확하게 말하자면 교세포가 아니라 신경세포다. 하지만 읽기 쉽도록 본문 중에서는 '뇌세포'라는 말을 일관되게 사용했다.

렇게 할 수 있었을까? 다른 선택이 없었기 때문이다. 소위 '슈퍼 생존자'들은 직업과 독립성과 회복을 향한 열정과 가족에 대한 헌신을 결코 포기하지 않았다. 회복 과정에 좋아하는 일을 끌어들였다. 때로 회복이란 회복되고 있음을 느끼지도 못하면서 그저 그 일이 좋아서 열심히 하는 사이에 일어난다.

슈퍼 생존자에게 **회복이란 꿈을 좇는 일이다**. 뇌졸중 회복 또한 살아오면서 이겨냈던 수많은 도전과 조금도 다르지 않다. 그들은 회복과 친구가 된다. 힘든 시간을 묵묵히 견딘다. 심지어 회복 과정과 사랑에 빠진다. 운동선수가 기록을 향해 노력하는 것과 똑같은 이유다. 회복에 성공한 사람들은 그 과정을 인간적으로 성장할 기회로 생각했다.

이 책은 지금 정도면 됐다고 느끼는 사람을 위한 것이 아니다. 지금보다 훨씬 나아지고 싶은 뇌졸중 생존자를 위한 것이다.

어쩌면 뇌졸중 생존자가 아니라도 이 책이 도움이 될지 모른다. 뇌졸중을 이겨낼 정도로 강한 추진력이 있다면 어떤 일도 할 수 있다. 우리의 학습은 불을 발견한 이래 가장 중요한 과학적 발견과 관련되어 있다. 바로 **신경가소성**이다. 인간은 언제나 뇌의 가소성을 이용했다. 그러나 뇌가 '어떻게' 스스로 변하는지 발견한 것은 실로 경탄스러운 일이다. 우리는 뇌를 얼마나 변화시킬 수 있을까? 뇌의 가소성은 무한할까? 그 답을 찾는 일은 뇌졸중에서 회복되는 방법을 개발하는 것뿐만 아니라, 새로운 기술을 배우려는 모든 사람에게 도움이 될 것이다.

신경가소성의 역사

1800년대 중반, 과학자들은 뇌 지도를 그리기 시작했다. 우선 뇌를 영역으로 나누었다. 그리고 각 영역이 어떤 기능을 수행하는 '유일한' 장소라고 생각했다. 숫자 계산은 A 영역, 발가락을 꼼지락거리는 것은 B 영역에서 하는 일이다. 뇌의 왼쪽에 있는 어떤 영역은 말하는 기능을 담당한다. 꼭대기 영역은 손의 움직임을 관장한다. 뇌 뒤쪽은 시각 신호를 처리하고, 앞쪽은 문제를 해결한다. 뇌를 정적靜的인 것으로 규정한 셈이다. 물론 어릴 때, 이를테면 다섯 살 이전이라면 뇌에도 여러 가지 변화가 일어나지만, 초기 연결이 마무리되면 마치 자물쇠로 잠근 것처럼 고정된다고 생각했다. 뇌졸중 생존자에게 이보다 나쁜 뉴스는 없다. 뇌졸중으로 언어 영역이 손상되면 어떻게 될까? 뇌가 변하지 않는다면 다른 영역을 이용해 언어능력을 회복한다는 것은 상상도 할 수 없다. 언어든, 손발의 움직임이든, 감각이든, 능력을 상실하면 다시는 회복할 수 없다. 영원히 그런 상태로 살아야 한다.

하지만 좋은 소식이 들려왔다. 이런 개념은 틀렸다!

한때 과학자들은 뇌에 대해 '기계론적 시각'을 가졌다. 갈릴레오와 코페르니쿠스는 우주를 기계론적으로 해석했으며, 레오나르도 다빈치는 사실상 모든 것을 기계론적으로 파악했다. 우리는 한때 기계에 매료되었는데, 그 경험이 인체에 관한 연구에도 영향을 미친 것이다. 과학자들은 인체를 하나의 기계로 보고, 그 안에 다시

작은 기계가 여러 개 들어있다고 생각했다. 근육은 도르레요, 뼈는 지렛대, 콩팥은 필터, 심장은 펌프였다. 뇌도 마찬가지다. 역사적으로 뇌는 항상 당대의 첨단 기계 장치에 비유되었다. '뇌는 시계와 같다', '뇌는 엔진과 같다', '뇌는 계산기와 같다'는 말은 모두 그런 생각에서 나왔다. 그러나 20세기 중반에 이르러 과학자들은 뇌가 어떤 기계와도 다르다는 것을 깨닫기 시작했다. 컴퓨터를 보자. 두 개의 동일한 컴퓨터에 동일한 작업을 지시하면 몇 번을 반복하든 정확히 같은 작업을 수행한다. 사람은 다르다. 같은 사람에게 월요일과 수요일에 같은 질문을 할 때 다른 대답이 나온다고 해도 전혀 이상할 것이 없다. 그는 단지 '마음을 바꾼 것'이다. 심경의 변화는 사실 뇌에서 일어난 물리적 변화 때문이다. 뇌세포의 구조나 기능, 또는 두 가지가 모두 변했기 때문이다.

'뇌는 기계에 불과하다'는 개념에 도전한 연구는 대부분 신경과학 분야에서 이루어졌다. 신경과학은 신경계 전체를 연구하지만 뇌에 초점을 맞춘다. 특히 뇌의 가소성을 이용해 뇌 내부 연결을 변화시키는 방법을 개발하고 시험하는 데 관심이 많다. 이런 시도는 뇌졸중을 비롯해 뇌 손상 환자에게 큰 도움이 된다. 신경가소성이야말로 회복의 핵심이기 때문이다. 신경과학은 신경가소성을 촉진하는 분야의 선두 주자다.

뇌가 스스로를 변화시키고 뭔가를 배우는 능력에는 대가가 따른다. 뇌는 일관성이 없다. 컴퓨터라면 항상 A=B=C라고 답하겠지만, 인간은 이렇게 말할 수 있다. 'A=C는 맞아. 하지만 B에 대해서는 좀 더 생각해봐야겠어.' 신경과학자인 샘 왕Sam Wang과 샌드라 아모트Sandra Aamodt의 말을 빌리면 뇌는 기계라기보다 번잡한 중국 음식점과 비슷하다. 매우 혼란스럽다. 한쪽에서는 주문을 받느라 정신이 없고, 다른 쪽에서는 사람들이 자리에 앉거나 일어서며, 접시들이 부딪혀 쨍그랑거리는 사이로 누군가 물을 달라고 외친다. 그 와중에도 대부분 떠들고 웃고 열심히 먹는다. 하지만 모든 일이 아무 문제없이 해결된다.

뇌가 컴퓨터보다 번잡한 음식점과 비슷하다는 건 뇌세포 사이에 새로운 연결이 생기면 전과 다른 답변, 다른 시각, 다른 문제 해결 방식이 생겨난다는 뜻이다. 우리는 일차방정식(A=B=C)의 엄정함을 포기하는 대신 어떤 기계도 할 수 없는 일을 해낼 능력을 얻었다. 바로 학습이다. 이 점이 가장 중요하다. 기계는 변하지 않지만 뇌는 변한다. 이 책을 읽으면서 운동을 뇌세포와, 뇌세포를 기능 회복과, 기능 회복을 자신과 연결하게 될 것이다. 기계는 우리가 연결하라고 한 것만 연결한다. 뇌는 어떤 것이든 연결할 수 있다. 뇌는 스스로 배우지만, 기계는 그러지 못한다.

신경가소성을 간단히 설명하면

뇌는 뇌세포 사이의 연결을 변경할 수 있으며, 때로는 완전히 새로 연결할 수도 있다. 1천억 개의 신경세포로 이루어진 뇌는 우리가 원하는 어떤 형태의 도구로도 이용할 수 있다. 더 좋은 뉴스도 있다. 뇌졸중 후 뇌세포를 다시 연결하는 방법 중 몇 가지는 매우 간단하다. 뇌는 지금까지 밝혀진 가장 복잡한 존재지만, 아주 간단한 지침에도 반응해 스스로 변한다. 정신을 집중해 열심히 연습만 하면 된다. 뇌가 변하는 속도는 빠르기도 하다. 상당히 넓은 부위의 연결이 변하는 데도 빠르면 몇 시간, 길어도 며칠에서 몇 주면 충분하다. 뜬구름 잡는 '자연주의적' 개념이 아니다. 실제로 일어나는 물리적 현상이다. 뇌 스캔으로 측정할 수도 있다. 학습에서 감정 조절, 야구공을 배트 중심에 맞추는 능력에 이르기까지 변화의 중심에는 항상 뇌의 신경연결 변화가 있다.

'에이, 그렇게 간단할 리가! 뭔가 더 있겠지?' 물론 그렇다. '연습이 대가를 만든다'는 개념은 간단하지만 '어떻게 연습할 것인가'라는 대목에 이르면 조금 복잡해진다. 이 책은 바로 그것, 신경가소성에 의한 변화를 이끌어내려면 어떻게 해야 하는지 설명한다.

뇌세포의 연결을 바꾸려면 **정신을 집중해 열심히 연습하는 것** 말고 또 한 가지가 필요하다. **동기를 부여하는 것**이다. 신경가소성을 끌어내려면 엄청난 노력이 필요하다. 반드시 긴 시간이 걸리지는 않지만, 집중하고 노력해야 한다. 뇌졸중 후 신체 기능을 회복하고, 나아가 전보다 건강해지려면 뭐니뭐니 해도 노력이 중요하다. 회복 노력은 의사와 치료사의 안내를 받고, 가족과 친구가 조금만 도와주면 집에서도 얼마든지 가능하다. 그러니 회복에 가장 중요한 사람은 생존자 자신이다. 물론 반드시 치료자가 필요하지만, 회복 잠재력을 최대로 실현하려면 치료자에게만 기대서는 안 된다. 생존자 스스로 노력해야 한다. 어떤 치료자, 종교인, 정신적 스승, 무당이나 점쟁이보다 자신의 의지가 훨씬 중요하다. 자기보다 더 신경을 써줄 사람은 없다. 도전을 받아들이고, 자신을 단련하고, 회복에 집중하고, 열심히 노력하며, 절대로 포기하지 말라. 틀림없이 능력이 상승곡선을 그리며 가장 높은 수준의 회복을 향해 솟아오를 것이다.

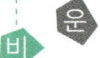 뇌졸중을 이겨내는 방법

'매일 반복하는 일이 곧 우리의 존재다.'
- 아리스토텔레스

지난 20년 남짓한 기간 동안 뇌졸중 회복에 관한 연구는 몇 가지 핵심 개념에 초점을 맞추었다. 회복이라는 현상에 관련된 기본 요소들을 이해하면 점점 다양해지는 치료 방법 가운데 어떤 것이 자신에게 맞는지 결정하는 데 도움이 된다. 아래는 회복 계획을 세우려는 생존자와 보호자가 가장 먼저 생각해봐야 할 점이다.

뇌졸중 회복의 필수 요소

다음 요소를 적절히 조합하면 뇌졸중 회복에 반드시 필요한 신경가소성 변화(뇌세포 재연결)를 촉진한다는 사실이 입증되어 있다.

✅ 반복하라

연습을 끊임없이 반복하는 치료 방법을 선택하라. 어떤 동작을 익히고 싶다면, 그 동작을 계속 반복해야 한다. 발을 더 잘 들어올리고 싶으면 발을 들어올리는 동작에 집중하면서 최선을 다해 반복해야 한다. 반복할 때마다 현재 능력의 '한계를 조금씩 확장'하려고 노력해야 한다. 지금 할 수 있는 최대한보다 조금이라도 더 해보려고 해야 한다는 뜻이다. **연습을 반복하면 뇌에서 그 동작을 조절하는 부위에 변화가 일어난다.** 얼마나 반복해야 그런 변화가 일어날까? 팔꿈치가 접힌 상태에서 곧게 펴는 동작을 예로 들어보자. 뇌에서 그 동작을 더 잘 조절하려면 약 1,200번 반복해야 한다. 그 정도 돼야 완벽하지는 못해도 어느 정도 좋아진다.

이 수치는 한 개의 관절만 움직일 때를 기준으로 한 것이다. 우리가 취하는 동작은 대부분 여러 개의 관절이 다양한 방향으로 움직인다. 이렇게 복잡한 '일상적' 동작을 잘 하게 되려면 얼마나 반복해야 할까? 필요한 횟수는 깜짝 놀랄 만큼 늘어난다. 대부분의 동작이 수십만 번까지는 아니라도 수만 번은 반복해야 향상된다. 따라서 치료자가 있을 때만 연습해서는 목표를 달성할 수 없다. 그렇게 여러 번 반복할 동안 계속 옆에서 봐주고 도와줄 치료자는 없다.

✅ 새롭고 어려운 동작을 시도하라

해보지 않은 동작에 도전하라. 물론 정말로 새로운 것은 아니다.

뇌졸중을 겪기 전에 수십 년간 했던 동작이다. 하지만 뇌졸중 후 할 수 없게 되었다면 다시 배워야 하므로 새로운 동작이라 할 수 있다. '새로운' 동작이라기보다 '어려운' 동작이라고 해야 할까? 어려운 동작에 집중하라. 쉬운 동작만 되풀이해서는 회복에 도움이 되지 않는다. 또한 뇌졸중을 겪기 전의 80퍼센트 수준까지 습득했으면 새로운 동작으로 넘어갈 시점이다.

◉ 의미 있는 목표를 세워라

생활에 필요한 동작을 다시 배우려고 노력할 때 신경가소성 변화(뇌세포의 재연결)가 훨씬 빨리 일어난다. 의미 있는(중요한, 필수적인, 관심 있는) 동작이기 때문이다. 자신에게 중요한 목표일수록 회복을 촉진한다. 물체를 집어드는 능력을 회복하고 싶다면, 그 동작이 생활 속에서 자신에게 의미 있는 행동의 일부가 되도록 해야 한다.

회복을 촉진하려면 자신에게 필요한 동작을 이용해야 한다. 자신에게 필요한 동작을 하기 위해 회복하는 것 아닌가? 그림 그리기를 좋아하는데 당장 붓을 집어들 수 없으면 붓을 집어드는 동작만 열심히 연습하라. 구체적인 목표를 정하면 붓을 집어들고 물감을 찍어 그림을 그리는 동작을 한꺼번에 할 수 없다고 해도 큰 문제가 되지 않는다. 예컨대 테이블까지 손을 뻗을 수는 있지만 붓을 쥐지는 못하는 사람이 있을 수 있다. 그래도 손을 테이블로 뻗었을 때 그곳에 붓이 놓여 있다면 의미있는 목표가 된다.

P.E.N.S.

P.E.N.S.라는 개념을 참고하면 어떤 치료 방법을 시도할지 결정할 때 도움이 된다.

P는 Patient driven, 즉 환자 주도적이라는 뜻이다.
- 혼자서 할 수 있는가, 아니면 지도 감독이 필요한가?
- 치료법이 직관적인가, 아니면 많은 훈련이 필요한가?
- 비용이 많이 드는가, 아니면 저렴한가?
- 가까운 곳에서 배울 수 있는가, 아니면 멀리 가야 하는가?

집에서 할 수 있고, 비교적 쉬우며, 비용과 준비가 거의 필요 없는 치료 방법을 선택한다.

E는 Evidence-based, 즉 과학적 근거가 있어야 한다는 뜻이다. 다양한 치료 방법이 있지만 얼마나 과학적으로 연구되었는지는 천차만별이다. 대략 이렇게 구분할 수 있다.
- 한 번도 검증된 바 없다.
- 규모가 작고 허술한 연구를 통해 검증되었다.
- 상업적 제품인데 실질적으로 돈을 버는 사람이 연구했다.
- 잘 설계된 연구에서 별로 효과가 없다고 밝혀졌다.
- 여러 건의 잘 설계된 연구에서 별로 효과가 없다고 밝혀졌다.
- 잘 설계된 연구에서 효과가 좋다고 밝혀졌다.

- 여러 건의 잘 설계된 연구에서 효과가 좋다고 밝혀졌다.

어떤 방법을 시도할지 결정할 때는 위 기준의 어디에 해당하는지 따져본다. 과학적으로 근거가 있는가, 쓸모 없는 치료인가?

N은 Neuroplasticity, 즉 신경가소성이다. 치료가 신경가소성 변화를 촉진하는가? 즉 회복에 도움이 되는 방향으로 뇌세포를 재연결하는가? 문제는 실제로 뇌세포를 재연결하는지 과학적으로 규명되지 않은 치료법이 많다는 점이다. 이때는 앞서 '뇌졸중 회복의 필수 요소'에서 언급한 신경가소성을 촉진하는 특징이 있는지 생각해보자.

S는 Simulation, 즉 현실을 반영한다는 뜻이다. 회복 계획을 세울 때는 다양한 치료 방법을 고려해야 한다. 뇌졸중 회복에 있어서는 한 방에 모든 것이 해결되는 기적 따위는 존재하지 않는다. 치료자는 자신이 잘 아는 몇 가지 방법만 사용하는 경향이 있다. 연구자들 또한 서로 관련된 몇 가지 방법에만 집중하곤 한다. 물론 치료자와 연구자는 뇌졸중 회복에 중요한 지식과 관점을 제공한다. 그러나 폭넓은 관점을 제공하지는 못한다. 뇌졸중 치료를 전 세계적인 관점에서 바라보면 숨겨진 진실이 눈에 들어온다. 도움이 되는 방법은 한 가지가 아니라 매우 많다! 회복이 그림 맞추기 퍼즐이라고 생각해보자. 각각의 조각(치료법)을 이용해 전체적으로 한 장의 그림(뇌졸중 회복)을 완성해야 한다. 모든 조각이 제자리를

찾을 때 비로소 높은 수준의 회복이 달성된다. 뇌졸중 회복이라는 퍼즐은 그림 맞추기에 없는 두 가지 요소가 있다.

- 조각(치료 방법)의 개수가 계속 변한다. 새로운 기술에 대한 연구를 비롯해 수많은 연구가 진행되기 때문이다. 연구를 통해 효과가 없다고 확인된 방법은 용도 폐기된다.
- 그림 자체(치료 과정에서 자신이 어디에 있는지)도 계속 변한다.

따라서 회복 계획을 세울 때는 어떤 조각이 맞는지는 물론 언제, 어떻게 그 조각을 사용할 것인지도 고려해야 한다.

좋은 소식과 나쁜 소식

회복은 헌신적인 노력을 필요로 하는 힘든 일이다. 결코 쉽지 않다. 아마 평생 겪은 일 중 가장 힘들 것이다. 하지만 그 **과정**은 간단하다.

- **나쁜 소식** – 회복은 엄청난 노력이 필요한 힘든 일이다.
  주의: 누군가 노력하지 않고 뇌졸중에서 회복하는 용한 방법이 있다고 하면 빨리 지갑을 챙겨 뒤도 돌아보지 말고 나와야 한다!
- **좋은 소식** – 뇌졸중 회복 과정은 직관적이고 간단하다.

주의: 누군가 뇌졸중에서 회복하는 용한 방법이 있다고 하는데 왜 그 방법이 효과가 있는지 쉽고 간단히 설명하지 못한다면 의심하라!

이 책에서 사용하는 몇 가지 용어

뇌졸중을 겪고 나면 한쪽 팔다리를 자유롭게 움직이지 못한다고 생각한다. 그러나 사실 양쪽 팔다리 모두 어느 정도 영향을 받는다. 연구자들은 '더 침범된' 또는 '덜 침범된'이라고 한다. 이 책에서는 더 침범된 쪽을 환측患側, 덜 침범된 쪽을 건측健側이라고 지칭한다. 건측이 회복 가능성이 더 높거나 중요하다는 뜻은 아니다.

'치료자'란 용어는 의사는 물론 물리치료사, 작업치료사, 언어치료사 등 치료를 관리 감독하며 일정 수준 결정을 내릴 수 있는 모든 사람을 일컫는다.

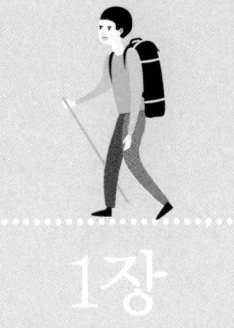

1장

뇌졸중
회복의 기본

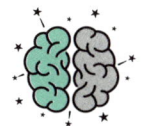

할 일을 계획하고, 계획한 대로 하라

훌륭한 여정은 훌륭한 계획으로 시작된다. 뇌졸중 회복을 위해서는 다소 야심찬 계획을 세우는 것이 좋다. 회복 계획은 뇌졸중이 생긴 직후 병원에서부터 세우기 시작해 전문요양시설, 재활병원, 외래진료, 가정치료를 거치는 동안 계속 수정 및 보완한다.

회복 계획의 처음은 쉽다. 전문 치료자가 계획을 수립하고 실행해주기 때문이다. 하지만 작업치료, 물리치료, 언어치료 코스가 다 끝난 다음에는 어떻게 해야 할까? 이 단계에 이르면 남은 삶은 물론 회복을 위해 힘겨운 싸움을 계속하는 일이 고스란히 생존자 몫으로 남는다. 변변한 계획도 없다. **표준 치료 과정이 끝나면 체계적인 계획이 훨씬 더 중요하다.** 이 시기야말로 회복의 성패를 가르는 결정적인 시점이다. 이때 세 가지 선택이 있다

- 치료가 모두 끝났으므로 회복도 끝났다! 더이상 노력하지 않는다.
- 회복 과정을 더 밀고 나가고 싶지만 어떻게 해야 할지 모른다. 일단 헬스클럽이나 수영장에 등록해 조금씩 움직여볼까?
- 가능한 최고 수준의 회복을 목표로 계획을 세운다. 계획은 시간이 지나면서 바뀔 수 있다. 계획 속에는 구체적인 목표가 포함되는데, 목표를 달성할 때마다 새로운 목표와 성취가 눈에 들어온다. 이런 식으로 상승곡선을 그리며 완전한 회복을 향해 나아간다.

❥ 어떻게 해야 할까?

강력하고 성공적인 회복 계획은 다음과 같은 특징이 있다.

- **측정 가능성**

  회복 계획에는 한 단계 올라섰음을 나타내는 구체적인 목표와 지표가 있어야 한다. 달성 시기도 대략 정해 놓아야 한다. 유능한 코치가 선수에게 구체적인 목표를 제시하듯 회복을 촉진하기 위한 목표를 정하는 것이다. 몇 가지 예를 들어보자.

  - 3개월 후 딸의 결혼식 때까지는 50미터를 걸을 것이다.
  - 올해 추석에는 숟가락과 젓가락을 사용해 혼자 밥을 먹을 것이다.
  - 가을까지는 혼자서 목욕을 마치고 옷을 갈아입을 것이다.

- 융통성

  회복 계획은 끊임없이 수정 보완해야 한다. 회복이 진행되면서 어떤 치료와 운동을 할 것인지 그때그때 달라질 수 있다. 융통성을 발휘해 보다 빠르고 완전한 회복을 위한 계획을 계속 조정해보자. 처음에 환측 손으로 컵을 잡는다는 목표를 세웠다. 이 목표를 달성했으면 바로 더 어려운 목표를 세운다. 물을 따른 후 컵을 집어들고 물을 마신다는 목표로 전환하는 것이다. 회복을 촉진하려면 조금씩 더 어려운 목표로 옮겨가야 한다.

- 자기확신

  잘 이해하고 있으며 스스로 실천할 수 있는 방법에 집중한다. 치료자의 도움을 받지 않고 혼자 연습할 수 있다면 회복 가능성이 더 높아진다. 자기확신이야말로 공식적 치료가 끝난 후에도 계속 회복을 향해 나아가는 가장 중요한 힘이다. 이렇게 하다 보면 회복 과정 전체를 스스로 조절할 수 있다.

- 단기계획과 장기계획을 구분한다.

  예컨대 5미터를 혼자 걷는 것은 단기계획, 절룩거리지 않고 걷는 것은 장기계획이다. 장기계획을 세울 때는 궁극적 목표를 실현하기 위한 몇 가지 단기계획을 염두에 둔다. 장기계획이 벽돌집의 설계도라면 단기계획은 하나 하나의 벽돌이다.

✅ 주의할 점은 없을까?

어떤 계획이든 안전이 가장 중요하다. 크리스마스까지 10분 안에 500미터를 걷겠다는 목표를 세웠다고 하자. 그 정도를 걸으려면 밖에 나가야 하는데, 움직임이 자유롭지 않으므로 당연히 위험이 따른다. 반면 한 달 내에 컵 손잡이를 잡을 수 있을 만큼 손을 벌려보겠다는 계획은 손을 쥐었다 폈다 하는 단순한 동작을 반복 훈련하는 것이므로 거의 위험이 없다. **회복을 가로막는 가장 큰 요소는 욕심을 부리다 다치는 것이다.** 회복 계획을 세우고 실천할 때는 언제나 '안전이 제일'임을 잊지 말아야 한다.

정체기를 거부하라

보통 치료자는 더이상 개선되는 징후가 보이지 않으면 치료를 중단한다. 회복 목표를 향해 나아가는 도중에 한동안 향상되지 않는 시기를 **정체기**라고 한다. 회복 그래프가 상승곡선을 그리다 더이상 위로 향하지 않고 평평해지는 시점이다. 치료자가 "정체기에 접어들었네요"라고 하면 한동안 좋아지지 않고 있다는 뜻이다. 그런데 뇌졸중 생존자는 대부분 '여기가 끝이고 앞으로 더이상 좋아지지 않을 것'이란 뜻으로 받아들인다. 이로 인해 두 가지 바람직하지 않은 효과가 생긴다. 첫째, 치료가 중단되어 더이상 전문가의 지원과 안내와 조언을 들을 수 없다. 둘째, 진전을 보이지 않는다는 말이 자기충족적 예언이 된다. 생존자는 '전문가가 더이상 진전이 없다고 하니 이것이 최선인가 보다'라고 생각하기 때문이다. 천만다행히도 이런 생각은 틀린 것이다. 더이상 회복되지 않을 거라고 잘못 판단하는 데는 몇 가지 이유가 있다.

- 보통 뇌졸중이 생긴 지 3개월 후부터 만성기라고 한다. 일부 치료자는 만성기에 접어들면 더이상 회복되지 않는다고 믿는다. 그렇지 않다. 뇌졸중이 생긴 후 몇 년, 심지어 몇 십년 후에도 회복이 진행될 수 있다.
- 뇌졸중이 아급성기에 접어들면 학습된 비사용이라는 현상이 일어날 수 있다(4장 참고). 학습된 비사용 역시 만성기에 접어든 후에도 되돌릴 수 있다.
- 보험이나 행정상 문제로 치료자가 치료를 줄이거나 중단해야 한다는 압력을 받는 경우가 있다. 치료자는 더 치료하고 싶지만 그럴 수 없다. 결국 기능이 최대한 회복되기 전에 치료가 중단된다.
- 검사 방법에 따라 작지만 중요한 변화를 놓치는 수가 있다. 예컨대 경직 및 반사 검사를 해보면 분명히 향상되고 있는 경우가 있다. 그런데 실제로는 두 가지 검사를 모두 시행하는 일이 드물다. 오로지 뇌졸중에서만 시행되는 '특이적' 검사 역시 드물게 시행된다. 이런 검사들을 해보면 작지만 중요한 변화를 쉽게 발견할 수 있다. 정체기에 접어들었다고 판단하기 전에

정말 향상되지 않는지, 아니면 맞지 않는 검사를 시행한 것인지 생각해봐야 한다.
- 간단히 말해, 회복은 계속될 수 있다. 효과적인 치료 방법을 쓰지 않은 것뿐이다. 다음과 같은 원인을 생각해보자.
  - 새로운 치료 방법을 교육받은 치료자가 부족하다.
  - 병원이나 재활치료기관에서 치료 방법을 제대로 지원해주지 않는다.
  - 특정 치료에 보험이 적용되지 않는다.
  - 치료자가 그런 치료가 있는 줄을 모른다.
  - 치료를 시행했을 때 치료자 입장에서 금전적 이익이 없다.
- 뇌졸중 생존자와 가족은 빨리 퇴원하고 싶다고 조르는 일이 많다. 치료자는 이런 요구에 민감하다. 그렇지 않아도 치료자는 최대한 빨리, 안전하게 기능을 회복시키려고 노력한다. 퇴원을 너무 서두르면 다음과 같은 결과가 빚어질 수 있다.
  - 회복 시간이 부족하다.
  - 회복 과정과 방법을 충분히 교육받지 못한다.
  - 결국 최대한으로 가능한 회복 수준에 도달하지 못한다.
- 치료자는 생존자가 안전하게, 최대한 기능을 회복하도록 노력한다. 여기서 기능이란 생활에 실제로 도움이 되는 능력을 말한다. 환측 팔과 손을 아예 쓰지 않고 옷을 입을 수 있다면 옷 입는 '기능'이 있는 것이다. 한쪽 팔에 보조구를 착용하고 지팡이를 사용해 안전하게 걸을 수 있으면 걷는 '기능'이 있다고 본

다. 기능이 있으면 집으로 돌아가 다시 일상 생활을 시작할 수 있다. 그러나 '기능'이 있다고 해서 반드시 달성할 수 있는 최고 수준의 회복에 도달한 것은 아니다. 최고 수준의 회복에 도달하려면 일상 생활 기능에서 한걸음 더 나아가야 한다.

치료자들은 회복이 진행되지 않는 시점을 정체기라고 한다. 정체기란 반드시 부정적인 의미는 아니다. 운동선수들은 수십 년간 정체기란 말을 써왔다. 물론 뇌졸중 회복에 대한 말은 아니다. 현재 훈련 방법이 더 강하고, 빠르고, 좋은 결과를 얻는 데 도움이 되지 않는다는 뜻이다. 정체기에 접어들면 운동 능력을 향상하기 위해 새로운 전략을 모색한다. 뇌졸중 생존자도 똑같이 해야 한다. 정체기가 왔을 때 낙담할 것이 아니라, 치료 계획을 재점검하고 수정할 기회로 삼아야 한다.

✅ 어떻게 해야 할까?

이 책에서 제안하는 많은 방법이 일시적인 정체기를 극복하는 데 도움이 된다. 하지만 가장 중요한 요령을 한 가지만 꼽으라면 **장기적인 정체기가 아예 없다고 생각하라**는 것이다. 너무 낙관적으로 들릴지 모르지만 회복에 한계가 없다고 생각하면 최고 수준에 도달할 가능성이 훨씬 높아진다. 정말로 회복하고 싶다면 뇌졸중이 생기기 전에 할 수 있었던 모든 것을 똑같이 할 수 있다고 생각해야 한다. 실제로 그 정도까지 좋아지지는 않더라도 정체기에 주저

앉는 것보다 훨씬 많은 것을 할 수 있게 될 것이다.

회복을 위한 노력이 좋은 결과로 나타나지 않는다면 **일시적인 정체기**가 왔다고 생각하라. 이때는 훈련 방법을 바꿔야 한다. 운동선수들은 이렇게 생각한다. '지금까지 A라는 훈련 방법을 써서 효과가 좋았고, 덕분에 지금 상태에 도달할 수 있었다. 그러나 이제 정체기가 왔으니 그 방법을 계속 써서는 안 된다. 훈련 방법을 바꾸면 새로운 정체기가 찾아올 때까지 계속 능력이 향상될 것이다.' 뇌졸중 생존자도 똑같이 생각할 수 있다. 똑같은 방법을 쓰면 똑같은 결과밖에 나오지 않는다. 새로운 방법을 도입하면 새로운 결과가 나온다. 치료자가 방법을 바꾸지 않으면 스스로 새로운 기법과 치료와 테크놀러지를 찾아 치료자와 상의하자. 자신에게 맞다고 생각되면 그 방법을 써도 될지 물어보자. 명심하라. 전문가들이 더 이상 향상되지 않는다고 믿으면 거기서 치료가 끝날 가능성이 높다. 치료자가 계속 똑같은 방법만 사용하면 능력은 더이상 향상되지 않는다. 동일한 방법은 동일한 결과를 낳을 뿐이다. 스스로 노력해 자신에게 맞는 새로운 방법을 찾아야 한다.

✅ 주의할 점은 없을까?

뇌졸중 생존자가 새로운 동작을 전혀 배우지 못하는 경우가 가끔 있다. 이런 일은 보통 심리적으로 새로운 시도를 할 여유가 없을 때 일어난다.

뇌의 환상적인 가소성을 이용하라

인간의 뇌는 우주를 통틀어 가장 복잡한 구조물이다. 뇌 속에는 약 1천억 개의 뇌세포가 있다. 하지만 이 숫자도 뇌세포 사이의 연결에 비하면 우스운 수준이다. 현재 추정하는 뇌세포 사이의 연결은 놀랍게도 1천조 개에 이른다. 태어날 때부터 그렇게 엄청난 숫자로 고정된 것은 아니다. 뇌세포 간 연결은 엄청나게 증가할 수 있다. 누구나 생애 어느 시기에든, 심지어 아주 고령이라도 뇌세포 연결을 크게 늘릴 수 있다. 이런 일은 보통 자신에게 중요한 의미를 가지면서도 새로운 일을 배울 때 일어난다.

뇌졸중 회복은 종종 뇌에서 이런 연결이 수적으로, 질적으로 늘어나는 것과 관련이 있다. 뇌세포 연결이 늘어나는 것은 전적으로 생존자의 노력에 달려 있다. 뇌졸중을 견디고 살아남은 세포 사이에 새로운 연결을 촉진하는 것이야말로 뇌졸중 회복의 핵심이다. 뇌졸중에 의해 손상받는 기관도 뇌지만, 진정한 회복이 일어나는 곳도 뇌다. 뇌졸중에서 회복하려면 살아남은 뇌세포들을 재연결해야 한다. 이런 재연결을 전문 용어로 **신경가소성**이라고 한다.

의학용어가 대개 그렇듯 신경가소성이라는 말도 어렵게 들린다. 사실은 어렵지 않다. '신경'이란 말은 모르는 사람이 없을 것이다. 가소성은 plasticity란 영어 단어를 번역한 것인데, 이 말은 바로 플라스틱plastic에서 나온 것이다. 플라스틱에 열을 가하면 녹아서 어떤 형태든 만들 수 있다. 그런 성질이 '가소성'이다. 따라서 신경가소성이라는 말은 뇌 전체를 빠른 시간 내에 새롭게 재구성할 수 있다는 뜻이다(물론 한계는 있다). 사실 신경가소성에 의한 변화는 알아차리지 못하는 사이에도 계속 일어난다. 이런 변화의 방향을 원하는 대로 조절하려는 것이 현대 뇌졸중 재활치료의 핵심 개념이다.

뇌를 재연결하는 방법으로 확실히 입증된 것이 **반복 연습**이다. 말 그대로 어떤 동작을 반복해 연습하는 것이다. 동작 중 아주 작은 일부밖에 할 수 없어도 계속 반복하는 것이 핵심이다.

뇌졸중 생존자가 자주 묻는 질문이 있다. "효과를 보려면 한 가지 동작을 몇 번이나 반복해야 하나요?" "뇌를 다시 연결하려면 몇 번이나 반복해야 합니까?" 생존자와 치료자는 항상 '몇 번'을 묻는다. 치료자가 질문하는 이유는 간단하다. 치료를 마치기 전까지 생존자를 만날 수 있는 횟수가 제한되기 때문이다. 회복하기 위해 몇 번이나 반복해야 하는지 정확히 알면, 한 세션에서 몇 번이나 반복시켜야 하는지 알 수 있다.

사실 연구자들도 오래도록 답을 몰랐다. 그저 '아주 많이'라거나 '더이상 할 수 없을 때까지'라고 대답해왔다. 문제는 우리가 가진 데이터가 정말 잘 움직이는 사람에게서 얻은 것뿐이었다는 점이다. 음악가, 쿠바의 시가 마는 사람, 이란의 카펫 직조공, 프로 운동선수 같은 사람들이다. 이들은 기술을 익힐 때 같은 동작을 몇 번이나 반복했을까? 프로야구, 카펫 직조, 음악 등 특정 분야에서 높은 수준의 전문가가 되려면 수백만 번 반복 연습이 필요하다. 그러나 치료자에게 수백만 번 반복시키라고 할 수는 없다. 당연히 그들은 어처구니없다는 표정으로, 그러나 정중하게 물을 것이다. "제가 어디서 일하는지 아세요? 어떤 때는 생존자를 침대에서 내려오게 하기도 힘들단 말입니다!"

하지만 밝혀냈다! 치료자 중에는 다시 대학으로 돌아가 뇌를 연구하며 박사 학위를 취득한 사람들이 있다. 그러나 한쪽 발은 임상에 담그고 있다. 뼛속까지 치료사인 것이다. 동시에 신경과학 박사이므로 뇌에 대해서도 해박하다. 이들이 '회복하려면 얼마나 반복해야 할까?'라는 질문을 붙들고 늘어졌다. 생존자가 움직임을 반복하는 횟수를 세면서 뇌를 스캔했다. 그래서 무엇을 발견했을까? 얼마나 자주 반복해야 할까?

좋은 소식과 나쁜 소식이 있다. (좋은 소식이 조금 더 많다!)

- 좋은 소식

    생존자가 한 개의 관절을 더 잘 움직이게 되는 데 필요한 반복 횟수는 약 1,200회다. 정확한 숫자는 사람마다 다르다. 1,200회는 평균적인 수치다.

- 나쁜 소식

    생존자가 한 시간 동안의 치료 중 평균 반복 운동하는 횟수는 25~35회에 불과하다.

- 다시 좋은 소식

    치료자와 생존자가 한 시간 동안 반복 운동에만 집중하면 이 숫자는 크게 늘어나 300~500회에 달한다. 혼자 노력하는 생존자도 안전한 범위 내에서 매우 높은 반복 횟수에 도달할 수 있다.

- 다시 나쁜 소식

뇌졸중 생존자의 반복 횟수를 계산하기는 쉽지 않다. '1,200회'라는 숫자를 생각해보자. 한 가지 관절의 한 가지 동작에만 국한된 횟수다. 배측굴곡, 즉 발목을 굽혀 발을 발등 쪽으로 쳐드는 동작을 생각해보자. 이 동작은 걷는 데 필수적이다. 배측굴곡 능력을 향상하려면 생존자는 대략 1,200번 이상 이 동작을 반복해야 할 것이다. 하지만 이건 발목 관절의 배측굴곡 동작에 국한된 얘기다. 잘 걸으려면 많은 관절에서 다양한 동작이 동시에 일어나야 한다(전문용어로 '다관절 다평면 운동'이라고 한다). 따라서 배측굴곡 외에 다른 관절, 다른 평면에서 일어나는 모든 동작을 반복 연습해야 한다. 대부분의 기능적 운동(걷기, 옷 입고 벗기, 식사하기)에 필요한 반복 횟수가 아주 많고, 동시에 추정하기 어려운 이유다.

반복 횟수가 많은 이유는 일상적인 동작을 수행하는 데도 많은 관절이 다양한 방향으로 움직여야 하기 때문이다.

반복 횟수를 추정하기 어려운 이유는 '사람마다 다르기' 때문이다. 모든 생존자는 저마다 독특한 장애를 겪고, 이를 극복하기 위해 반복해야 하는 횟수도 저마다 다르다.

각 생존자의 반복 횟수는 다음과 같은 요인에 따라 달라진다.

- 다시 배워야 하는 동작이 얼마나 복잡한가?
- 현재 할 수 있는 동작이 얼마나 되는가?
- 동작을 반복할 때 얼마나 집중해서 열심히 하는가?
- 생존자의 연령은 얼마인가?
- 뇌졸중 외에 생존자의 건강 상태는 어떤가?
- 기타 요인(반복 횟수에 영향을 미치는 변수는 매우 많다)

◉ 어떻게 해야 할까?

뇌를 재연결할 수 있는 유일한 사람은 자기 자신이다. 세상에서 가장 훌륭한 치료자도 그것만은 대신해줄 수 없다. 신경가소성과 회복은 내부에서 일어난다. 어떤 동작을 집중 반복할수록 뇌에서 새로운 연결이 생겨나 재구성되고 회복될 가능성이 높아진다.

신경가소성에 의한 변화는 빠른 속도로 일어난다. **나흘만 열심히 노력하면 상당히 넓은 영역에서 뇌세포가 재연결된다.** 쉽다는 뜻은 아니다. 뇌세포를 재연결하려면 집중해서 열심히 노력해야 한다. 그런데 뇌졸중 생존자는 대개 인지능력이나 집중력이 떨어진다. 집중해 노력하고 싶어도 할 수가 없다. 시도할 능력 자체를 잃는 것이다.

사실 신경가소성에 의한 변화는 지금 이 순간에도 우리 안에서 일어나고 있다. 노래를 흥얼거리거나 자동차 키가 달려 있는 열쇠꾸러미를 집어드는 등 극히 사소한 일도 뇌를 변화시킨다. 그러나 뇌에 장기적으로 지속되는 변화를 일으키려면 적절한 기술을 적절한 강도로 사용해야 한다. 뇌과학자들은 '**동시에 흥분되는 뇌세포는 연결된 것**'이라고 한다. 바로 이것이 기본 개념이다. 물가에서 3미터 떨어진 지점에 서 있다고 생각해보자. 한 손에는 물이 가득 든 양동이를 들고 있다. 이제 바다 쪽을 향해 물을 쏟아붓는다. 물은 짧은 거리를 흐르다 결국 모래에 흡수되어 버린다. 두 번째 양동이를 부으면 조금 더 먼 거리를 흘러갈 것이다. 세 번째 양동이는 더 멀리 흘러간다. 이 과정을 계속하면 이윽고 바다에 이르는 작은 물길이 만들어진다. 한번 물길이 만들어지면 양동이로 물을 부을 때마다 쉽게 바다까지 흘러간다. 뇌세포도 같은 방식으로 작동한다. 동작을 반복할 때마다 그 동작에 필요한 뇌세포 연결이 점점 강화되고, 동작이 점점 쉬워진다. 나중에는 아무 생각을 하지 않아도 그 동작을 할 수 있게 된다. 신경가소성에 의한 변화란 뇌세포, 즉 뇌 속에 있는 신경세포들이 똑같은 방식으로 여러 번 동시에 흥분한 결과 일어나는 현상이다.

이 과정을 완벽하게 이해하지 못해도 문제 없다. 그냥 뇌를 '마법상자'라고 생각하자. 올바른 동작을 익힌 후 집중 상태로 반복하기만 하면 반드시 좋은 결과가 나온다. 뇌세포 재연결을 촉진하려면 신체의 다양한 부분을 움직이는 것이 좋다. 팔다리와 입, 몸통을 능동적으로 움직이면 연결이 촉진된다. 움직이면 뇌세포가 재연결되고, 뇌세포가 재연결되면 움직이기가 더 쉬워진다. 선순환이 일어나는 것이다!

반복 훈련이 효과가 있는지 어떻게 알 수 있을까? 근육들이 서로 협동해 동작이 쉽고 부드러워지면 뇌세포가 재연결되는 것이다. 움직임의 양과 질을 평가해 좋아지고 있는지 정확히 측정하는 것이 매우 중요한 이유가 바로 이것이다. 신경가소성 변화가 일어나면 움직임이 좋아진다. 움직임이 좋아질수록 더 많은 부분이 재연결된 것이다.

음악가나 운동선수는 항상 신경가소성을 이용한다. 뇌졸중 생존자도 똑같은 방식으로 신경가소성을 이용할 수 있다. 집중해 연습하는 것이다. 살아남은 뇌세포를 재연결하는 방법은 운동선수와 음악가들이 능력을 향상하기 위해 노력하는 과정과 똑같다. 충분히 재연결되면 만성기에도 기능이 향상된다. 과학자들은 뇌 스캔 기술과 운동학, 동력학, 근전도 및 기타 측정 방법을 이용해 뇌세포 재연결이 가능함을 입증했다. 모든 검사에서 뇌세포의 재연결과 동작 및 기능 개선 사이에 직접적인 상관관계가 있었다.

뇌졸중 후 뇌세포를 재연결하는 가장 좋은 방법은 신경가소성 변화를 촉진하는 회복 전략을 찾는 것이다. 정교한 로봇(9장 '기계를 이용한 회복' 참고)에서 어려운 동작을 반복 연습하기까지 다양한 전략이 있다. 이 책에 소개하는 전략은 다음과 같다.

- 양측성 훈련(4장 '양측성 훈련' 참고)
- 건측제한치료(CIT, 4장 '팔과 손의 건측제한치료' 참고)
- 연상훈련(4장 '연상하라!' 참고)

- **전기자극**(4장 '손의 기능을 되찾자' 참고)
- **거울요법**(4장 '거울요법' 참고)

✅ 주의할 점은 없을까?

뇌세포를 재연결할 정도로 집중해 노력하려면 의사, 간호사, 치료자의 도움이 필요하다. 무엇보다 안전이 가장 중요하다. 이 책에서 다루는 방법을 실천하려면 오로지 회복을 위해 상당한 시간과 노력을 바쳐 반복 훈련해야 한다. 또한 그 동안 근육과 심폐기능을 모두 동원해야 한다. 계속 집중해야 하기 때문에 상당한 심리적 부담이 따를 수도 있다. 집중할수록 안전 문제가 중요해진다.

신경가소성 변화는 뇌에서 일어나는 물리적 과정이다. 근육을 익숙하지 않은 방법으로 사용하는 훈련이기도 하다. 결국 뇌세포를 재연결하는 과정은 근육을 형성하면서 뇌를 변화시키는 일이므로 지치고 피로를 느낄 수 있다. 피로한 상태에서는 안전하지 않은 판단을 내리고, 안전하지 않은 동작을 취할 수 있다. 뇌의 가소성을 이용하는 일은 환상적이지만 위험이 따를 수 있음을 잊지 말아야 한다.

뇌졸중에도 전문의가 있다

신경과에서 가정의학과에 이르기까지 뇌졸중 생존자를 진료하는 의사는 많다. 그러나 뇌졸중 후 회복에 관해 전문적인 교육과 훈련을 받은 의사는 **재활의학 전문의**다. 회복 과정에는 그들의 전문적 지식과 기술이 절대적으로 필요하다.

재활의학 전문의는 종종 '뇌졸중 전문의'라고 불린다. 생존자가 뇌졸중에 의한 장애를 치료받고자 할 때 가장 먼저 떠올리는 전문 의료인이기 때문이다. 이들은 다음과 같은 장점을 지닌다.

- 뇌졸중 치료에 관한 최신 지식을 지니고 가장 적절한 약물을 처방할 수 있다.
- 회복 과정의 진행을 판단할 수 있는 특수 검사를 시행한다.
- 경직을 줄이고 통증을 조절하는 등 의학적 측면을 충분히 고려해 회복 계획을 세울 수 있다.
- 회복 과정을 지속하는 데 도움이 되는 다양한 도구들을 적절히 사용할 수 있다.

어떻게 해야 할까?

치료가 끝나면 대부분의 뇌졸중 생존자가 재활의학과를 찾지 않는다. 몇 년 지나면 재활의학과라는 분야가 있는지조차 기억하지 못한다. 이렇게 재활의학과를 멀리한 까닭에 회복 과정에 결정적인 영향을 미치는 새로운 발전이 있어도 혜택을 보지 못하는 환자가 너무 많다.

동네병원에 다닌다면 주치의에게 재활의학 전문의를 소개해달라고 부탁해보자. 다른 뇌졸중 생존자에게서 추천받는 것도 좋다. 완벽한 기능 회복을 강조하며 적극적으로 격려하는 의사를 찾아보자. 좋은 재활의학 전문의를 만나면 회복은 다시 상승곡선을 그릴 것이다. 이런 식이다.

- 근육 경직이 오래되어 포기하고 살았던 생존자가 재활의학 전문의를 찾아간다.
- 재활의학 전문의는 최신 치료로 근육 경직을 호전시킨다.
- 이제 경직이 감소해 부드러워진 근육으로 새로운 동작을 시도할 수 있다. 물론 새로운 동작도 재활의학 전문의가 가르쳐준다. 대개 재활의학 전문의를 찾아가면 몇 가지 새로운 치료를 처방받는다.
- 새로운 동작을 연습한 결과 이전에 할 수 없던 일을 할 수 있게 된다.
- 새로운 일을 할 수 있으니 재미가 붙고, 다른 동작을 연습하고 싶은 마음이 생긴다.

뇌졸중 회복이 아니라도 재활의학 전문의가 도움이 되는 경우가 있다. 다음 상황에서는 바로 재활의학 전문의를 찾아가야 한다.

- 움직임이나 기능이 제한될 정도로 심한 **통증**
- 팔다리를 마음대로 움직이기 어려울 정도로 심한 **경직**
- **낙상**(넘어져 다침)
- 정상적인 **대소변 조절**이 불가능할 때

✅ 주의할 점은 없을까?

재활의학 전문의와 상담할 때는 어떤 기능을 회복하고 싶은지 정확히 알리는 것이 좋다. 막연히 '좀더 움직이고 싶어요'라고 하는 것보다 '손을 펴서 자유롭게 물건을 잡을 수 있으면 좋겠어요'라고 구체적으로 말해야 한다.

첨단 신경과학을 이용하라

지난 10년간 뇌졸중 회복에 대한 이해는 폭발적으로 증가했다. 뇌에 대한 관심이 사회 전반으로 퍼져 운동생리학에서 심리학, 전자기학에서 유전학에 이르기까지 뇌졸중 회복에 관한 관심이 확산되었다. (뇌졸중은 **뇌의 손상**임을 상기하자.) 모든 분야 중에서 가장 큰 영향을 미친 것은 **신경과학**이다. 신경과학은 특히 뇌의 가소성에 큰 관심을 둔다. 뇌가 스스로 재생하는 능력을 집중적으로 연구한다. 누구나 뇌를 갖고 있지만 뇌를 변화시키는 데 가장 좋은 방법이 무엇인지는 아직 분명하지 않다. 그 방법을 찾아내는 것이 신경과학의 목표다. 보통 신경가소성이란 '의지에 따라 뇌세포가 재연결되는 능력'이라고 정의하지만, 사실 훨씬 간단한 단어로 표현할 수 있다. 바로 **학습**이다. 따라서 신경과학은 학습에 흥미를 보인다. 특히 뇌졸중 후 다시 움직이는 방법을 배우는 **운동학습** 분야는 모든 학습 과정을 이해하는 데 독특한 통찰을 제공한다.

뇌졸중 생존자는 보통 운동능력을 조절하는 뇌의 일부를 잃는다. 이때 뇌 스캔 등 몇 가지 검사를 통해 잃어버린 운동능력을 회복하는 데 어떤 전략이 가장 도움이 될지 알 수 있다. 하지만 문제가 있다. 수많은 연구를 통해 밝혀진 사실 중 일부만 뇌졸중 생존자에게 알려진다는 점이다. '연구실에서 병실로 전해지지 못하는' 것이다.

지금도 뇌세포가 어느 정도까지 재연결될 수 있는지에 관해 새로운 사실이 속속 밝혀지고 있다. **일정한 조건만 갖춰지면 뇌는 매우 짧은 기간 동안에도 거의 완벽하게 재연결된다.** 생존자에게 너무나 좋은 소식이다. 하지만 생존자를 직접 치료하면서도 뇌졸중 회복이 뇌와 관련이 있다는 사실조차 받아들이지 않는 사람도 있다. 뇌세포가 재연결되는 과정을 눈으로 확인한 적이 없으므로 자기가 볼 수 있는 것만 믿겠다는 식이다. 치료자는 뇌졸중 생존자를 보통 '기능적 능력'(일상 생활 능력)이라는 측면에서 바라본다. 재활치료의 목적은 단순하다. 생존자를 기능적으로 최대한 향상시켜, 최대한 빨리 집으로 돌려보내는 것이다. 이렇게 기능에 집중하는 경향은 실용적이지만, 보험이 이런 식으로 적용되기 때문이기도 하다.

그러나 기능에만 초점을 맞추면 몇 가지 문제가 생긴다. 기능이 반드시 회복을 의미하지 않기 때문이다. 예컨대 환측 팔을 전혀 움직이지 않고도 셔츠나 바지를 입을 수 있다. 여기 익숙해지면 환측 팔은 영영 회복되지 않는다. 기능이 뇌에서 일어나는 일을 모두 반영하는 것도 아니다. 불편한 팔을 움직이지 않고 옷 입는 법을 배우는 동안 어쩌면 생존자의 뇌는 훨씬 유연하고 조화로운 움직임을 위해 재연결을 막 시작하고 있을지도 모른다. 재연결이 시작될 때는 아주 조금밖에 움직일 수 없는 경우가 많다. 이렇게 미약한 움직임은 '기능적이 아니다'라는 이유로 무시될 수 있다.

이런 경우를 생각해보자. 동석 씨는 6주 전에 뇌졸중을 겪었다. 다행히 살아남았고, 재활병원에 입원해 훌륭한 치료자를 만났다. 하지만 치료자는 어느 순간부터 회복이 '정체'되었다고 느꼈다. 작업치료사는 물리치료사와 상의했다. 그 역시 거의 발전이 없다는 데 동의했다. 회복이 정체되면(정체기) 대개 퇴원하게 된다. 동석 씨도 더이상 회복되지 않으므로 치료를 마쳐야 한다. 전혀 발전이 없는데 왜 계속 돈을 쓴단 말인가?

이제 동석 씨의 뇌에서 지금 막 뇌세포 연결(신경가소성)이 시작되는 참이라고 해보자. 재연결이 시작되는 순간은 아주 사소한 움직임으로 나타난다. 그 움직임이야말로 진정 중요하지만, 너무 작은 변화라서 종종 치료자들이 놓치곤 한다. 작지만 중요한 변화가 측정되지 않는 이유는 두 가지다.

- 치료자가 작지만 중요한 변화를 알아낼 정도로 민감한 도구를 갖고 있지 않다.
- 작고 사소한 움직임은 '비기능적'이라고 생각된다. 치료자가 새로운 움직임을 관찰하기는 했지만 그 움직임이 생활에 도움이 되는 기능(걷기, 옷 입기, 식사하기)으로 이어지지 않기 때문에 중요하지 않다고 생각하는 것이다.

당장 기능적이지 않을지 몰라도 이런 미약한 움직임은 회복에 필수적이다. 안타깝게도 현장에서는 미약한 회복 신호를 무시하고 '건측'을 사용해 더 많은 기능을 습득하는 데 집중하는 일이 많다. '건측'만 사용하면 뇌에서 '건측'을 담당하는 부위만 재연결된다. 뇌는 집중적으로 사용하는 부위만 재연결되기 때문이다. '환측'을 담당하는 뇌 영역은 아무런 자극이 없으므로 재연결되지 않는다. 잘 생각해 보라. 얼마나 역설적인가! 이런 과정을 **학습된 비사용**이라고 한다(4장 팔과 손의 건측제한치료 참고).

재활센터에서 기능 회복은 최대의 목표일 뿐 아니라 경과를 판정하는 지표다. 걷기, 옷 입기, 화장실 사용 등 '일상생활동작Activities of Daily Living, ADL'만 집중적으로 평가한다. 이런 평가는 큰 의미를 갖는 것은 아니다. 걷고, 옷을 입고, 혼자 화장실을 사용할 수 있거나, 그럴 수 없거나 둘 중 하나다. 일상 생활에 필요한 일을 수행하는 데 얼마나 주위의 도움이 필요한지 측정하는 것뿐이다. 주위의 도움이 얼마나 필요한지는 다음 네 가지 영역으로 평가한다.

✅ 기능적 능력 수준

- 독립적 – 도움이 필요 없음.
- 최소한의 도움만 필요함 – 생존자가 어떤 기능을 수행하는 데 필요한 움직임의 25% 미만을 주위에서 도와주어야 함.
- 중간 정도 도움이 필요함 – 움직임의 25~50%를 주위에서 도와주어야 함.
- 최대한의 도움이 필요함 – 움직임의 50~75%를 주위에서 도와주어야 함.

그러다 생존자가 기능적으로 가장 높은 수준에 도달했다고 생각하면 치료를 중단한다. '기능적으로 가장 높은 수준'은 사실 정체기인데, 이를 치료 종료 시점으로 잡는 것이다.

신경과학은 이런 개념에 도전한다. "정말로 이것이 뇌의 한계인가?" "치료와 검사에 맞춰 임의로 정한 한계는 아닌가?" "**뇌졸중 생존자를 과학으로 치료할 것인가, 그저 관례에 따라 치료할 것인가?**" 이런 질문이야말로 뇌졸중 회복에 대한 새로운 시각이다. 신경과학이야말로 이렇게 새로운 시각을 이끄는 분야다. 신경과학자는 당장 어떤 기능을 수행할 수 있는지보다 향후 뇌 기능을 어디까지 회복시킬 수 있는지를 본다. 뇌에 초점을 맞추면 뇌졸중 회복에 대해 치료자보다 훨씬 긍정적인 시각을 갖게 된다. 대부분의 뇌졸중에서 죽는 뇌세포는 뇌의 작은 일부에 불과하다. 기능에 초점을 맞추면 일부에 불과한 뇌세포가 큰 영향을 미치는 것처럼 보인다. 이런 태도가 **학습된 비사용**을 낳는다. 겉으로 나타나는 증상과 실제 뇌 손상을 구별해 학습된 비사용을 없애는 것이야말로 급성기 이후 치료에서 가장 중요한 전략이다. 학습된 비사용을 최소화하기 위한 전략은 6장 '아급성기 – 회복 전략의 핵심'에서 자세히 설명한다.

어떻게 해야 할까?

신경과학은 뇌졸중 회복에 대한 이해를 근본적으로 바꾸었다. 오랫동안 뇌졸중 회복 연구는 치료 경험이 풍부한 의사들이 수행했다. 그들은 애초에 연구자가 아니라 의사다. 따라서 임상 경험이 연구에 영향을 미쳤다. 직접 환자를 보는 입장이기에 생존자를 허약하고 다치기 쉬운 존재로 본 것이다. 생존자는 대개 나이가 많고 뇌졸중 외에 다른 질병(심장병, 당뇨병, 근골격 문제)도 있다고 생각한다. 따라서 연구도 뇌의 가소성보다 신체적으로 허약한 환자라는 개념의 영향을 받는다.

뇌졸중 회복 연구는 또 다른 문제를 안고 있다. 의학 연구는 '모든 경우에 다 들어맞는' 치료를 찾는 경향이 있다.

- "아스피린을 먹으면 통증이 줄어든다."
- "운동을 하면 혈압이 낮아진다."
- "카페인을 섭취하면 정신이 든다."

모두 건강한 사람에서 입증된 사실이다. 건강한 사람을 연구할 때는 누구든 참여시킬 수 있다. 뇌졸중 생존자를 연구할 때는 어떨까? '평균적인 뇌졸중 생존자'라는 개념이 있을까? **모든 뇌졸중은 다르다.**

모든 뇌졸중은,
- 병변의 크기와 형태가 각기 다르고,
- 뇌에서 손상된 부위도 다르며,
- 나타나는 증상도 다르다.

모든 생존자는,
- 나이가 다르고,
- 회복하겠다는 의지가 다르고,
- 구체적인 목표도 다르며,
- 전신 건강 상태도 다르고,
- 뇌졸중 회복에 할애할 수 있는 시간도 저마다 다르다.

따라서 뇌졸중을 연구하는 의사는 '모든 경우에 다 맞는' 치료를 개발하기가 매우 어렵다. 이런 점에서 신경과학은 훨씬 유리하다. 신경과학자는 보통 동물을 대상으로 실험한다. 가장 많이 사용하는 것은 래트(실험용 쥐)다. 래트와 마우스가 뇌졸중 회복 연구에 좋은 모델인 까닭은,

- 비싸지 않고,
- 다른 동물에 비해 다루기 쉬우며,
- 무엇보다 인간과 매우 유사한 방식으로 움직이는 손을 갖고 있기 때문이다.

신경과학자는 래트에게 인위적으로 뇌졸중을 일으킨다. 방법은 다양하다. 뇌에 혈액을 공급하는 동맥을 막아버리거나, 두개골을 뚫고 들어가는 특수 깔대기로 래트의 뇌에 다량의 물을 짧은 시간 안에 주입하기도 한다. 물을 간헐적으로 깔대기에 부어 특정 뇌 부위만 손상시킬 수도 있다. 뇌졸중 생존자와 매우 비슷한 모델을 만드는 것이다. 또한 신경과학자는 연령과 먹이, 건강 상태, 환경, 사육 조건 등이 비슷한 래트를 실험군으로 묶어 매우 비슷한 뇌졸중을 겪는 매우 비슷한 '환자 집단'을 아주 많이 얻을 수 있다.

또 한 가지 장점이 있다. 집중적인 훈련을 하면 회복이 촉진된다. 하지만 뇌졸중 후 너무 일찍, 너무 많은 훈련을 하면 오히려 회복이 늦어질 수 있다. **급성기**에는 뇌가 매우 약하기 때문이다. 언제부터, 얼마나 집중적으로 치료해야 할까? 인간 연구를 해볼 수는 있겠지만, 비윤리적으로 흐를 위험이 높다. 뇌졸중을 겪은 지 얼마 안 된 생존자에게 집중적인 치료를 하면 어떻게 될까? 뇌졸중을 겪은 직후에는 뇌가 매우 약한 상태이므로 자칫 피해를 줄 수 있다. 환자에게 피해를 줄 가능성이 있는 연구는 비윤리적일뿐더러 불법이다. 사실 모든 인간 연구는 규정이 매우 엄격하며, 허가받기도 어렵다. 그러니 시행할 수 없다고 봐야 한다.

하지만 래트라면? 합리적인 범위 내에서 어떤 연구든 할 수 있다. 뇌졸중 직후에 집중적인 회복 훈련을 할 수도 있다. 오랫동안 달리게 하거나, 수영을 시키거나(래트는 '손'을 갖고 있다), 그밖에 인간이라면 비윤리적이라는 이유로 하지 못할 많은 것을 시험할 수 있다. 래트의 뇌는 사람의 뇌와 똑같은 방식으로 스캔할 수 있으며, 래트의 팔다리는 어떤 동작의 상실과 획득도 시험할 수 있다.

'환경 강화'도 마찬가지다. 환경 강화(사회적 상호관계, 즐길 것이 많은 환경)가 뇌졸중 회복에 도움이 된다는 것은 거의 확실하다. 이런 가설을 검증하려면 일부 생존자에게 강화된 환경을 제공하고, 다른 생존자들은 사회적 관계를 차단한 채 방에서만 지내도록 해야 한다. 명백히 비윤리적이다. 래트에게는 해볼 수 있다. 두 무리의 래트를 각기 다른 우리에 넣는다. 우리를 각기 다른 방에 놓아둔다. 한쪽은 음식만 제공하고, 다른 쪽은 많은 장난감과 함께 동료들과 마음껏 어울릴 수 있도록 한다. 강화된 환경에 놓인 래트는 뇌졸중 후 더 많은 기능을 회복했다. '환경 강화=회복'이라는 공식을 이용해 뇌졸중 생존자의 회복에도 도움을 줄 수 있다. 래트 연구는 무궁무진하다. 수면, 음식, 운동, 환경, 실내온도 등 어떤 변수든 시험해볼 수 있다.

✅ 신경과학은 어떻게 뇌졸중 생존자를 도울 수 있을까

신경과학이 밝혀낸 비밀은 무엇일까? 놀라운 사실 몇 가지를 알아보자.

- 행동은 뇌를 변화시킨다. 뇌는 생존자의 행동에 따라 재연결된다.
- 인간의 뇌에는 약 1,000억 개의 뇌세포가 있다. 뇌졸중이 생기면 그중 1% 정도가 손상된다(12억 개). 가소성이 그토록 뛰어난 뇌에서 이렇게 적은 세포만 손상되는데도 왜 뇌졸중 생존자에게는 엄청난 영향이 나타날까?
  - 신경과학은 뇌가 얼마나 손상받았는지뿐만 아니라 학습된 비사용이라는 요소가 중요하게 작용함을 깨닫기 시작했다. 학습된 비사용 문제는 재활치료 중에 상당 부분 조절할 수 있다. 즉, 어떤 재활치료를 받느냐에 따라 학습된 비사용이 늘어날 수도 있고, 줄어들 수도 있다.
- 환경 강화(사회적 관계, 대화, 게임, 즐길 것이 풍부한 환경)는 운동 기능 회복에 도움이 된다. 안타깝게도 뇌졸중을 겪고 나면 사회적 활동이 줄어든다.
  - 뇌졸중 후 몇 주간 생존자는 약 60%의 시간을 혼자 지내며, 약 75%를 활동하지 않는 상태(휴식 및 침상 안정)로 보낸다. 연구 결과, 이 기간 동안 강화된 환경을 제공하면 회복이 촉진된다.
  - 환경 강화는 뇌졸중을 겪은 뇌에 좋은 영향을 미친다. 환경을

강화하면 뇌에서 다음과 같은 요소가 모두 증가한다.

1. 뇌세포가 만들어내는 분지(수상돌기)

2. 뇌세포 사이의 연결(시냅스)

3. 뇌세포를 지탱하는 세포(교세포)

4. 뇌에 혈액을 공급하는 혈관

- 환경 강화는 동작 회복에 도움이 된다. 안타깝게도 뇌졸중을 겪고 나면 복잡한 환경에서 활동할 기회가 줄어든다. 대부분의 시간을 TV를 보는 등 몸을 움직이지 않고, 홀로 보내기 때문이다.

- 뇌졸중 후 10일 사이에 건측을 집중적으로 재활 훈련하면 환측의 기능이 오히려 악화된다. 이런 부정적 효과는 나중에 건측의 재활에도 나쁜 영향을 미친다.

- 뇌졸중 후 처음 7일 사이에 너무 강도 높은 재활 훈련을 하면 운동 기능에 오히려 나쁜 영향을 미칠 수 있다.

- 뇌졸중 후 처음 7일 사이에 스스로 몸을 움직여 운동을 하면 뇌의 가소성이 **감소한다**.

- 뇌졸중 후 처음 14~20일 사이에 스스로 몸을 움직여 운동을 하면 뇌의 가소성이 **증가한다**.

- 뇌졸중 후 뇌의 가소성이 가장 높은 시기가 따로 있다.
  - 래트 연구에 따르면,
    1. 5~14일 사이에 치료를 시작하면 기능이 가장 많이 회복된다.
    2. 30일이 지나 치료를 시작하면 기능 회복을 거의 기대할 수 없다.

뇌졸중 회복에 중요한 요소로 **뇌유래 신경영양인자**brain-derived neurotrophic factor, BDNF라는 단백질도 있다. '기적의 뇌세포 성장인자'라고 불리는 BDNF는 뇌에서 만들어져 학습을 촉진한다. 뇌세포 재연결에도 영향을 미친다. 특히 생존자가 움직임을 회복하는 데 도움이 되는 **운동학습**이 가능하도록 뇌를 '준비시킨다'.

BDNF는 출생 직후에 많이 만들어진다. 이 시기에 수많은 뇌세포 연결이 일어난다는 점을 생각하면 당연한 일이다. 그런데 이 단백질은 뇌졸중을 비롯한 뇌 손상 직후에도 만들어진다. 뇌졸중 후 아급성기가 중요한 이유가 바로 여기에 있다. 아급성기에는 뇌 전체에서 BDNF가 넘쳐난다. 운동 기능을 회복하는 데 절호의 기회인 셈이다(6장 '아급성기 – 회복 전략의 핵심' 참고).

출생 직후가 아니라도, 뇌졸중 후 상당 기간이 지났어도 BDNF가 만들어질까? 그렇다. 뇌졸중 생존자는 아급성기가 한참 지난 후에도 BDNF를 생산할 수 있다. 사실 모든 사람이, 언제라도 BDNF를 생산할 수 있다. 노력이 필요할 뿐이다. 뇌에서 BDNF를 활발하게 생산하는 방법은 바로 운동이다. 심폐운동이든 근력운동이든 운동을 하면 뇌 속에서 BDNF가 풍부하게 분비된다. 뇌졸중 후 운동이 좋다는 것은 잘 알려져 있지만 뇌세포의 연결을 촉진한다는 점도 **빼놓을** 수 없다(5장 '회복에 필수적인 운동 요소' 참고).

✅ 주의할 점은 없을까?

뇌졸중 회복에 대한 이해는 이제 겨우 첫발을 내딛었다. '연구실에서 임상으로' 적용하는 단계가 막 펼쳐지고 있다. 아직 많은 연구가 필요하지만, 기본적인 동물 연구 결과를 알고 치료에 어떻게 응용할지 생각해보는 것도 나쁘지 않을 것이다.

운동선수의 지혜를 이용하라

신체 기능을 향상하는 방법에 관해 운동선수보다 더 많이 아는 사람은 없을 것이다. 여기서 운동선수란 발레리나, 길거리 춤꾼, 태권도 선수, 요가 지도자, 곡예사처럼 직업이든 취미로든 신체 기능을 최대한으로 이용하는 사람을 말한다. 이들의 지혜 속에 뇌졸중 회복 비결이 감춰져 있다. 사실 이런 지혜는 수천 년간 인류가 몸을 사용하면서 운동 능력의 한계를 확장한 과정에서 얻어진 것이다.

뇌졸중 생존자는 고난도 게임에 임하는 초보 운동선수와 같다. 운동 능력을 향상하는 데 필수적인 요소 중 많은 것이 뇌졸중 회복 과정에도 필수적이다.

운동선수와 뇌졸중 생존자의 공통점을 생각해보자.

- 몸을 더 잘 움직이고 싶어 하고, 그렇게 되기를 간절히 바란다.
- 심폐운동과 근력운동이 동시에 필요하다.
  - 뇌졸중 생존자는 다른 사람보다 더 많은 에너지가 필요하다. 조

화로운 근육 운동이 어려워 효율적으로 움직이지 못하기 때문이다. 같은 일을 해도 훨씬 많은 노력이 든다.
  - 운동을 하면 더 많은 에너지를 몸속에 저장할 수 있다. 재활치료는 매우 힘든 신체 활동이기 때문에 생존자는 에너지가 필요하다.
  - 운동을 하면 뇌에서 가소성을 촉진하는 BDNF가 분비된다. BDNF는 뇌졸중 후 움직임을 다시 배우는 과정을 포함해 모든 형태의 학습을 촉진한다.
- 움직임을 향상하기 위해 신경가소성(뇌세포 재연결)을 이용한다.
  - "저 사람 뇌 운동 피질 좀 봐! 진짜 크다!" 운동선수를 보고 이렇게 말하는 사람은 없다. 뇌에서 일어나는 변화는 겉으로 드러나지 않는다. 그러나 운동선수의 섬세하고 잘 조화된 동작은 모두 뇌에 저장된 것이다. 운동선수든 뇌졸중 생존자든 훈련을 반복하면 뇌에서 운동 능력을 조절하는 부위가 점점 커진다.
- 움직임을 통해 스스로 움직임을 배운다.
  - 누구도 이 과정을 대신해줄 수 없다.
- 자신이 필요로 하는 기능을 연습해 이익을 얻는다.
  - 뭔가에 관심이 있다는 것은 뇌가 관심을 갖는 것이다. 관심있는 동작, 좋아하는 동작을 열심히 반복하면 뇌의 변화가 일어나 결국 그 동작을 할 수 있게 된다.
- 신경을 집중해 어려운 연습을 많이 반복하는 것이 도움이 된다.
  - 뇌는 필요에 따라 무슨 일이든 할 수 있다. 그러나 뇌를 변화시

키려면 많은 훈련이 필요하다. 훈련에는 '**집중적**'(한번에 긴 시간을 매일 반복) 또는 '**분산적**'(하루에 긴 시간을 훈련하되 여러 번에 나누어 반복) 방법이 있다. 집중적이든 분산적이든 때때로 쉬어야 한다. 휴식 또한 회복에 필수적이다.

- 얼마나 향상되었는지 측정해야 한다.
  - 운동선수는 기록을 측정하는 데 온갖 방법을 동원한다. 속도를 재고, 반복 횟수를 세고, 소모된 칼로리를 측정하면서 모든 요소를 시험하고 기록한다. '작지만 중요한 변화'를 찾는 것이다. 작은 변화를 놓치지 않는 것은 뇌졸중 생존자에게도 중요하다. 그 자체도 의미가 있지만, 훨씬 큰 변화를 이끌어내는 기회가 되기 때문이다.
- 목표를 정하는 것이 도움이 된다.
- 마음을 다스려야 한다.
  - 운동선수는 필요한 동작을 마음속으로 훈련(상상)한다. 뇌졸중 생존자 역시 상상을 통한 연습이 도움이 된다.
- 코치가 필요하다.
  - 운동선수든 뇌졸중 생존자든 훌륭한 코치를 만나면 훨씬 많은 것을 이룰 수 있다. 훌륭한 치료자가 곧 훌륭한 코치다.
- 더 많은 것에 도전할수록 더 많은 것을 얻어낼 수 있다.
- 성공의 상승곡선이 중요하다.
  - 한 가지 목표를 달성하면 새로운 목표와 새로운 성공을 향한 길이 열린다.

- 현재 능력의 최고점에서 더 나아가려는 훈련이 도움이 된다.
- 운동선수든 뇌졸중 생존자든 정체기가 있다고 생각해서는 안 된다.
  - 정체기가 있다고 믿는 운동선수는 은퇴하는 편이 낫다. 운동선수든 뇌졸중 생존자든 정체기를 인정하면 자기실현적 예언이 되어 스스로 잠재력을 제한하게 된다.

어떻게 해야 할까?

운동선수의 훈련에 적용되는 많은 것이 뇌졸중 회복에도 도움이 된다. '더 나아진다'는 동일한 목표를 갖기 때문이다. 물론 뇌졸중 생존자가 더 어려운 상황이지만, 한계를 넘어 뭔가를 추구한다는 점은 똑같다. 운동선수에게서 배워야 한다. 훈련 기법을 배우고, 그들의 놀라운 성취를 통해 용기를 얻어야 한다.

이 책에서 다루는 운동선수의 훈련 요소는 다음과 같다.

- **심혈관 운동**(1장 '궁극의 뇌졸중 치료제' 참고)
- **근력운동**(5장 '들어올려라!' 참고)
- **연상훈련**(4장 '연상하라!' 참고)
- **스트레칭**(3장 '단축을 막아라' 참고)
- **훈련 계획 세우기**(1장 '할 일을 계획하고, 계획한 대로 하라' 참고)
- **향상을 측정**(1장 '기록 향상을 측정하라' 참고)
- **장기적인 정체기를 인정하지 않음**(1장 '정체기를 거부하라' 참고)
- **건강한 식단**(6장 '어떻게 먹어야 할까' 참고)과 **수면**(8장 '피로와 싸

우는 법' 참고)

- 뇌를 회복하기 위해 신경가소성 과정을 이용(1장 '뇌의 환상적인 가소성을 이용하라' 참고)

자신과 운동선수 사이의 유사성을 이해하는 것은 중요하다. 방향을 잡거나, 어떻게 훈련해야 하는지 알고 싶거나, 더 노력하기 위해 영감이 필요할 때는 운동선수를 모델로 삼아보자. 수천 년간 시행착오를 거듭하며 다져진 훈련법 속에는 귀중한 통찰이 들어 있다. 근육, 심폐기능, 조화, 균형 등 인간의 움직임에 대해 알려진 대부분의 지식은 운동선수의 훈련 과정에서 얻어진 것이다.

운동기능의 성취와 훈련에 관한 수많은 잡지 기사, 연구 논문, 책은 뇌졸중 회복의 방향을 잡는 데도 유용하다. 뇌졸중 회복이라는 목표를 위해 운동선수의 훈련 과정에서 필수적인 요소를 응용할 수 있다. 최선을 다해 몸과 마음을 바쳐 훈련한다는 점에서도 운동선수는 좋은 롤모델이다. 회복에 초점을 맞추는 운동선수는 매일 회복을 꿈꾸고 치료를 중심으로 하루 일과를 계획할 것이다.

✅ 주의할 점은 없을까?

뇌졸중 생존자는 운동선수가 아니다. 공통점을 생각해보는 것은 새로운 사실을 깨닫고 동기를 부여하는 데 도움이 되지만, 위험을 감수하면서 능력이 미치지 못하는 일을 하라는 뜻은 아니다. 운동선수의 훈련 방법을 재활 과정에 도입하고 싶으면 의사나 치료자와 충분히 상의해야 한다.

궁극의 뇌졸중 치료제

'운동을 알약으로 만들 수 있다면 전 세계에서 가장 많이 처방되는 약이 될 것이다.' 의사들이 늘 하는 말이다. 운동을 통해 신체를 단련하는 것은 뇌졸중 회복에 필수다. 그러나 그 과정에는 많은 노력이 필요하다. 신경가소성이라는 과정 자체가 많은 에너지를 필요로 하기 때문이다.

- 회복에는 많은 에너지가 필요하다.
- 신경가소성을 이용하려면 많은 에너지가 필요하다.
- 뇌졸중 이후의 삶에는 많은 에너지가 필요하다.

뇌졸중 이후의 삶에는 많은 에너지가 필요하다

뇌졸중을 겪기 전과 비교하면 일상 생활을 하는 데 약 두 배의 에너지가 필요하다. 이렇듯 에너지가 많이 필요한 데는 몇 가지 이유가 있다.

- 동작이 조화롭게 이어지지 않아 효율적으로 움직일 수 없다

(뇌의 문제).
- 근력이 약한데도 움직여야 한다(근력의 문제).
- 뇌졸중 후 처방받은 약 때문에 에너지가 쉽게 소모된다.

게다가 뇌졸중 생존자는 몸이 쇠약해져 있을 가능성이 높다. 평균적으로 같은 연령대의 운동을 거의 하지 않는 사람과 비교해도 심폐기능이 절반밖에 안 된다. 근력도 마찬가지다. 걷기를 비롯해 일상 활동에 두 배의 에너지가 필요한데도, 정작 발휘할 수 있는 에너지는 절반밖에 안 되는 것이다. 노화로 인한 근력 및 심폐기능 저하도 고려해야 한다. 생존자는 일상 생활을 유지하기 위해서라도 운동을 해야 한다.

✅ 회복에도 많은 에너지가 필요하다

연구 결과, 뇌졸중 생존자가 꾸준히 운동을 하면 더 많은 기능을 회복할 수 있다. 운동은 회복 노력 중 사용할 에너지를 저장하는 데도 필수적이다. 운동 프로그램에는 심폐운동과 근력운동이 모두 포함되어야 한다. 이유는 다음과 같다.

- 뇌졸중 후에는 일상 생활 속에서 자연스럽게 심폐기능을 유지하기 어렵다. 걷거나 조깅을 하거나 자전거를 타는 등의 활동이 어렵기 때문이다. 따라서 심폐기능을 향상하기 위한 안전하고도 효과적인 운동이 반드시 필요하다.

- 뇌졸중 생존자는 효율적으로 움직일 수 없기 때문에 걷기 등 일상적인 활동에 많은 에너지를 소모한다. 따라서 같은 연령대의 다른 사람보다 심폐기능이 훨씬 좋아야 한다.
- 뇌졸중 생존자는 두 번째 뇌졸중을 겪을 가능성이 높다. 위험을 낮추려면 강력한 근육과 건강한 심장 및 혈관을 유지해야 한다.
- 근력운동을 하면 다닐 수 있는 범위가 늘어나고(걷기, 휠체어로 이동) 자세를 바꾸기도 훨씬 쉽다(누운 자세에서 앉기, 앉은 자세에서 일어서기 등).
- 뇌졸중 회복을 위한 재활에는 체력이 필요하다. 생활을 위한 에너지는 물론, 짧은 시간에 큰 힘을 발휘해야 하는 동작을 모두 소화해야 하기 때문이다. 힘을 모두 써버려 지친 상태에서는 동기를 부여하려고 해도 잘 되지 않는다.
- 체중이 늘면 당뇨병과 심혈관계 질환 위험이 높아진다. 근육은 운동을 하지 않아도 칼로리를 소모한다. 다른 조직에서는 볼 수 없는 현상이다. 예컨대 지방 조직은 전혀 칼로리를 소모하지 않는다. 이상적인 체중을 유지하려면 강력한 근육, 건강한 심장과 혈관을 유지해야 한다.
- 믿기지 않을지도 모르지만 운동을 하면 힘이 더 난다.
- 운동을 하면 수면의 양과 질이 모두 좋아진다. 잠을 잘 자면 더 많은 에너지를 회복에 쓸 수 있다.

✅ 신경가소성을 이용하려면 에너지가 많이 필요하다

더 잘 움직이려면 뇌세포의 새로운 연결이 생겨나야 한다. 뇌세포끼리 의사소통을 하려면 에너지가 필요하다. 뇌세포에서 분지(수상돌기)가 발달하거나, 뇌세포 사이에 새로운 연결(시냅스)이 생길 때도 에너지가 필요하다. 결국 신경가소성이 발현되려면 엄청난 에너지가 있어야 한다. 몸을 전혀 움직이지 않는 학습 중에도 뇌 속에서는 변화가 일어나는데, 이런 변화에는 많은 에너지가 필요하다. 열심히 공부하고 나면 피곤해지지 않던가? 뇌의 변화와 함께 힘들게 신체를 움직여야 하는 뇌졸중 회복 과정이라면 두말할 것도 없다. 뇌졸중 회복을 위한 재활치료를 '**운동학습**'이라고 한다. 이때는 뇌에서 수학이나 화학을 공부할 때 활성화되는 것과 똑같은 부위가 활성화된다. 바로 대뇌피질이다. 대뇌피질은 뇌의 가장 바깥에 있는 얇은 층으로 대부분의 학습이 여기서 일어난다. 뇌졸중 생존자는 대뇌피질을 변화시켜야 할 뿐 아니라, 이를 위해 매우 어려운 동작을 수행해야 하므로 몇 곱절 에너지가 필요하다.

✅ 어떻게 해야 할까?

치료자와 함께 **적당히 어려우면서도 안전한** 운동 계획을 세운다. 집에서도 안전하게 할 수 있는 운동을 원한다고 미리 알리면 좋다. 치료자는 걷기와 전반적 건강에 도움이 되는 심폐운동 및 근력운동 프로그램을 마련해줄 수 있다. 팔의 기능을 회복하는 것도 비슷하다. 치료자는 처음 세 번 방문 내에 집에서 할 수 있는 프로그램을 마련해주어야 한다. 이렇게 집에서 할 수 있는 치료를 가정운동 프로그램이라고 한다(5장 참고). 가정운동 프로그램은 다음과 같은 조건을 갖추어야 한다.

- 안전해야 한다.
- 항상 적당히 어려운 상태를 유지하도록 서서히 변화를 주어야 한다.
- 근력과 심폐기능을 함께 발달시켜야 한다.

몸매를 유지하는 것 또한 회복에 필수적이다. 많은 사람이 뇌졸중 후 생활습관 자체를 바꾼다. 매일 헬스클럽에 간다거나, 규칙적으로 몸을 움직인다거나(집안 청소, 텃밭 가꾸기 등), 가까운 거리는 차를 타지 않고 걸어가는 것 모두 바람직한 생활습관이다. 이런 방법으로 기력을 빨리 회복할수록 더 많은 에너지를 회복에 쏟을 수 있다. 기력과 에너지가 서로를 끌어올리며 더 빠른 회복, 더 많은 노력을 이끌어내는 것이다.

운동은 반드시 환측에 집중해야 하는 것은 아니다. 뇌졸중 생존자는 양쪽 팔다리를 모두 움직이면서 심폐기능과 균형감, 근력, 민첩성을 발달시킬 수 있다. 물론 환측을 움직이는 것은 항상 좋다. 하지만 건측 운동 역시 기력과 에너지를 키워 전신을 회복하는 데 도움이 된다.

✅ 주의할 점은 없을까?

운동 프로그램은 안전해야 한다. 어떤 운동이든 위험이 따른다. 따라서 프로그램을 시작하거나 변경할 때는 의사와 상의해야 한다. 치료자는 안전하며, 뇌졸중 회복을 돕기 위해 특별히 고안된 다양한 운동을 적절히 섞어서 하는 방법을 가르쳐줄 수 있다. 자칭 '운동 전문가' 중에는 뇌졸중에 맞는 운동 프로그램을 고안할 능력이 부족한 사람도 많다. 특정 운동이 뇌졸중에 도움이 되는지 반드시 확인해야 한다. 뇌졸중 회복에 도움이 되는 프로그램을 마련해줄 수 있는 치료자를 만나는 것이 매우 중요하다.

기록 향상을 측정하라

그런데 회복되고 있는지는 어떻게 알까? 목표를 달성했는지는 어떻게 알까? 뇌졸중 회복 과정에서 어떤 측면은 알기 쉽다. 처음 걸었다거나, 계단을 올라갔다거나, 이름을 썼던 순간은 축하해야 할 중요한 사건이다. 이런 순간은 바로 알 수 있다. '오늘 쓰러진 후 처음으로 걸었다!' 누구나 무슨 일이 일어났는지 이해할 수 있으며, 당사자는 물론 의료진이나 치료자, 가족, 친구 모두 짜릿한 기쁨을 느낀다. 그러나 회복이 진행되면 정해 놓은 목표를 달성하는 일이 미묘하고 눈에 잘 띄지 않을 수 있다. 조금 빨리 걸을 수 있으면 훨씬 안전하게 횡단보도를 건널 수 있지만, 그런 변화는 쉽게 눈에 띄지 않는다. 그래서 측정이 중요하다. 정확하게 측정하면 작지만 중요한 변화를 감지할 수 있다. 회복을 향한 여정에서는 비록 작은 변화일지라도 다음과 같은 의미가 있다.

- 의존적인 생활에서 독립적인 생활로 나아간다.
- 점점 향상되는지, 더이상 향상되지 않는지 구별할 수 있다.
- 새로운 기술을 익힐 수 있다는 신호가 된다. 새로운 기술을 익히면 더 어려운 동작에 도전할 수 있고, 이를 통해 더 많은 기능을 수행할 수 있다.

많이 향상되었는데 본인은 느끼지 못할 수도 있다. 일주일 전, 한 달 전, 일 년 전에 자기 상태가 어땠는지 정확히 기억하기는 쉽지 않다. 대개 어제를 기준으로 판단한다. 하지만 어제는 컨디션이 좋아 많은 동작을 할 수 있었지만, 오늘은 컨디션이 좋지 않아 어제만 못한 결과가 나올 수 있다. 이런 날이 며칠 계속되면 어떻게 될까? '좋아지지도 않는데 언제까지 이 짓을 해야 하나?' 하고 포기해버린다. 사실은 향상되고 있는데도 변화가 너무 작아 눈에 띄지 않는 경우도 많다. 기억에만 의존하면 '나무만 볼 뿐 숲은 보지 못하는' 우를 범하기 쉽다. 회복이란 긴 시간에 걸쳐 일어나는 변화를 근거로 판단해야 한다. 그런 의미에서 주식시장과 비슷하다. 매일 시세를 체크하며 스트레스를 받는 사람도 있지만, 진정한 고수는 전체적인 방향이 중요함을 안다. 주식투자든 뇌졸중 회복이든 단기 정보를 수집하는 이유는 장기 경향을 파악하는 것이다.

새로운 기술을 배우려는 사람은 도달하거나 넘어서고 싶은 목표가 있게 마련이다. 운동선수는 속도를 측정하고, 들어올린 무게를 재고, 평균 타율을 계산하는 방법을 통해 기록 향상을 측정한다. 음악가는 새로운 코드나 새로운 곡을 연주하는 능력을 측정하다 어느 정도 수준에 도달하면 연주회를 연다. 뇌졸중 생존자도 마찬가지다. 기록 향상을 측정해야 한다. 이때 몇 가지 알아둘 것이 있다.

- 효과적인 훈련을 하면 상상 외로 빨리 회복될 수 있다. 하지만 훈련이 효과적인지 판단하려면 먼저 정확한 측정이 필요하다.
- 측정 결과 확실히 향상되고 있다면 강력한 동기 부여가 된다.
- 향상되지 않는다는 사실을 정직하고 정확하게 기록하는 것도 중요하다. 효과 없는 훈련은 시간과 돈과 노력의 낭비다. 이때는 방법을 바꿔야 한다.
- 기록을 측정하면 모르고 넘어갈 수도 있는 이익이나 손해가 분명히 드러난다.
- 기록을 측정하면 다양한 기법과 운동을 제대로 조합했는지 알 수 있다.
- 간단히 말해 기록을 측정하면 어떤 방법이 효과가 있고, 어떤 방법이 효과가 없는지 판정할 수 있다.

치료, 운동, 기법이 효과가 있으면 계속한다. 효과가 없으면 빨리 바꿔야 한다. 핵심은 회복 전략이 전반적으로 효과가 있는지 측정하는 것이다. 모든 방법은 서로 영향을 미치므로, 각각을 평가하는 것보다 현재 사용하는 방법의 총합을 측정해야 한다.

✔ 어떻게 해야 할까?

정확한 데이터가 없으면 회복 과정은 막연한 추측과 가정 속을 헤매게 된다. 치료자가 머리를 긁적이며 이렇게 말한다고 생각해 보라. '글쎄요, 잘 모르겠어요. 좋아지고 있는 것도 같고…' 이런 말을 어떻게 믿겠는가!

향상을 측정하는 데 복잡한 데이터 수집도구나 뛰어난 계산능력이 필요한 것은 아니다. 값싸고 정확하며 쉬운 측정법도 많다. 무엇을 어떻게 측정하든 상관없다. 간단한 메모도 좋고('오늘은 5분 만에 우체국까지 걸었다'), 걷는 모습을 동영상으로 촬영해도 좋다. 과거 기록을 현재와 정확하게 비교할 수만 있으면 된다. 전문성과 특별한 장비가 없어도 쉽고, 간단하고, 효과적으로 기록하는 방법은 얼마든지 있다.

- 얼마나 빨리 할 수 있는지 측정한다.
  - 일정한 거리를 걷든, 정해진 문장을 소리내어 읽든, 모든 동작은 속도를 측정할 수 있다. 최대한 빨리 했을 때의 속도와 '스스로 선택한' 속도를 모두 측정하면 좋다. 스스로 선택한 속도란

편안하고 자연스럽게 느끼는 속도를 말한다. 일상 속에서 정상적으로 자연스럽게 활동하는 속도를 정확하게 측정할 수 있다. 한편, 가장 빠른 속도를 측정하면 능력의 한계를 알 수 있다.

- 얼마나 오랫동안 할 수 있는지 측정한다.
  - 어떤 활동을 얼마나 오래 할 수 있는지 측정하면 지구력에 관한 정보를 얻을 수 있다. 지난 주에는 휠체어 바퀴를 2분밖에 굴리지 못했는데 오늘은 4분간 굴렸다면 지구력이 향상된 것이다.
- 관찰을 통해 평가한다.
  - 거울을 이용하면 동작이 얼마나 자연스러운지 즉시 알 수 있다. 물론 주관적인 측정이지만 근력과 부족한 기능에 대한 정보를 얻을 수 있다.
- 서로 다른 동작을 동영상으로 찍어본다.
  - 가끔 동영상을 찍어두면 장기간에 걸쳐 향상되는 과정을 눈으로 확인할 수 있다.
- 말하는 내용을 녹음하거나 동영상으로 찍는다.
  - 녹음을 해두면 말하는 능력이 향상되는지 쉽게 알 수 있다. 동영상으로 찍어두면 입이 자연스럽게 움직이는지 볼 수 있어 더욱 좋다. 그러나 때로는 말하는 모습을 보지 않고 소리만 듣고 판단하는 편이 더 나을 수도 있다. 입을 '이상하게' 움직여야 더 알아듣기 쉽게 말할 수 있는 경우가 있기 때문이다. 구음장애(말하는 기능에 문제가 생긴 상태-역주)와 관련된 표현 언어상실증expressive aphasia이 대표적이다. 구음장애란 뇌에서 입을 움

직이는 부위가 손상되어 입 주변 근육이 원활하게 움직이지 않는 것이다. 구음장애가 있으면 다른 사람이 알아듣기 쉽게 발음하기 위해 입을 '이상하게' 움직이는 경우가 있다.

- **반복 횟수를 센다.**
  - 어떤 동작을 몇 번이나 할 수 있는지는 근력과 지구력의 척도다.
- **거리를 잰다.**
  - 걸은 거리뿐만 아니라 다양한 거리를 측정한다. 손을 식탁 위로 얼마나 뻗을 수 있는지, 한걸음 내딛을 때 얼마나 다리를 뻗을 수 있는지, 손가락을 최대한 얼마나 벌릴 수 있는지 등을 향상의 지표로 삼을 수 있다.
- **'동작별'로 측정한다.**
  - 그림을 그리는 데서 접시를 닦는 데 이르기까지 모든 동작을 측정할 수 있다. 특정 동작을 얼마나 잘 하는지 측정하고 싶으면, 이렇게 자문해본다. '내가 놀이터에서 놀고 있는 열 살짜리라면 이 동작을 어떻게 측정할까?' 어린이들은 누가 어떤 놀이를 더 잘하는지, 자기가 어제보다 더 잘하는지 항상 측정한다. 그리고 어제보다 오늘 조금 더 그 일을 잘하게 된다. 예를 들어 그림을 그린다면 자신의 능력을 어떻게 측정할 수 있을까? 붓을 들어 물감을 듬뿍 묻힐 때까지 얼마나 걸리는가? 수평선을 긋는다면 몇 번이나 정확하게(이전에 그어 놓은 경계선을 기준으로), 금을 벗어나지 않는가? 30초 안에 몇 개의 접시를 식기 세척기에 정확히 집어넣을 수 있는가? 다섯 개의 접시를 손으로 닦는

데는 얼마나 걸리는가? 이런 식으로 측정치를 얻었으면 반드시 기록해야 한다. 그리고 다음번에는 그보다 잘하려고 노력해야 한다. 무엇을 측정하든 다음과 같은 점을 분명히 한다.

- **측정 가능한가?**
  - **측정 가능한 예** – 서 있는 자세에서 손을 얼마나 높이까지 들 수 있는가?
  - **측정 불가능한 예** – 내가 쓴 글씨를 읽을 수 있는가? 여기서 읽을 수 있다는 것은 사람에 따라 달라진다. 자기가 쓴 글씨는 대부분 읽을 수 있지만 다른 사람은 전혀 알아보지 못하는 경우도 많다. 하지만 손으로 쓴 글씨조차 정량 가능하게 만들 수 있다. 예컨대 줄이 쳐진 종이를 사용해 정해진 시간 동안 글씨를 쓸 때 몇 번이나 '금을 벗어나는지', 즉 위아래로 쳐진 줄을 벗어난 횟수를 세는 것이다.

- **반복 가능한가?**
  - **반복 가능한 예** – 조용한 동네에서 한 블록을 걷는 데 얼마나 걸리는가?
  - **반복 불가능한 예** – 복잡한 도시 한복판에서 한 블록을 걷는 데 얼마나 걸리는가? 도시 한복판에는 교통 신호등에서 다른 행인에 이르기까지 변수가 너무 많다.

- **혈압과 심박수를 측정한다.**
  - 혈압과 심박수는 심혈관 건강의 지표다. 회복이 진행 중이라는 중요한 신호이기도 하다. 혈압과 휴식 시 심박수가 떨어지는 것

은 긍정적인 신호다. 예컨대 휴식 시 심박수가 1월에는 분당 75회, 2월에는 분당 68회라면 그간의 심혈관 기능 향상 노력이 효과가 있는 것이다. 심장이 힘을 덜 써도(더 적게 뛰어도) 온몸에 혈액을 공급할 수 있다는 뜻이기 때문이다. 심박수와 혈압을 측정하는 것은 다음 두 가지 이유에서 중요하다.

1. 회복이 순조롭게 진행되는지 알 수 있다. 심박수든, 혈압이든 낮아지는 것이 긍정적이다.

2. 뇌졸중은 혈관이 터져서 생겼든(출혈성), 혈관이 막혀서 생겼든(허혈성) 매우 심각한 혈관질환이다. 심박수와 혈압의 변화를 꾸준히 기록하면 심혈관 건강에 대해 소중한 정보를 얻을 수 있다.

심박수와 혈압 측정에 관해 더 자세한 정보는 3장의 '꼭 필요한 다섯 가지 검사'를 참고한다.

그렇다면 언제, 얼마나 측정해야 할까? 자주 측정할수록 좋다. 측정 후에는 반드시 적는 습관을 들이자. 꾸준히 측정하고, 결과를 기록해야 한다. 400미터 트랙을 걸어서 한 바퀴 도는 데 얼마나 걸렸는지 측정했으면 반드시 적어둔다. 꾸준히 연습하면 한 바퀴 도는 데 걸리는 시간이 점점 줄어들 것이다. 몇 개월간 계속 줄어들 수도 있다. 하지만 결국 더이상 줄어들지 않는 시점이 온다. 바로 그때 훈련 방법을 바꿔야 한다.

무엇을 어떻게 측정하든 서로 '비교 가능'해야 한다. 10미터를 걷는 데 얼마나 걸리는지 측정한다고 하자. 10미터를 두 번 걸은 후 각각 소요된 시간의 평균을 기록하기로 했다. 일주일 후부터는 같은 방식으로 아침 저녁 두 번 시행해 얻은 결과의 평균을 적기로 했다. 이때 네 번의 측정 모두 같은 장소를, 같은 신발을 신고, 같은 지팡이를 짚고, 되도록 하루 중 같은 시간에 걷는 것이 좋다.

연습을 많이 하는(1일 연습 시간 기준) 프로그램은 단기간(1~3주)의 결과를 평가한다. 단기간에 집중해 많은 노력을 하므로 변화는 처음 몇 주 사이에 나타날 것이다. 반면, 지구력과 근력 프로그램은 더 많은 시간이 지나야 변화가 나타난다.

✅ 주의할 점은 없을까?

결과를 측정하다 보면 행동이 변한다. 자기 기록을 깨고 싶기 때문이다. 그런 의미에서 기록은 자신과의 경쟁이다. 인간은 경쟁을 통해 능력의 최고치에 도달하려는 경향을 보인다. 이런 노력은 매우 생산적인 결과를 끌어내기도 하지만 위험할 수 있다. 예를 들어 '우체국까지 걸어가는 데 최고 기록을 깨야지'라는 마음으로 공격적으로 걷다가는 넘어지기 쉽다. 항상 자신의 한계를 알고 안전을 최우선으로 생각해야 한다.

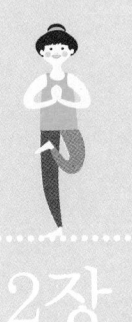

2장

회복을 위한 요령과 팁

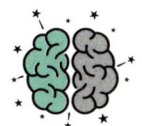

도전이 곧 회복이다

뇌졸중이 생기면 움직이기가 어렵다. 그러나 어려움을 극복하기 위해 생산적인 도전을 하면 회복이 촉진된다. **회복은 편안함이 끝나는 지점에서 시작된다.** 어려움을 피하려고 하면 회복이란 결코 이룰 수 없는 목표다. 사실 삶의 어떤 일이든 성장하려면 똑같은 과정이 필요하다. 도전해야 성장할 수 있다.

뇌졸중 생존자 중에는 잘하는 동작만 반복하는 사람이 있다. 스스로 향상을 막는 셈이다. 의사의 허락을 받아 헬스클럽에서 근력 운동을 시작했다. 물론 좋은 뜻에서다. 그런데 막상 헬스클럽에 가면 쉽게 움직이는 근육만 사용하고, 움직이기 어려운 근육은 무시해버린다. 일상 생활에 필요한 동작을 원활하게 수행하려면 잘 움직이는 근육을 포함해 모든 근육을 강화해야 한다. 하지만 어디까지나 잘 움직이지 않는 근육, 가장 어려운 동작에 초점을 맞추어야 한다. 도전이야말로 진정한 회복의 필수조건이다.

치료자와 일부 생존자는 기능이 좋은 쪽에 집중하는 경향이 있다. 뇌졸중 후 기능이 좋은 쪽은 어디일까? 건측이다! 이해가 되기도 한다. 생존자가 안전하고, 일상 생활을 해나가고, 문 밖에 나서려면 우선 이런 방법이 통하기 때문이다. 건측에 집중하면 당장 기능을 수행할 수 있다. 하지만 회복에는 도움이 되지 않는다. 회복하려면 쉬운 동작이 아니라 어려운 동작에 집중해야 한다. 충분한 기능이 아니라 부족한 기능에 집중해야 한다. 주먹을 쥘 수는 있지만 주먹 쥔 손을 펴기가 어렵다면 손을 펴는 연습에 집중해야 한다. 주먹을 쥐는 데는 동기 부여가 필요없다. 하지만 계속 주먹을 쥐고 살 수는 없는 노릇이다. 펴는 동작이 마음대로 되지 않으면 더 주의를 기울이고, 적극적으로 동기를 부여해야 한다. "어차피 손을 펼 수도 없는데 노력해서 뭐 해? 절대로 펴지지 않을 거야!" 그렇지 않다! 이 책에 거의 움직일 수 없을 때 도움이 되는 여러 가지 방법을 설명해두었다(근이완제, 전기자극, 연상훈련, 거울요법, 양측 운동, 반복 연습 등). 특히 7장의 '경직 감소를 위한 신경가소성 모델'을 꼭 읽어보기 바란다.

어렵고 고통스러운 동작을 피하면 안 된다. 오히려 그 동작을 더 열심히 해야 한다. 역설적으로 들리겠지만 **어려운 동작을 하나씩 극복하는 것이야말로 뇌졸중에서 회복되는 가장 좋은 방법이다!** 어려운 동작은 피하고 잘 하는 동작만 해서는 결코 더 잘 움직일 수 없다.

도전은 신경가소성을, 신경가소성은 회복을 이끌어낸다.

✅ 어떻게 해야 할까?

자신의 강점과 약점을 솔직하고 정확하게 적어보자. 뇌졸중 회복에서 가장 중요한 것은 솔직한 평가와 끊임없는 재평가를 통해 집중적으로 훈련할 부분을 찾는 것이다. 연습할 동작을 목록으로 만든 뒤, 그 목록을 회복의 길잡이로 삼아야 한다. 거의 완벽하게 할 수 있는 동작보다 하기 어려운 동작에 집중해야 한다. 우선순위의 문제다. 쉬운 동작보다 어렵고 고통스러운 동작이 우선이다. 거기에 향상과 회복의 가능성이 있다. 운동선수는 이런 사실을 잘 안다. 그래서 자신과 목표 사이에 놓인 어려움을 향해 곧장 돌진한다. 도전을 즐기고 성취의 기쁨을 소중히 여긴다면 훨씬 빨리 회복할 것이다.

✅ 주의할 점은 없을까?

뇌졸중 회복은 힘들고 어려운 일이다. 뜻대로 되지 않고 고통스럽기만한 동작이나 목표를 달성하기 위해 노력하는 과정은 엄청난 에너지와 집중력, 인내심을 필요로 한다. 수없이 반복해야 비로소 동작이나 목표를 수행할 수 있는 경우도 있다. 어떤 목표는 안전하게 달성할 수 있는 반면(주먹 쥔 손을 펴는 동작), 어떤 목표는 위험이 따른다(걷기). 도전하는 것은 좋지만 항상 안전을 염두에 두어야 한다. 뇌졸중 생존자의 회복을 방해하는 첫 번째 요소는 바로 부상이다.

할 수 있는 동작을 최대한 이용하라

뇌졸중 생존자는 예측 가능한 방식으로 움직인다. 이를 '**협력운동**synergistic movement'이라고 한다. 협력운동이란 환측 팔다리의 관절이 독립적으로 움직이지 않는 현상을 말한다. 손을 앞으로 뻗는 동작을 할 때 팔꿈치를 위로 올려 굽히고, 어깨 관절까지 따라 올라간다. 모든 동작이 연결돼 개별 동작을 분리할 수 없다. 결국 협력운동이란 한 가지 동작을 할 때 불필요한 연결 동작을 함께 한다는 뜻이다. 이는 뇌졸중 생존자의 자연스러운 운동 방식으로 전혀 해로운 것이 아니다.

회복이 순조롭게 진행되면 동작들의 '연결이 풀리고' 각 관절이 정상적으로 움직이기 시작한다. 유감스럽게도 협력운동이 '나쁜' 것이며, 그렇게 움직이면 안 된다고 믿는 치료자가 많다. 일단 학습하면 벗어나기 어려운 '나쁜 버릇'이 된다고 생각하는 것이다. 생존자가 취할 수밖에 없는 동작을 유해하다고 생각하는 순간, 모순적이고 부정확한 관념이 생긴다. 움직일수록 더 나빠진다는 생각이다. 어린아이가 걷기를 배우려면 수도 없이 넘어지게 마련이다. 그렇다고 넘어지는 법만 배울 뿐 걷는 법은 배우지 못한다고 할 수 있을까? 협력운동이 생겼다면 그걸 이용하면 된다. 이 책에 수없이 등장하는 개념이다. 움직임은 좋은 것이다. 협력운동도 마찬가지다. 움직일 수 있어야 다음과 같은 일이 가능하다.

- 근력이 생긴다.
- 경직이 감소한다.
- 관절에 도움이 된다.
- 뇌의 혈액 순환이 원활해져 동작을 학습하기가 점점 쉬워진다.
- 뇌에 뇌유래 신경영양인자BDNF가 생겨 더 빨리 배울 수 있다.

✅ 어떻게 해야 할까?

수동적으로라도 뇌졸중 생존자의 움직임을 바르게 교정해줘야 한다고 믿는 치료자가 아직도 많다. '수동적' 운동 기법이 회복을 촉진시킨다는 과학적 연구 결과는 거의 없다. 이런 방법은 오히려 두 가지 문제가 있다.

- **회복은 환자 주도적이어야 한다.** 생존자가 회복의 주체가 되어야 한다는 뜻이다. 생존자만이 자기 뇌를 회복시킬 수 있다. 어느 누구도 대신할 수 없다. '올바른 동작'을 위해 치료자가 개입한다면 회복 과정은 생존자의 손을 떠나는 셈이다. 하지만 회복 과정 내내 치료자가 곁에서 동작을 교정해줄 수는 없다! 물론 치료자의 도움이 필요한 때가 있다. 하지만 회복은 대부분 진료실 밖에서 생존자 스스로 어떤 노력을 기울이는지에 달려있다. 치료를 받으러 다니지 않는다고 해서 더이상 회복되지 않거나, 향상되지 않는 것이 아니다. 오히려 그때가 진정한 회복의 시작이다. 생존자 스스로 해야 할 일이 많다. 그

일들은 누가 옆에서 끊임없이 '올바로 움직이는 방법'을 가르쳐주지 않아도 할 수 있어야 한다.

- 뇌졸중 후 움직이는 방법을 다시 배우는 것은 새로운 기술을 배우는 것과 같다. 올바로 움직이는 법 역시 수많은 시행착오를 거쳐야 배울 수 있다. 실수를 통해 잘못을 바로잡으며 완전한 회복을 향해 나아가는 과정이 바로 **운동학습**이다. 움직일 수 있다는 것 자체가 축복이다. 당장 불편해도 할 수 있는 동작을 최대한 이용하라!

많은 치료자가 협력운동을 바람직하지 못하거나 억눌러야 한다고 생각한다. 하지만 협력운동을 없애는 방법은 협력운동뿐이다! 협력운동은 반복적 **집중연습**mass practise으로 극복할 수 있다. 어려운 동작에 도전하면서 반복 연습을 계속하면 서서히 협력운동이 없어진다. 좋은 동작을 얻기 위해서 당장은 나쁜 동작이 필요하다.

팔과 다리 모두 두 가지 협력운동이 일어난다. 굽힘근 협력운동과 폄근 협력운동이다. 어느 쪽이든 **협력운동은 나쁜 움직임이 아니다**. 뇌졸중 생존자에게 흔히 나타나는 운동 패턴으로, 억누를 것이 아니라 활용해야 한다. 대안이 있을까? 대안은 그 부위를 전혀 움직이지 않는 것뿐이다. 뇌졸중 후 전혀 움직일 수 없는 경우는 다음과 같다.

- **이완성 마비**(팔다리를 전혀 움직일 수 없음)
- **경직성 마비**(사지가 경직에 의해 움직일 수 없는 상태로 굳음)

이런 경우는 회복 가능성이 거의 없다. 더 잘 움직이기 위한 연습을 아예 시작할 수도 없기 때문이다. 뇌졸중 후 움직일 수 있으면 운이 좋은 것이다. 그 움직임이 '보기 흉하든', 협력운동이든 상관없다. 협력운동을 회복으로 통하는 문이라고 생각해야 한다.

▼ 주의할 점은 없을까?

협력운동(뇌졸중 이후에 나타나는 부자연스러운 움직임)은 위험하지 않으며 버릇이 되지도 않는다. 자신이 할 수 있는 동작을 적극적으로 이용하라!

트레드밀을 활용하라

트레드밀(우리나라에서는 보통 러닝머신이라고 한다-역주)은 안전하게만 사용하면 매우 효과적인 회복 수단이다. 연구 결과, 트레드밀 훈련은 걷는 동작과 속도를 향상시킨다. 동작뿐 아니라 속도도 중요하다! 속도가 향상되면 집 안은 물론 밖을 걸어다닐 때 자신감이 붙는다. 트레드밀 훈련은 다음과 같은 긍정적 효과가 있다.

- 심혈관 기능이 좋아져 두 번째 뇌졸중이 생길 위험을 낮출 수 있다.
- 근력이 좋아져 적정 체중은 물론 올바른 자세와 좋은 몸매를

유지할 수 있다.
- 균형감이 좋아져 낙상을 방지한다.
- 협응coordination 능력이 좋아져 걷는 데 힘이 덜 들고, 더 긴 거리를 더 짧은 시간에 걸을 수 있다.

트레드밀의 장점은 다음과 같다.

- 안전하고 똑바르며 평평한 길을 끝없이 걸을 수 있다.
- 손잡이가 평행봉 역할을 해 안전하다(뇌졸중 후 처음 걷기 연습을 할 때도 평행봉을 사용한다).
- 편안한 실내 환경에서 장거리를 걸을 수 있다.
- 걷는 속도와 경사를 조절할 수 있다.
- 걷는 속도와 거리를 자동으로 알려주므로 상세한 기록 측정이 가능하다.

✅ 어떻게 해야 할까?

보행 능력을 고려해 트레드밀 훈련이 안전한지 판단해야 한다. 시작 전에 치료자가 집을 방문해 안전 문제를 함께 점검한다. 치료자는 운동 능력에 맞게 안전한 속도와 기울기를 정해주고, 트레드밀에 안전하게 오르내리는 방법을 교육하는 등 모든 요소를 꼼꼼하게 점검해야 한다. 보행 능력이 좋아지면 트레드밀을 어떻게 조절할지, 즉 언제 속도를 올리고, 언제 거리를 늘리고, 언제 경사를 조절할 것인지도 정해주어야 한다.

다음 단계는 트레드밀 구입이다. 집에 트레드밀이 있으면 몇 가지 장점이 있다.

- 눈으로 볼 때마다 운동을 해야 한다는 동기가 부여된다.
- 헬스클럽까지 가지 않아도 되므로 편리하고 시간도 절약된다.
- 좋아하는 음악을 마음껏 트는 등 자기에게 맞는 환경에서 운동할 수 있다.
- 원할 때 언제라도 운동할 수 있다.

요즘은 쓸 만한 기능을 갖춘 트레드밀도 많이 비싸지 않다. 트레드밀을 구입할 때는 다음과 같은 점을 살펴보자.

- 1.5마력 이상의 모터로 구동되는 제품.
- 경사를 조절할 수 있는 제품. 뇌졸중 생존자는 '족하수(비골신경이 마비되어 발목이 위로 젖혀지지 않기 때문에 다리를 들어올릴 때 발끝이 아래로 떨어지는 현상—역주)'를 겪는 수가 많다. 트레드밀의 경사를 높이면 발목을 위로 더 들어올려야 하므로 더 어려운 동작에 도전하게 된다. 이를 통해 발을 들어올리는 근육의 협응과 근력을 발달시킬 수 있다.
- 손잡이는 편안해야 하며 필요할 때 재빨리 붙잡을 수 있어야 한다.

- 재빨리 끌 수 있도록 자동 전원 차단 버튼이 있어야 한다. 옷에 안전끈을 부착해 균형을 잃었을 때 트레드밀이 자동으로 꺼지는 기능이 있는 것을 찾아보자.
- 표시판의 숫자를 쉽게 읽을 수 있어야 한다.

트레드밀을 구입할 때는 반드시 그 위에서 걸어봐야 한다. 이때 평소 운동할 때 입는 옷과 신는 신발을 착용한다. 트레드밀을 어디 둘 것인지도 미리 고려해야 한다. 보러 다니기 전에 놓을 곳을 미리 정하고 공간의 길이와 너비와 높이를 측정해서 적어둔다. TV나 라디오를 함께 둘 것인지도 생각해보자. 보행 훈련을 할 때 오로지 연습에만 집중해야 한다고 믿는 치료자가 있는가 하면, 실제로는 교통 소음이나 사람들의 대화가 들리는 상황에서 걷게 되므로 아예 훈련할 때 이런 상황을 만드는 것이 낫다고 믿는 사람도 있다. 집에 트레드밀을 놓을 공간이 마땅치 않으면 헬스클럽에 다니는 것도 고려할 수 있다(5장 참고).

뇌졸중 후 다리를 절게 된 경우, 트레드밀 위에서 걸을 때 자신의 걸음을 보면서 교정하려는 노력을 하지 않으면 거의 효과를 볼 수 없는 수가 있다. 그러나 걸음도 부자유스러운 사람이 트레드밀을 하면서 자기 발끝을 내려다보기는 쉽지 않다. 따라서 앞에 거울을 설치해 자신이 걷는 모습을 보면 큰 도움이 된다.

✅ 주의할 점은 없을까?

트레드밀은 뇌졸중 생존자에게 비교적 안전하지만, 상당히 잘 걷는 사람도 부상을 당할 수 있다. 각자의 조건이 모두 다르므로 안전성을 확보하는 가장 좋은 방법은 치료자와 함께 트레드밀을 고르고 운동 방법을 정하는 것이다. 물론 기계를 올바로 사용하고 능력 범위 내에서 운동해야 한다. 지팡이나 워커 등 **보조기구**를 사용하는 사람은 특별히 주의를 기울여야 한다. 트레드밀은 쇼핑몰이나 지하철역에 있는 무빙워크와 비슷해 전기 모터로 구동되는 벨트가 걷는 방향과 반대 방향으로 움직인다. 사용자가 걷기를 멈춰도 계속 뒤로 움직이기 때문에 100% 안전할 수는 없다. 옷에 연결하는 안전 코드 장치가 있으면 뒤처지는 경우 자동으로 멈추기 때문에 유용하다.

운동을 시작하기 전에 속도를 높이고 낮추는 방법을 알아두고, 비상 정지 버튼이 어디 있는지 반드시 확인해야 한다. 안전하고 올바르게 사용하는 방법을 알아야 즐겁고 생산적인 방향으로 이용할 수 있다.

거울로 체크하라

이번 장에서는 거울을 '즉각적인 피드백'으로 이용해 스스로 움직임을 교정하는 방법을 설명한다. 별도의 회복 방법인 **거울요법**

mirror therapy은 4장에서 설명한다.

뇌졸중 재활치료는 뇌졸중을 겪기 전에 완벽하게 수행했던 동작을 다시 배우는 일이다. 생존자는 동작을 어떻게 하고, 그 동작을 할 때 어떤 느낌이 드는지 뚜렷이 기억하고 있다. 건측으로는 아무 문제없이 그 동작을 수행할 수도 있다. 문제는 팔다리가 공간 속에서 정확히 어디에 있는지(고유감각이라고 한다) 잘 모른다는 점이다. 감촉이나 압력, 온도에 대한 감각도 떨어질 수 있다. 자신이 어떻게 움직이는지도 모르는데, 움직이는 법을 어떻게 다시 배운단 말인가?

움직임을 정확히 아는 방법 중 하나가 거울을 이용하는 것이다. 거울을 앞에 놓고 걸으면 두 다리가 대칭인지 즉시 알 수 있다. 트레드밀 앞에 거울을 놓고 운동하면 자신의 보행을 장시간 관찰하고 평가할 수 있다. 실시간으로 걸음을 교정하는 데도 효과적이다. 거울은 걸을 때뿐 아니라 팔과 다리와 몸통 등 환측 전체에 걸쳐 근육의 협응이나 근력, 전반적인 건강 등을 평가할 때도 매우 유용하다.

뇌졸중 생존자 중에는 행동이 부자연스러운 팔이나 손을 쳐다보지도 않으려는 사람이 있다. 이런 현상을 **편측무시**unilateral neglect라고 한다. 손을 쳐다보라고 해도 관심 없다는 듯 힐끗 쳐다보고 만다. 뇌졸중에 의해 생기는 또 다른 현상은 **행위상실증**apraxia이다. 매우 잘 움직이지만, 움직임을 거의 조절하지 못한다. 거울은 편측무시나 행위상실증에도 큰 도움이 된다. **재활 과정에 거울을 도입하**

면 환측을 훨씬 더 잘 움직이게 되는 경우가 많다. 일단 거부감이 사라지면 움직이는 데 집중하기도 훨씬 쉬워진다.

✅ 어떻게 해야 할까?

거울을 사용하면 **스스로** 치료자 입장이 되어 향상되는 모습을 실시간으로 평가할 수 있다. 물론 자기 몸이 제대로 움직이지 못하는 모습을 보고 싶지 않을 수 있다. 하지만 아무도 보지 않는다! 평가자는 오직 자신뿐임을 상기하고 용기를 내보자.

거울을 사용하면 생존자 스스로 건측과 환측을 비교할 수 있다. 자신의 움직임을 관찰하면서 스스로 자문해보자.

- 양쪽 팔과 손이 똑같이 자연스럽게 움직이는가?
- 신체의 양쪽이 같은 방식으로 움직이는가?
- 양쪽의 움직임이 다르다면, 더 비슷하게 움직이기 위해 어떻게 해야 할까?

이제 환측 팔과 손의 움직임을 더 자세히 관찰해보자. 그리고 건측과 최대한 비슷하게 움직이려고 노력해보자.

뇌졸중 생존자 중에는 눈으로 보지 않고는 자기 팔다리가 어디 있는지 잘 모르는 사람이 많다. 눈을 감고도 팔다리가 어디 있는지 느끼는 능력을 **고유감각**이라 했다. 뇌졸중 후에는 환측의 고유감각이 없어지는 일이 많다. 거울을 사용하면 고유감각이 남아있는지 판단하는 데도 도움이 된다. 다음 실험을 해보자.

- 자신의 팔과 손을 볼 수 있도록 거울 앞에 선다(또는 앉는다).
- 눈을 감는다.
- 다른 사람에게 환측의 팔과 손을 움직인 후 그대로 잡고 있어 달라고 부탁한다.
- 눈을 감은 상태에서 건측 팔과 손을 움직여 환측과 똑같은 자세를 취해본다.

이제 눈을 뜨고 거울 속에 비친 모습을 보자. 팔과 손이 생각했던 위치에 있는가? 양쪽 팔과 손이 대칭적인가? 고유감각을 다시 학습하는 과정은 움직임을 다시 학습하는 과정과 마찬가지로 신경 가소성을 이용한다. 수많은 반복이 필요하다는 뜻이다. 이때 계속 눈으로 확인하면 뇌가 특정 동작을 할 때 어떤 느낌이 드는지 기억하는 데 도움이 된다.

거울은 **팔다리의 대칭성을 판별**하는 데도 사용할 수 있다. 대칭성은 환측의 건강을 평가하는 데 도움이 된다. 대칭성을 관찰할 때는 최대한 피부가 드러나는 옷을 입는다. 거울에 비친 자신의 모습을 바라보며 다음 질문을 던져보자.

- 환측 팔다리의 크기가 건측과 같은가?
- 피부색은 양쪽이 같은가?

- 피부에 돋아난 모발의 양은 양쪽이 비슷한가?
- 관절의 형태는 양쪽이 같은가?
- 한쪽이 다른 쪽보다 부어 보이지는 않는가?
- 근육의 모양은 양쪽이 같은가?

이런 식으로 관찰해보면 신체가 회복되는지 알아보는 데 큰 도움이 된다. 특히 환측을 볼 때는 다음과 같은 점에 유의한다.

- 붉게 변하거나 창백하게 보이는 등 피부색의 변화
- 피부 번들거림
- 부기
- 모발 성장 변화
- 손발톱 성장 변화

통증과 함께 이런 소견이 동반된다면 **복합부위 통증증후군**complex regional pain syndrome, CRPS일 수 있다. 반사성 교감신경위축증reflex sympathetic dystrophy, RSD, 또는 어깨손증후군shoulder-hand syndrome, SHS이라고도 하는 이 현상이 나타나면 회복이 늦어질 수 있다. 어깨손증후군에 대한 자세한 설명은 책 뒤의 용어집을 참고한다.

✅ 주의할 점은 없을까?

거울을 보면서 관찰하다가 평소와 다른 점이 있다면 즉시 의사에게 알려야 한다. 환측 근육이 위축되어 보이는 것은 당연하다. 그러나 붓는다거나, 모발이 없어지거나, 피부 색깔이 변했다면 더 심각한 상황일 수 있다.

마음, 뇌, 계획대로 밀고 나가기

마음과 뇌는 어떻게 다를까?

- **마음** – 우리 자신, 자유의지, 존재, 사랑하는 것들이나 사람, 의도나 의향
- **뇌** – 두개골 속에 있는 1천억 개의 신경세포로 이루어진 장기

보다 심오한 차원에서 마음은 뇌가 어떤 상태가 될지 결정한다고 할 수 있다. 뇌졸중 회복은 마음이 뇌에게 많은 일을 하라고 요구하는 과정이다. 마음이 뇌에게 대규모 재연결을 요청하는 것이다. 그러나 회복을 위해 뇌세포를 재연결하는 과정은 즐겁고 재미난 일이 아니다. 새로운 것을 배우는 일도 아니다. 전에 아무 문제 없이 완벽하게 해냈던 동작을 다시 배우는 과정에 불과하다. 가장 큰 문제는 **마음**에 의해 동기가 부여되지 않으면 **뇌**가 재연결되려고 하지 않는다는 점이다.

위대한 신경과학자 마이클 멀제니치Michael Merzenich는 이렇게 말

했다. '당신에게 중요하지 않은 일은 당신의 뇌에게도 중요하지 않다(따라서 긍정적인 변화는 절대 일어나지 않는다).' 역시 위대한 신경과학자 제프리 슈워츠Jeffrey Schwartz는 이 개념을 '뇌란 우리가 무엇에 관심을 기울이는지에 따라 변한다'고 정리하면서 '진정한 힘은 집중하는 데 있다'고 했다. 그들의 말을 종합해보면 뇌에 관해 심오한 통찰을 얻을 수 있다. 우리는 우리에게 중요한 것에 주의를 집중한다. 어디에 주의를 집중하는지에 따라 뇌의 연결 방식이 결정된다. 뇌는 우리가 원하는 대로 변화하기 위해 믿기지 않을 정도로 열심히 노력한다. 하지만 그런 변화를 이끌어내려면 우선 간절히 원해야 한다. 진정 하고 싶은 일에 온 정신을 다해 집중해야 한다. 따라서 좋아하는 일을 하기 위해 회복해야 한다고 생각하는 한편, 회복을 위해 좋아하는 일을 적극 활용해야 한다.

그렇다면 동기란 무엇인가? 어떤 일에 관심을 가져야 할까? 테니스, 캘리그라피, 그림 그리기, 글쓰기, 정원 가꾸기… 뭐든 좋다! 운동이나 예술 활동이 아니라도 상관없다. 동기란 훨씬 기본적일 수도, 훨씬 복잡하고 심오한 것일 수도 있다. 아래 시나리오를 보자.

(시나리오 1)
작업치료사가 다가와 말한다. "잘 주무셨어요? 오늘은 **화장실 사용하기**를 연습해보죠. 어떠세요? 오늘의 과제는 **화장실 사용하기입니다!**" 이때 뭐라고 해야 할까? "글쎄, 물론 화장실은 사용할 수 있어야 하지만…" 물론 화장실은 사용할 수 있어야 한다. 하지만 솔직히 이런 일에 짜릿한 흥분을 느끼기는 쉽지 않다.

(시나리오 2)

작업 치료자가 다가와 말한다. "화장실에 갈 때마다 부인께 도움을 받기도 미안하고 지겹지 않으세요?"

문제를 어떻게 바라볼 때 더 큰 동기가 부여되는가? 중요한 것은 **독립성**이다! 화장실을 혼자 사용할 수 있는지는 부차적이다. 하고 싶은 일 말고도 공포에서 우정까지, 돈에서 자녀 양육에 이르기까지 모든 것이 동기가 될 수 있다.

진정 동기 부여가 되는 일에 집중해야 한다. 이것이야말로 뇌졸중 생존자가 운동선수나 연주자와 비슷한 점이다. 뛰어난 운동선수나 음악가 중에는 자기 일을 진정 사랑하는 사람이 많다. 그런 사랑 때문에 지치지 않고 엄청난 연습을 할 수 있다. 그들은 어떤 동작을 연습하는가? 경기나 연주에 필요한 정확한 동작을 끊임없이 연습한다. 이런 연습을 **과제지향적 훈련**task-specific training이라고 한다. 운동선수나 음악가는 끊임 없는 연습의 가치를 보여준다는 점에서 뇌졸중 생존자의 훌륭한 롤모델이다.

정확히 동일한 뇌졸중 생존자 두 명이 있다. 연령도, 장애 부위도, 기타 모든 조건이 똑같다. 한 사람은 드럼 연주자로 열정적인 성격이다. 드럼 연주가 직업이기도 하지만, 삶 자체가 음악을 중심으로 돌아간다. 재활치료도 열심이다. 치료를 받을 때마다 마음속에는 오직 한 가지 생각밖에 없다. 빨리 나아서 다시 드럼을 연주하겠다는 것이다. 또 한 사람은 성격이 느긋하고 일이 되는 대로 풀어나가는 타입이다. 그 역시 재활치료를 열심히 받는다. 치료자가 제안하는 것은 모두 열심히 따라 한다.

두 사람 중 누가 더 회복이 빠를까? 모든 연구 결과가 똑같다. 열정적인 사람이 훨씬 회복이 빠르다. 물론 그 앞에 놓인 길은 더 어렵고 험하다. 훌륭한 드러머였기 때문에 목표 자체가 매우 높기도 하다. 뇌졸중을 겪고 나서 몇 주간 그는 스틱을 손에 쥐지도 못했다. 강력한 신념이 없었다면 치료를 계속할 수도 없었을 것이다.

할 수 없는 줄 뻔히 아는데 왜 굳이 하려고 노력해야 할까? 그러나 정말 불가능한지는 해봐야 안다. 특정 능력을 향상하는 데 가장 좋은 방법은 과제지향적 훈련이다. 처음에는 목표가 한없이 멀게 느껴지지만, 치료자들은 목표에 도달하기 위한 '걸음마 단계' 프로그램을 개발하는 전문가다. 물론 당장 이전처럼 드럼을 연주할 수는 없다. 우선 목표를 달성하기 위한 아주 작은 일에 집중해야 한다. 치료자는 스틱을 쥐었다 놓는 동작을 반복 연습시킬 것이다. 조금 지나면 리듬에 맞춰 무릎을 두드리는 연습을 시작한다. 스틱을 쥐고 무릎을 두드리는 동작은 매우 단순하지만 드럼 연주에 중요하다. 회복 초기에는 자기가 좋아하는 동작을 연습하는 것이 좋다. 작은 것들을 차근차근 익혀 나가면 언젠가 과제 전체에 도전하는 날이 반드시 온다. 이런 연습 방법을 '**부분–전체 연습**part-whole practice'이라고 한다. 개념은 간단하다. 과제 전체를 작은 부분으로 나누어 한 부분씩 따로 연습한다. 각 부분에 완전히 숙달되면 모든 동작을 한데 합쳐 전체 과제를 실행에 옮기는 것이다.

✓ 어떻게 해야 할까?

과제지향적 훈련을 할 때는 정말 좋아하는 일이나 꼭 필요한 일을 목표로 삼아야 한다. 그 일이 중요하고 재미있을수록 훈련에 집중하게 되어 뇌세포 재연결이 촉진된다. 과제의 중요도는 다음과 같이 연속선으로 생각해볼 수 있다.

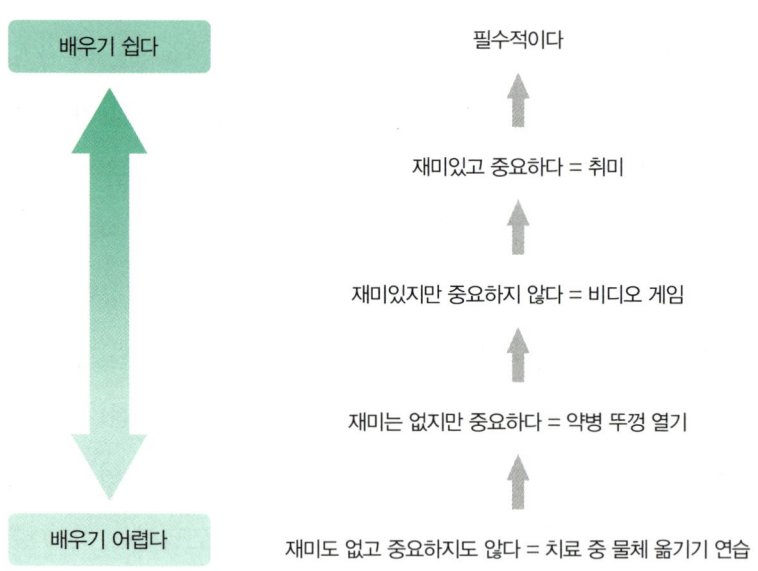

평소 좋아하던 골프를 다시 즐기고 싶다. 하지만 다시는 골프를 칠 수 없을 거라고 생각해 아예 얘기를 꺼내지도 않는다. 문제는 팔꿈치 아래를 돌려 손바닥을 위로 향하게 할 수 없다는 것이다. 치료자는 이 문제를 해결하기 위해 작은 바벨을 손에 쥐고 손바닥이 위를 향하게 뒤집는 훈련을 시킨다. 그는 훈련에 관심이 없고 바벨 뒤집기에 너무 많은 시간을 보낸다고 불평을 늘어놓는다. 치료자는 프로그램을 바꾸어 손바닥을 위아래로 향하는 동작을 통해 조이스틱을 조작하는 비디오 게임을 권한다. 반짝 관심을 보였다가 이내 지루해진다. 이제 치료자는 칼날을 제거한 면도기를 주면서 면도 동작을 해보라고 한다. 생존자는 이 동작이 매우 중요함을 안다. 면도를 해야 하기 때문이다. 하지만 환측을 쓰지 않고 자유롭게 움직이는 손으로 해결한다. 그러자 치료자는 골프공을 땅에 놓는 동작을 제안한다. 처음에 그는 거부한다. "차라리 옛날에 마음껏 골프 치던 때를 떠올리는 편이 낫겠군." 치료자는 그가 전에 골프를 쳤음을 알고 깜짝 놀라며 골프를 이용한 프로그램을 제안한다. 환측 팔만 써서 퍼팅을 하되, 공이 똑바로 굴러가도록 의식적으로 팔꿈치 아래를 돌려보라고 격려한다. 집에 돌아갈 때 그는 한쪽 팔이 아픈데도 기뻐서 어쩔 줄 모른다. "정말 재미있었소!" 그리고 다음 치료까지 기다리지도 않고 당장 골프용품점에 들러 공이 자동으로 원위치되는 전동 퍼팅 연습기를 산다. 드디어 다시 골프를 칠 수 있다는 희망을 갖게 된 것이다!

✅ 주의할 점은 없을까?

과제지향적 훈련은 강력한 동기를 부여하므로 지칠 수 있다. 근육이 피로해지면 사고가 나기 쉽다. 따라서 과제를 선택할 때는 먼저 치료자와 함께 자신의 현재 상태를 고려해 안전하고 적절한지 평가해야 한다.

자연스럽게 회복하라

사람은 좋아하는 활동을 할 때 가장 큰 동기를 부여받는다. 자연스럽게 집중하고, 더 많이 연습하며, 심지어 누가 시키지 않아도 찾아서 한다. 뇌졸중 생존자 역시 좋아하는 일을 할 수만 있다면 재활이나 운동이 힘들다고 생각하지 않는다. 회복이 곧 놀이가 되는 것이다. 운동선수들은 흔히 '몰입'을 이야기한다. 어떤 활동에 몰입하면 시간 가는 줄도 모르고 훈련하게 된다는 것이다. 몰입의 경지에 이르면 삶의 모든 문제를 잊고 오로지 운동과 자신만 남는다. 뇌졸중 회복에도 이런 개념을 도입할 수 있다. 몰입의 경지에 이르면 다음과 같은 일이 일어난다.

- 자기회의나 자의식이 없어진다.
- 본능적으로 회복에 집중한다.
- 오로지 회복에만 집중한다.

- 회복 과정이 즐거워진다.
- 시간이 정지한 것처럼 느껴진다.
- 통증이나 뻐근함이 줄어든다.
- 몰입의 경지는 중독성이 있다. 회복을 위한 노력에도 중독되는 경향이 나타난다.

ⓥ 어떻게 해야 할까?

뇌졸중 회복에서 가장 중요한 개념은 **필요는 회복의 어머니**라는 것이다. 다음 영역에서 자신에게 가장 필수적인 것이 무엇인지 생각해보자.

- 정체성(직업, 가족)
- 열정(취미, 예술, 운동)
- 행복(손주들과 놀기, 교회 나가기)
- 생활(요리, 청소, 외모 가꾸기)
- 독립성(걷기)

'필요는 회복의 어머니'라는 개념의 가장 좋은 예는 걷기다. 걷기의 중요성을 모르는 사람은 없다. 사실 회복을 위한 모든 노력은 걷기를 다시 배우는 과정과 똑같다. 가장 중요한 것이 무엇인지 파악하고, 그것을 이용해 회복을 촉진한다는 점에서 그렇다. 진정 소중한 목표를 세우면 노력의 효과가 극대화된다. 뇌졸중 생존자가 자신에게 **의미있는** 활동에 집중하면 더 빨리 회복된다는 사실은 많은 연구에서 입증되었다. '의미있다'는 말은 연습하는 동작이 감정과 연결된다는 뜻이다. 어떤 동작을 연습하면서 아무런 감정도 느끼지 않는다면 의미있다고 할 수 없다.

병원 치료는 효과적이지만 항상 동기가 부여되는 것은 아니다. 공을 던지고 받는 연습을 생각해보자. 치료자들은 뇌졸중 생존자와 공을 던지고 받는 놀이를 많이 한다. 균형감과 팔의 동작, 반응시간을 향상하는 훈련이다. 이런 운동은 재미도 있고 회복에 도움이 되지만, 사람에 따라 아무 흥미를 느끼지 못할 수도 있다. 물론 치료자는 더 안전하고 기능적인 활동을 계획한다. 그러나 생존자에게 의미있는 목표를 정해주지 못하면 집에서도 그 동작을 연습할 동기를 찾을 수 없다. 다시 말하지만 당사자에게 중요한 활동일수록 더 큰 동기가 부여되며, 더 큰 동기가 부여될수록 회복이 쉽고 빠르다. **필요는 회복의 어머니다.** 의미있는 동작을 연습하면 지루한 과제에도 동기를 부여할 수 있다. 트레드밀에서 걷기를 재미없고 지루하다고 생각하는 사람이 있다. 그러나 그가 골프를 좋아한다면? 골프장을 걷는 거리만큼 트레드밀 위에서 걸으며 골프를 치며 걷는다고 상상해보라고 하면 동기를 부여할 수 있다(보통 골프장에서 걷는 거리는 약 8킬로미터 정도다).

근력과 협응능력이 부족해 어떤 동작을 할 수 없다면? 우선 근력과 협응능력을 키우기 위해 몇 가지 작은 단계를 거쳐야 한다. 이때도 그런 작은 단계들이 의미있는 활동을 성취하기 위한 과정임을 항상 상기하고, 눈에 보이는 지표를 설정해야 한다. 향상 결과를 볼 수 있는 도구를 사용하는 것도 좋다. 당장은 그 활동 중 일부를 할 수 없어도 의미있는 목표가 있다면 한걸음 한걸음 나아갈 수 있는 길잡이가 된다.

✅ 주의할 점은 없을까?

재활 과정에 의미있는 활동을 끼워넣는 것은 매우 긍정적인 효과를 발휘한다. 다만 안전해야 한다. 뇌졸중을 겪기 전에 좋아했다고 해서 등산을 목표로 재활 훈련을 시작한다면 단기적으로는 상당히 위험할 수 있다. 의미있는 활동을 추구하되 건전한 상식이 필요하다. 능력을 벗어나지 않는 범위에서 재활 훈련을 해야 하며, 항상 안전을 최우선으로 고려해야 한다.

회복 캘린더

약속을 달력에 적어놓으면 일정을 정확히 챙길 수 있어 허둥대지 않게 된다. 진료 예약, 사업상 만남, 회의 등 중요한 약속을 그저 적어놓기만 해도 효과가 있다. 회복 노력을 달력에 기록하면 어떨까? 회복 캘린더를 만드는 것이다. 일정에 뒤처지지 않을뿐더러 목표를 하나하나 지워갈 때마다 뿌듯한 느낌이 들어 노력에 대한 작은 보상도 된다. 스스로 동기를 부여하고 집중할 수 있는 쉽고 간단한 방법이다. 열심히 노력해야 함을 상기시키는 역할도 한다. 노력이 효과가 있는지, 얼마나 향상되었는지, 목표는 무엇인지 금방 알아볼 수 있다. 이 정도라면 회복에 필수적이라 해도 과언이 아닐 것이다. 회복 캘린더의 역할은 다음과 같다.

- 성공과 실패 기록을 한눈에 볼 수 있다.
- 어떤 방법이 효과가 있고, 어떤 방법이 효과가 없었는지 아는 데 도움이 된다.
- 회복 과정에서 긍정적인 경향과 부정적인 경향이 나타났을 때 금방 알아볼 수 있다.
- 효과적인 치료와 그렇지 않은 치료를 감별하는 데도 도움이 된다.
- 기록을 한눈에 볼 수 있어 얼마나 향상되었는지 아는 데 도움이 된다. 지난 달 가장 멀리 걸은 거리가 10미터였는데 이번 달에는 20미터를 걸었다면 두 배 향상된 것이다.
- 향상 결과를 기록하면 목표를 설정하고 성취하는 데 큰 도움이 된다.
- 목표에 집중하는 데 도움이 된다.
- 목표를 달성할 때마다 성취감이 점점 커진다.
- 과거를 평가할 때 정확한 기록을 제공한다.
- 치료자와 함께 회복 계획을 세울 때도 귀중한 정보를 제공한다.

회복 캘린더를 보면 과거의 기록과 성취를 한눈에 알 수 있다. 새로운 목표를 세울 때도 유용하다. 4월에 한 번에 30미터를 걸었다면 '6월 15일까지 한 번에 50미터를 걷는다'는 목표를 세울 수 있다. 일단 목표가 생기면 항상 상기하면서 훈련할 수 있다.

✅ 어떻게 해야 할까?

시중에 파는 다이어리나 인터넷에서 구할 수 있는 일정 프로그램을 써도 좋다. 워드 프로세서 등으로 직접 만들 수도 있다. 복잡한 것은 필요없다. 반드시 필요한 것은 다음 세 가지 요소뿐이다.

- 일자 입력란
- 치료, 운동, 기타 회복 노력을 기록하는 난
- 결과 기록란

다음 쪽에 회복 캘린더의 예를 수록했다. 반드시 이 형식에 따를 필요는 없다. 실수로 입력한 것을 고치거나, 향후 목표를 변경할 수 있으므로 연필로 기록하면 좋다.

✅ 주의할 점은 없을까?

특별히 주의할 것은 없다. 단, 매일 실행하는 회복 활동을 의사와 상의하자. 여기 수록된 캘린더는 예시일 뿐이다. 구체적인 운동이나 치료는 사람마다 다를 수밖에 없다.

2023.6.12~2023.6.18	12일(월)	13일(화)	14일(수)
걷기	아파트 둘레 3바퀴	휴식	아파트 둘레 3바퀴
Bioness 치료	손목과 손가락(15분)	손목과 손가락(15분)	손목 근육이 뻣뻣해서 하루 휴식(0분)
연상훈련	공을 던지는 동작을 순차적으로 연상	공을 던지는 동작을 순차적으로 연상	휴식
양쪽팔 율동 훈련	좋아하는 곡 1, 2, 3번에 맞춰 암사이클(armcycle) 돌리기(~15분)	CD에 맞춰 드럼치기(~15분)	좋아하는 곡 1, 2번에 맞춰 암사이클 돌리기(~10분)
근력운동 (다리)	• 쪼그려 앉았다 일어나기 10회 반복 3세트 • 고관절 벌리기 1.5킬로그램 10회 반복 3세트	• 고관절 벌리기 1.5킬로그램 10회 반복 3세트 • '발목을 움직여 발끝 들어 올리기' 1.5킬로그램 10회 반복 3세트	• 무릎 올리기 1킬로그램 10회 반복 3세트 • 탄력 밴드 사용 고관절 신전운동 5분
근력운동 (팔)	탄력 밴드를 이용한 팔꿈치 신전운동 10회 반복 3세트	탄력 밴드를 이용한 팔 들기 및 팔꿈치 아랫부분 밖으로 당기기 10회 반복 3세트	탄력 밴드를 이용한 팔꿈치 신전운동 10회 반복 3세트
과제지향적 훈련	• 퍼팅연습 • 공 던지기 각각 20분씩	• 공 던지기 20분	• 퍼팅연습 20분
집중연습	• 발뻗기(20분) • 쥐어진 손펴기(20분)	• 발뻗기(20분) • 쥐어진 손펴기(20분)	• 발뻗기(20분) • 쥐어진 손펴기(20분)
스트레칭	생각날 때마다 자주	생각날 때마다 자주	생각날 때마다 자주
심박수 혈압	심박수 = 68 혈압 = 125/83	심박수 = 67 혈압 = 127/86	심박수 = 62 혈압 = 121/80

15일(목)	16일(금)	17일(토)	18일(일)
아파트 둘레 4바퀴(만세!)	휴식	아파트 둘레 3바퀴 (아침, 저녁 각각 1번씩)	휴식
손목과 손가락(15분)	손목과 손가락(15분)	손목과 손가락(15분)	휴식
공을 던지는 동작을 순차적으로 연상	공을 던지는 동작을 순차적으로 연상	휴식	휴식
좋아하는 곡 1, 2, 3번에 맞춰 암사이클 돌리기 (~15분)	휴식	좋아하는 곡 1, 2번에 맞춰 행주로 탁자 닦기 (~10분)	휴식
• 고관절 벌리기 1.5킬로그램 10회 반복 3세트 • '발목을 움직여 발끝 들어 올리기' 1.5킬로그램 10회 반복 3세트	• 무릎 올리기 1킬로그램 10회 반복 3세트 • 탄력 밴드 사용 고관절 신전운동 5분	• 쪼그려 앉았다 일어나기 10회 반복 3세트 • 무릎 올리기 1.5킬로그램 10회 반복 3세트	휴식
휴식	탄력 밴드를 이용한 팔 들기 및 팔꿈치 아랫부분 밖으로 당기기 10회 반복 3세트	탄력 밴드를 이용한 팔 들기 및 팔꿈치 아랫부분 밖으로 당기기 10회 반복 3세트	휴식
• 공 던지기 20분	• 공 던지기 20분	휴식	휴식
휴식	• 발뻗기(20분) • 쥐어진 손펴기(20분)	• 발뻗기(20분) • 쥐어진 손펴기(20분)	휴식
생각날 때마다 자주	생각날 때마다 자주	생각날 때마다 자주	생각날 때마다 자주
심박수 = 72 혈압 = 119/84	심박수 = 65 혈압 = 127/86	심박수 = 67 혈압 = 122/78	휴식

회복 로드맵

뇌졸중, 일과성 허혈발작(transient ischmic attack, TIA, 미니 뇌졸중), 언어상실증을 처음 기록한 사람은 의학의 아버지 히포크라테스(기원전 460~370년)다. 그가 뇌졸중을 묘사한 'plesso'란 말은 '신이 후려치다', '벼락을 맞은 듯하다', '재앙을 당했다' 등 다양하게 번역할 수 있다. 고대인이 뇌졸중이란 병을 얼마나 두렵고 혼란스러워했는지 알 수 있다. 상처도, 출혈도, 감염 징후도 없으며 전혀 아프지도 않은데 인간을 완전히 파괴하는 병이니 그럴 법도 하다.

세월이 흐르면서 뇌졸중과 치료에 대한 이해는 점점 깊어졌지만 회복에 대한 이해는 피상적인 수준에 머물렀다. 단계적 회복 과정을 예측하는 방법은 히포크라테스로부터 무려 2,400년이 지난 후에야 개발되었다. 시그네 브룬스트롬Signe Brunnstrom은 스웨덴 출신의 풀브라이트 장학생이자 선구적인 물리치료사로 뇌졸중 치료에 중요한 저서를 남겼다. 1970년 출간된 《편마비 환자의 운동치료 Movement Therapy in Hemiplegia》에서 그녀는 뇌졸중 회복에 예측 가능한 패턴이 있음을 처음 기술했다. 완전한 마비 상태에서 완전한 회복에 이르는 '회복의 6단계'를 제안한 것이다. 그녀의 회복 로드맵은 오늘날 수많은 과학적 방법을 통해 연구해봐도 여전히 유효하다. 뇌 스캔 개발 후 수많은 연구를 통해 **브룬스트롬 회복 단계가 뇌손상 정도를 예측하는 데 유용함이 밝혀졌다**. 브룬스트롬은 1970년대 중반에 은퇴했으며, 뇌 스캔 기술이 처음 병원에서 사용된 것은 대략 1980년이니 어떻게 그런 일을 해냈는지 놀라울 뿐이다.

✅ 협력운동

뇌졸중에서 회복되면서 팔다리는 점점 뇌의 통제하에 움직인다. 문제는 뜻대로 움직이는 것이 아니라 비정상적인 운동을 한다는 것이다. 불필요한 동작을 몇 가지씩 하고 나서야 의도했던 동작이 가능한 경우도 있다. 원하지도 않는데 팔다리의 모든 동작을 한꺼번에 해야만 하는 이런 현상을 **협력운동** 또는 **시너지**라고 한다(2장 '할 수 있는 동작을 최대한 이용하라' 참고).

간단히 말해 뇌졸중 후에 나타나는 협력운동은 독립적인 움직임이 불가능한 현상이다. 어떤 생존자는 다른 부위를 움직이지 않고 팔꿈치만 굽히기가 불가능하다. 일단 어깨가 올라갔다 내려오고, 동시에 팔이 몸에서 떨어져 쭉 편 상태가 된다. 손목과 손가락까지 구부러진다. 시너지 때문에 팔의 특정 부분만 움직일 수가 없는 것이다. 브룬스트롬의 회복 단계를 제대로 이해하려면 이런 시너지, 즉 협력운동을 이해해야만 한다.

협력운동은 나쁜 것이 아니다. 사실 이런 움직임은 모든 동물과 모든 인간(뇌졸중을 겪지 않은)에서 뚜렷이 관찰된다. 협력 운동이 일어나는 이유는 '운동 단위', 즉 신경 경로가 몇 개의 근육을 동시에 조절하기 때문이다. 보행 동작을 통해 연구되었지만, 협력운동은 다른 많은 과제들을 수행할 때도 도움이 된다. 몇 가지 동작을 한 번에 묶어 수행하기 때문에 수많은 동작을 일일이 생각할 필요가 없다. 자동적 움직임이 일어나는 것이다. 뇌졸중 후에 문제가 되는 것은 뇌 손상 때문에 자연스러운 협력운동이 없어진다는 점이다. '원시적인' 협력운동만 남아 전형적인 뇌졸중 후 동작 패턴으로 나타난다. 회복이 진행되면 뇌가 점점 더 근육의 움직임을 잘 조절하게 되어 자연스러운 동작이 가능해지므로 부자연스러운 협력운동은 점점 없어진다.

어떻게 해야 할까?

브룬스트롬이 회복 단계를 정립하기 전까지는 뇌졸중 후 회복에 있어 누구나 받아들일 만한 로드맵이 없었다. 브룬스트롬 회복 단계는 그런 로드맵을 제시했다는 데 의의가 있다. 이를 이해하면 다음과 같이 회복에 관한 많은 의문을 해소할 수 있다.

- 현재 나는 회복 과정 중 어디쯤 와 있을까?
- 회복이 잘 진행된다면 어떤 새로운 기술을 익힐 수 있을까?
- 각각의 회복 단계에는 어떤 어려움이 있을까?
  (근육 경직, 시너지, 다리 절며 걷기 등)
- 어떤 목표를 위해 노력해야 하며, 목표를 달성했을 때 어떻게 알 수 있을까?

연구자들은 6단계를 근거로 한 검사를 이용해 기록 향상을 측정한다. 물론 생존자 스스로도 할 수 있다! 노력을 기울인 후 얼마나 많은 것을 달성했는지 돌아보면 그간 어떤 단계를 거쳐왔는지 쉽게 알 수 있다. 향상되는 중에도 현재 어떤 단계를 거치는 중인지 알 수 있다. 제1단계는 마비된 쪽(환측) 신체가 축 늘어진 상태이며, 제6단계는 완전 회복된 상태다. 각 단계를 자세히 알아보자.

- 제1단계

  환측 신체 전체, 즉 팔, 다리, 몸통, 얼굴, 입과 혀까지 축 늘어진 상태다.

- 제2단계

  환측에 서서히 **근육 경직**(근육이 뻣뻣하게 긴장한 상태)이 나타난다. 이때 나타나는 경직은 대개 좋은 신호다. 축 늘어진 상태가 아니기 때문이다. 경직은 환측 팔다리의 신경계가 외부 신호를 받아들인다는 증거다. 또한 제2단계에서는 원시적인 형태의 시너지가 나타난다. 미약한 자발적 운동을 할 수 있어도 항상 시너지가 동반된다.

- 제3단계

  근육 경직이 점점 심해져 최고 수준에 도달한다. 이 상태를 극복하려면 많은 노력이 필요하다. 긍정적인 측면은 이제 시너지를 스스로 통제하기 시작한다는 점이다. 즉, 시너지가 동반돼서 그렇지 팔다리를 자발적으로 움직일 수 있다.

- 제4단계

  경직이 감소하기 시작한다. 어느 정도 시너지가 동반되지 않은 동작도 가능하다. 결국 경직과 협력운동이 모두 감소하는 셈이다.

- 제5단계

시너지가 계속 감소한다. 생존자는 시너지가 동반되지 않고 스스로 팔다리를 움직여 할 수 있는 동작이 점점 많아지기 때문에 매우 기뻐한다. 경직도 계속 감소한다. 어떤 동작은 뇌졸중을 겪기 전과 거의 차이가 없을 정도로 잘 할 수 있다.

- 제6단계

대부분의 동작을 거의 정상적으로 수행한다. 근육이 피로할 때나 아주 빨리 움직일 때를 제외하고는 경직도 없다. 관절을 독립적으로 움직이며 협응능력도 거의 정상이다.

브룬스트롬 뇌졸중 회복 단계를 알기 쉽게 정리하면 다음과 같다.

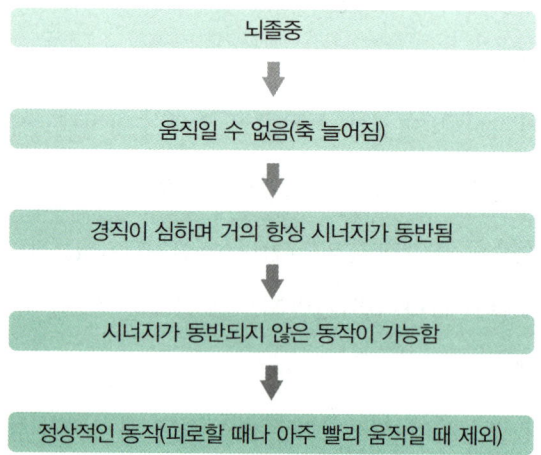

✅ 주의할 점은 없을까?

- 회복은 언제나 6단계를 순서대로 거친다. 어떤 단계는 매우 짧게 나타나지만 어쨌든 모든 단계를 빠짐없이 거친다. 제2단계에서 제3단계를 거치지 않고 제4단계로 갈 수 없다. 제5단계에 접어든 사람이 제3단계로 후퇴하는 경우도 없다.
- 노력하지 않거나 치료받지 않아도 조금씩 회복되는 사람이 있다.
- 회복은 빠를 수도 있고 느릴 수도 있으며, 중간에 멈춰서 더 이상 진행되지 않을 수도 있다. 회복이 진행되지 않는 상태를 **정체기**라고 한다. 많은 노력을 기울이면 정체기가 짧게 끝나고 다시 회복이 진행된다. 정체기를 극복하려면 훈련 방법을 바꾸는 것이 좋다. 그러나 여러 가지 이유로 회복이 더이상 진행되지 않는 사람도 많다.
- 몸통에 가까운 관절일수록 회복이 빠르다(어깨나 고관절 등). 몸통에서 멀리 떨어진 관절의 회복은 그 후에 일어난다(손가락이나 발가락 등).
- 회복 과정은 사람마다 다르다. 똑같은 방식으로 회복되는 사람은 없다.
- 손의 회복은 가장 예측하기 어렵다. 손가락의 섬세한 움직임과 엄지손가락의 다양한 기능은 얼마나 빨리, 어느 정도까지 회복될지 예측할 수 없다. 대개 정상적인 운동의 회복이 가장 나중에 일어나는 부위가 손이다.
- 손을 쫙 펴는 동작은 주먹을 쥐는 동작보다 더 늦게 회복된다.

보호자를 위한 팁

이 책의 메시지는 단순하다. **가장 높은 수준의 회복은 쉬지 않고 열심히 노력했을 때만 가능하다.** 보호자에 대한 메시지도 간단하다. **보호자가 할 일은 그 어려운 과정을 돕는 것이다.**

사랑하는 사람에게 뇌졸중이 생긴 충격적인 순간부터 길면 수십 년간 뇌졸중 생존자를 돌보는 것은 엄청나게 힘든 일이다. 초기에 해결해야 할 일이 단거리 달리기라면, 이후 회복 과정은 마라톤과 같다. 물론 노력은 생존자가 직접 해야 하지만, 가족도 시간과 노력과 관심과 지원을 아끼지 말아야 한다. 모든 것이 뇌졸중 회복에 필수적이다.

뇌졸중은 다른 신경질환과 다르다. 신경질환은 보통 진행한다. 시간이 지날수록 나빠진다. 알츠하이머병, 파킨슨병, 다발성경화증이 모두 그렇다. 뇌졸중은 진행하지 않는다. 기능을 회복할 가능성이 훨씬 높다. 물론 힘겨운 노력을 기울여야 한다. 그런데 보호자는 회복 가능성이 있다는 게 오히려 힘들 수 있다. 언제 격려하며 밀어붙일지, 언제 뒤로 물러서 위로해야 할지 알기 어렵기 때문이다. 보호자 스스로 성공과 실패가 자신의 보살핌과 격려와 지지에 달려있다고 생각하면 스트레스는 훨씬 커진다.

◉ 어떻게 해야 할까?

뇌졸중 생존자가 정상 기능을 회복할수록 당사자는 물론 가족에게도 이익이다. 그러나 보호자는 두 가지 어려움에 맞서야 한다.

- 뇌졸중 생존자의 회복을 도와야 한다.
- 스스로도 정상적인 생활을 유지해야 한다.

두 가지 요소 사이에 균형을 잡는다는 것은 쉬운 일이 아니다. 회복 과정과 마찬가지로 예기치 못했던 어려움이 많이 생긴다. 보호자를 위해 몇 가지를 제안해본다.

- **자신을 위해 해야 할 것**
  - 재활의학 전문의와 치료자들에게 생존자의 자세나 위치를 효과적으로 바꾸는 방법(누워있다 앉는다든지, 의자에 앉아있다 소파로 옮긴다든지 등), 낙상 회복 방법(넘어졌을 때 어떻게 해야 하는지), 일상 활동을 더 쉽게 하는 요령을 배운다. 기본을 제대로 배워두면 생존자를 더 쉽고 효과적으로 도울 수 있다.
  - 움직임이 향상될 때마다 내용과 관련 정보(복용 약물, 훈련 등)를 기록한다.
  - 많은 사람이 생존자를 돌보면서도 풍요롭고 만족스러운 삶을 누린다는 사실을 떠올린다.
  - 뇌졸중 회복에는 코치, 멘토, 교사, 친구, 가족이 필요하다. 혼자 모든 역할을 감당하려면 몸도 마음도 소진된다. 보호자가 지치면 제대로 도울 수도 없다. 친구, 자녀, 간병인, 의사와 기타

치료자가 저마다 역할을 분담해야 한다.

- **뇌졸중 생존자를 위해 해야 할 것**
  - 생존자가 성공할 수 있는 환경을 만든다. 운동 기구를 구입하는 데서 믿을 만한 정보를 조사하는 데까지 모든 활동이 여기에 포함된다.
  - 생존자가 한계에 도전할 수 있도록 배려한다. 예컨대 문장을 완전히 말하기 어렵다면 그 말을 대신해줄 것이 아니라 느긋한 태도로 기다려준다.

- **꾸준한 회복을 위해 보호자는 매일 세 가지를 할 수 있다**
  - 치어리더가 된다. 향상된 점을 놓치지 말고 칭찬하고 격려한다. 실수해도 느긋하게 대처하면서 제대로 할 기회를 주고 격려해야 한다.
  - 교사가 된다. 정확한 기술을 익혀 제대로 움직일 수 있도록 돕는다.
  - 어떤 일이든 적당히 어려운 동작으로 변형시킨다. 뇌졸중 후에는 수시로 신체적 어려움을 겪는다. 하지만 조금만 관점을 바꾸면 이런 어려움은 뇌졸중에서 회복될 가장 좋은 기회다. 불편을 감수하고 열심히 노력하면 모르는 새에 많은 성과를 거둔다. 생존자의 삶을 편하게 해주고 싶어도 너무 도와주면 안 된다. 배우자가 없는 생존자가 회복이 빠르다는 사실은 시사하는 바가 크다.

뇌졸중 후 생존자는 가혹한 현실을 마주한다. 건강한 사람에게 이렇게 말하는 것과 같다. "이제부터 피아노와 여러 가지 운동과 프랑스어를 한꺼번에 배워야 해. 그리고 직장에는 나갈 수 없어. 밖에 나가면 사람들이 쳐다볼 거야." 회복 과정이 얼마나 어려운지 깨닫는 순간 보호자들은 영적인 전환점을 맞는다고도 한다.

✅ 주의할 점은 없을까?

보호자는 스트레스에 효과적으로 대처하고 스스로를 돌보는 데 신경을 써야 한다. 스트레스에 제대로 대처하지 못하면 우울증이나 질병, 심지어 사망 위험이 높아진다.

다행히 운동이나 요가, 명상 등 스트레스를 효과적으로 해소하는 방법이 많이 개발되어 있고 접하기도 쉽다. 인터넷을 통해 환우회나 건전한 동호회 등을 알아보는 것도 좋다. 우울하거나 절망적인 감정이 심해 벗어날 수 없다면 정신의학 전문가를 만나야 한다.

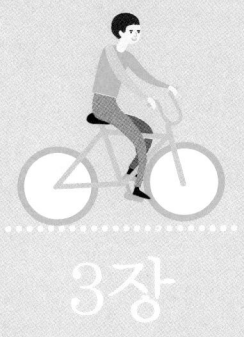

3장

회복 상태 유지하기

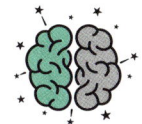

통증을 줄이자

뇌졸중 후에 생기는 통증은 장기적으로 지속되는 수가 많다. 뇌졸중 생존자의 최대 70퍼센트가 어떤 식으로든 매일 통증에 시달린다. 뇌졸중 후 통증은 회복을 방해할 수 있다. 통증에 시달리는 생존자는 의욕이 떨어지고, 더 쉽게 더 심한 피로를 느끼며, 우울증도 흔하고, 삶의 질도 더 낮다. 전반적으로 신체 기능이 떨어지는 것이다. 뇌졸중 후 통증에 대해서는 약물을 비롯해 다양한 치료 방법이 있지만, 크게 치료자가 해줄 수 있는 일과 생존자와 보호자가 할 수 있는 일로 나누어 생각할 수 있다.

어떻게 해야 할까?

뇌졸중 후 통증의 가장 큰 문제는 생존자가 의사에게 보고하지 않는 경우가 많다는 점이다. 다음과 같은 이유가 있다.

- 편측무시
- 실어증
- 통증을 표현할 능력을 잃어버림.

예컨대 의사들은 통증 평가 척도를 이용하는 경우가 많다. 다양한 강도의 통증을 나타내는 얼굴 표정 아이콘을 차례로 배열한 그림을 본 사람도 있을 것이다. 1~10점까지 점수를 매기는 척도도 있다. 하지만 때때로 생존자는 이런 평가 척도에 응답하는 데 어려움을 겪는다. 뇌졸중 생존자가 통증을 느낀다면 항상 의사나 치료사에게 알려야 한다. 보호자가 대신 전해주어도 좋다.

때때로 임상의는 통증이 항상 뇌졸중과 관련이 있다고 생각하는 실수를 범한다. 뇌졸중 때문에 근골격계(근육, 뼈, 관절)에 변화가 생기기 때문이다. 물론 근골격계 통증도 흔하지만, 다른 원인에 의해 뇌졸중 후 통증이 생기는 경우도 많다. 의사에게 통증에 대해 상세히 알려야 원인과 치료 방법을 찾을 수 있다. 뇌졸중 후에는 다음과 같은 통증이 흔히 동반된다.

- 어깨 통증

  뇌졸중 후 어깨 통증에 대해 몇 가지 '토막 상식'을 알아보자.

  – 최대 절반 정도의 생존자가 어깨 통증을 겪는다.

- 어깨 통증은 보통 뇌졸중 후 3주 이내에 나타난다.
- 생존자가 편마비(팔의 근력 약화), 감각 이상(고유감각, 촉각, 온도감각), 경직을 겪는 경우 어깨 통증이 생길 가능성이 더 높다.
- 몸 오른쪽의 근력이 약화된 경우보다 왼쪽이 약화된 경우 어깨 통증이 더 흔하다.
- 뇌졸중 후 어깨 통증은 다음과 같이 다양한 원인에 의해 생긴다.
  1. 탈구(어깨 빠짐)
  2. 충돌 증후군(관절 내 구조물이 서로 누르거나 마주쳐 통증이 생기는 현상)
  3. 상완골 윗부분이 어깨 관절을 벗어나지 않게 잡아 주는 근육과 힘줄(회전근개)이 찢어짐
  4. 이두박근 건염(어깨와 만나는 부분 주변의 이두박근 힘줄이 부어오름)
  5. 복합부위 통증증후군
  6. 경직

어깨 통증의 치료는 다음과 같다.

1. **경피(피부를 통한) 전기자극**

    Bioness StimRouter를 예로 들 수 있다. 외래나 수술실에서 머리카락 굵기의 가느다란 전선을 피부 밑에 심는다. 간단한 시술이므로 국소마취로 가능하다. 생존자는 리모컨 같은 장치를 손으로 조작해 통증을 가라앉히는 자극의 종류와

강도를 스스로 조절할 수 있다.

2. 경피 전기신경자극transcutaneous electrical nerve stimulation, TENS

   피부를 관통하는 전극을 통해 약한 전기자극을 가한다. TENS는 근육을 수축시키지 않는다.

3. 신경근 전기자극neuromuscular electrical stimulation, NMES

   강한 전기자극을 가하므로 근육이 수축하며 관절도 움직일 수 있다. (TENS 와 NMES를 이용해 어깨 통증을 줄이는 방법은 4장의 '어깨 탈구는 전기 충격으로'를 참고한다.)

4. 어깨 슬링, 랩보드lap board, 보조기형 팔 받침대arm trough, 어깨 끈shoulder strapping, 어깨 테이핑shoulder taping

   모두 어깨를 받쳐줌으로써 통증을 줄이는 데 도움이 될 수 있다.

5. 경직이 어깨 통증의 원인이라면 7장 '경직의 조절과 극복'을 참고한다.

- **복합부위 통증증후군**

복합부위 통증증후군은 심한 통증이 팔다리를 침범하는 증상이다. 뇌졸중에서는 근육이 약해져 더이상 관절을 지탱할 수 없을 때 생긴다. 보통 뇌졸중 후 탈구로 인해 어깨 관절에서 관찰되며, 이때는 어깨손증후군shoulder-hand syndrome, SHS이라고 한다. 복합부위 통증증후군이 왜 생기는지는 정확히 밝혀지지 않았지만 증상은 뚜렷하다.

- 팔을 움직이거나 누가 만질 때 매우 예민하며 통증이 심하다. 심지어 옷을 입을 때 옷감이 스치기만 해도 아프다고 호소한다.
- 다리와 발을 침범하기도 한다. 증상과 치료는 팔에 생겼을 때와 동일하다.
- 팔에 복합부위 통증증후군이 생겼을 때의 증상은 다음과 같다.
    1. 심한 통증
    2. 부어오름
    3. 만졌을 때 따뜻함
    4. 피부 색깔 변화
    5. 모발 상태 변화
    6. 근력 약화
    7. 능동적 및 수동적 운동 범위 감소
- 복합부위 통증증후군을 알아보는 방법은 건측과 환측 팔을 나란히 두고 차이가 있는지 관찰하는 것이다. 위 증상 중 한 가지라도 나타난다면 의사에게 알려야 한다.

복합부위 통증증후군의 치료는 다음과 같다.
1. 거울요법(4장 참고)
2. 경피 전기신경자극 – 침범된 부위에 낮은 수준의 전기자극을 가한다. 통증 부위의 민감성을 낮출 수 있다.
3. 반복 경두개자기자극 repetitive transcranial magnetic stimulation, rTMS
    – 새로운 치료 방법으로 두개골을 통해 통증 부위를 지배하

는 뇌 영역에 전자기파를 가한다.

4. **연상훈련**(4장의 '연상하라!' 참고)

5. **고정** – 다른 방법을 시도하기 전에 자발적이든 부목을 이용하든 팔다리를 움직이지 않으면 통증을 줄이는 데 도움이 될 수 있다.

6. **가동화** – 관절을 부드럽게 수동적으로 움직여준다. 생존자가 언제든 움직임을 멈출 수 있어야 한다.

7. **거상법** – 팔다리를 위로 올린 상태로 유지하면 부기와 통증이 줄어들 수 있다.

8. **마사지** – 마사지를 해주면 부기와 통증이 줄어들 수 있다.

9. 스스로 부드럽게 관절을 가동 범위 내에서 움직인다.

10. 번갈아 가며 냉수와 온수 속에 담근다.

11. **수술** – 의사와 상의한다.

✅ 주의할 점은 없을까?

뇌졸중 생존자는 아프다. 처음에는 아프지 않다고 했던 사람도 신체검사를 해보면 40퍼센트가 통증을 호소한다. 따라서 생존자는 통증을 올바로 알려야 하며, 의사나 치료자는 통증이 있는지 검사해야 한다. 통증을 느끼는 생존자가 맨 처음 해야 할 일은 약이나 치료가 아니다. 통증을 치료자에게 알리는 것이다. 통증을 알리고 검사해야 하는 이유는 너무나 명백하다. **통증이 있으면 회복이 진행되지 않는다.**

낙상이 제일 무섭다

낙상(넘어져서 다치는 것)은 모든 사람에게 큰 건강 문제이지만, 뇌졸중 생존자에게 특히 그렇다. 몇 가지 통계를 보자.

- 70퍼센트의 생존자가 뇌졸중이 생긴 후 6개월 사이에 낙상을 당한다.
- 65세 이상인 사람이 낙상으로 입원하면 이듬해 사망할 가능성이 50퍼센트에 이른다.
- 뇌졸중 생존자는 비슷한 연령의 건강인에 비해 대퇴골 골절 가능성이 4배에 이른다.
- 뇌졸중 생존자는 비슷한 연령의 건강인에 비해 넘어질 가능성은 2배, 넘어져 다칠 가능성은 3배에 이른다.

뇌졸중 생존자가 낙상을 당하기 쉬운 이유는 다음과 같다.

- 환측 전체의 근력이 약하다. 근력이 약하면 균형을 유지하기 어렵다. 뇌졸중 생존자는 환측으로 쓰러지기 쉬우므로 낙상으로 인한 부상 역시 환측에 훨씬 많이 발생한다.
- 환측은 움직임뿐만 아니라 감각도 떨어진다. 감각이 떨어지면 세 가지 문제가 생긴다.
  - 가벼운 감촉이나 온도 등에 대한 피부 감각이 떨어진다.
  - 환측 팔다리에 얼얼한 느낌이 든다.

- 고유감각이 떨어져 자기 팔다리가 정확히 어디 있는지 잘 모른다. 눈을 감아보라고 하면 다리가 어디 있는지 모른다고 하는 경우가 많다.

뇌졸중 생존자는 환측의 근력이 약한 데다 균형을 잘 잡지 못해 환측으로 몸무게가 쏠린다. 따라서 주로 환측으로 넘어지는데 팔과 손의 근력이 약하고 움직임이 자유롭지 않으므로 충격을 줄일 방법이 없다. 무방비 상태로 온몸의 체중을 실은 채 넘어지면, 몸통과 다리를 잇는 선에서 밖으로 튀어나온 대퇴골 대전자greater trochanter가 가장 먼저 바닥에 닿는다. 따라서 낙상을 당하면 대퇴골이나 고관절 주변 뼈에 골절이 생기는 수가 많다. 이런 골절은 대퇴골을 금속판과 나사로 고정하거나, 아예 고관절 전체를 치환하는 등 대수술을 받아야 한다. 수술 자체도 문제지만 수술 후 다음 합병증이 생기는 경우도 많다.

- 욕창
- 폐렴
- 요로감염
- 기타 외과적 합병증(조직 감염 등)
- 정형외과적 합병증
- 보행장애
- 혈전 또는 색전증(2차적으로 뇌졸중이 생길 가능성 증가)

대퇴골절은 반복될 가능성도 높다. 결국 뇌졸중 후 낙상으로 인한 손상 중 가장 심각하다. 다른 신체 부위도 골절이 생기거나 손상을 입을 수 있다. 뇌졸중 생존자에게 가장 무서운 적은 낙상이다. 낙상으로 인해 다음과 같은 문제가 생길 수 있다.

- 회복이 더이상 진행되지 않는다.
- 사망할 수 있다(낙상 자체 또는 낙상의 합병증으로 인해).
- 다양한 부위의 골절이 동시에 생길 수 있다.
- 영원히 걷지 못할 수 있다.
- 낙상이 두려워 걷기 연습을 피하게 된다.
- 걷는 횟수나 거리가 줄어들며 걸음걸이도 나빠진다.
- 휠체어 없이는 움직이지 못하게 될 수 있다.
- 걸을 때 통증이 동반될 수 있다.
- 고관절 치환술이나 기타 수술을 받게 될 수 있다.

낙상에서 회복되는 중에도 다음과 같은 문제가 생길 수 있다.

- 혈전 생성
- 욕창
- 낙상으로 다치지 않은 부위도 근육과 뼈가 약해짐
- 심폐기능 및 지구력 저하

낙상의 문제는 신체적인 데서 그치지 않는다. 다시 넘어져 다칠지도 모른다는 두려움 때문에 쇼핑이나 외식, 교회 다니기 등 평소에 좋아했던 활동을 하지 못하는 수도 많다. 사람들과 어울리는 기회가 줄면 사회적으로 고립되고 우울증을 앓기도 한다. 회복을 위한 운동도 두려워진다. 특히 일어서기나 걷기, 계단 오르기 등을 꺼리게 된다.

◉ 어떻게 해야 할까?

낙상을 줄이기 위한 요령은 다음과 같다.

- 규칙적으로 운동한다. 근력이 강해지면 낙상을 줄이는 데 도움이 된다.
- 안에서든 밖에서든 튼튼하고 안정적인 신발을 신는다. 슬리퍼나 샌들, 양말을 신고 걷거나, 맨발로 걸으면 넘어질 우려가 크다.
- 집안의 조명을 밝게 한다. 방에서든 밖에서든 어두운 곳은 걷지 않는다.
- 발이 걸려 넘어질 수 있는 물건을 놓아두지 않는다. 애완동물 역시 주의해야 한다.
- 미끄러지거나 움직이는 카펫을 깔지 않는다. 이불이나 담요도 바닥에 두면 안 된다.
- 자주 쓰는 물건은 쉽게 손이 닿는 곳에 둔다. 뭔가 딛고 올라

서는 일을 피한다.
- 계단에는 반드시 난간이 있어야 한다.
- 복용하는 약 중 낙상 가능성을 높이는 것이 있는지 의사에게 물어본다. 어떤 약이든 상관없이 복용하는 약의 수와 낙상 위험 사이에는 직접적인 상관관계가 있다.
- 낙상의 위험을 미리 알아볼 수 있다. 다음과 같은 검사가 도움이 된다.
    - 다섯 번 앉고 일어서기 검사 Five-Times-Sit-to-Stand Test
    - 시간 내에 일어나 걸어가기 검사 Timed Up and Go
    - 기능적 뻗기 검사 Functional Reach Test
    - 버그 균형 척도 Berg Balance Scale
    - 낙상 효능 척도 Falls Efficacy Scale

치료자는 다음 조치를 통해 낙상 위험을 예방한다.

- 1년에 한 번씩 시력을 측정한다.
- 치료자가 직접 생존자의 가정을 방문해 낙상 위험을 점검하고 예방 조치를 취한다.
- 낙상 시 고관절을 보호하기 위해 속옷 안에 착용하는 보호 패드를 고려한다.
- 낙상 위험이 가장 큰 곳은 욕실이다. 바닥이 미끄럽고 좁은 데다 머리나 몸을 부딪힐 수 있는 딱딱한 모서리가 많기 때문이다. 특

히 욕조나 샤워기, 세면대, 변기 사이를 오갈 때 넘어지기 쉽다.

욕실을 보다 안전한 곳으로 만드는 요령은 다음과 같다.

- 욕조나 샤워기에 손잡이를 설치한다.
- 변기 옆에도 손잡이를 설치한다.
- 욕조나 샤워기 아래에 미끄럼 방지 패드를 깐다.
- 바닥 타일에는 미끄럼 방지 처리를 한다.
- 욕실에 드나드는 통로와 욕실 내 조명을 밝게 해 밤중에 넘어지지 않도록 한다.
- 사고가 일어날 경우에 대비해 욕실 문을 잠그지 않는다.

❤ 주의할 점은 없을까?

이 장을 건너뛰지 말고 반드시 읽어야 한다. 책에서 가장 중요한 부분이다. 뇌졸중 생존자는 넘어져 죽을 수도 있다. 이런 얘기를 하면 많은 생존자가 웃어 넘기지만 낙상에 대해서는 건강한 두려움을 가질 필요가 있다. 주의하고 또 주의하라.

두 번째 뇌졸중이 일어날 위험을 줄이자

많은 생존자와 보호자가 뇌졸중의 증상을 제대로 알지 못한다. 첫 번째 뇌졸중이 생기면 두 번째 뇌졸중이 생길 가능성이 상당히 높다. 생존자의 26퍼센트는 첫 번째 뇌졸중이 생긴 지 5년 이내에 두 번째 뇌졸중을 겪는다. 40퍼센트는 첫 번째 뇌졸중이 생긴 지 10년 이내에 두 번째 뇌졸중을 겪는다. 첫 번째 뇌졸중이 생겼을 때 증상이 어땠는지만 생각할 것이 아니라, 뇌졸중의 모든 증상을 알아두어야 두 번째 뇌졸중이 생겼을 때 즉시 대처할 수 있다.

✅ 어떻게 해야 할까?

뇌졸중의 증상에 어떤 것이 있는지 알아두자. 가장 쉬운 방법은 머리부터 아래로 내려가면서 외우는 것이다.

- 머리 – 뚜렷한 이유없이 갑자기 시작된 심한 두통 및 어지러움
- 눈 – 갑자기 한쪽 눈 또는 양쪽 눈이 모두 잘 보이지 않음
- 귀 – 갑자기 남의 말을 이해하지 못함
- 얼굴 – 안면 근육 약화
- 입 – 짧은 구절을 반복해 말하지 못함
- 몸 – 신체 한쪽 편이 갑자기 얼얼하거나 힘이 빠지거나 마비됨

신시내티 병원전 뇌졸중 척도Cincinnati Prehospital Stroke Scale를 이

용하면 누구나 쉽게 뇌졸중을 가려낼 수 있다. 뇌졸중이 의심되는 사람에게 세 가지 행동을 시켜본다.

- 웃어보라고 한다.
  - 얼굴 양쪽이 대칭인가? 한쪽이 처지지는 않는가?
- 간단한 문장('오늘 하늘이 참 맑네')을 말해보라고 한다.
  - 발음을 주의깊게 들어본다. 단어를 질질 끌면서 느리게 발음하지는 않는가?
- 양쪽 팔을 위로 들어 앞으로 나란히를 시켜본다.
  - 양쪽 팔을 똑같은 높이로 드는가? 한쪽 팔이 처지거나 불안정하게 흔들리지 않는가?

한 가지라도 제대로 하지 못하면 즉시 119에 연락해 증상을 설명해야 한다!

빨리 움직일 것! 뇌졸중의 합병증을 줄이는 약은 모두 두세 시간 내에 투여해야 효과를 볼 수 있다. 빨리 발견하는 것이 생존과 회복에 가장 중요하다. 뇌졸중이 생기면 1분마다 약 200만 개의 뇌세포가 죽는다. 서두를수록 더 많은 뇌세포를 구할 수 있다.

✅ 주의할 점은 없을까?

가급적 자주 뇌졸중의 증상을 상기한다. 머리, 눈, 귀, 얼굴, 입, 몸통 순서로 위에서 아래로 내려가며 외워본다.

뼈를 보호하라

뇌졸중 생존자는 일반인에 비해 뼈가 부러질 가능성이 4배나 높다. 이유는 두 가지다.

- 뇌졸중 생존자는 호모시스테인이라는 아미노산의 혈중 농도가 높은 경향이 있다. 호모시스테인은 뼈를 약화시킬 수 있다.
- 생존자는 걷기나 기타 체중을 싣는 활동이 감소해 뼈에 큰 압력이 가해지지 않는 상태로 지낸다. 압력이 가해지지 않으면 뼈는 두께가 감소하고 골다공증이 생길 가능성이 높아진다. 이를 볼프의 법칙 Wolff's law 이라고 한다.

뇌졸중 생존자는 뼈의 건강과 강도를 유지하기 위해 다음과 같은 계획이 필요하다.

- 진단검사(골밀도검사를 통해 골절의 위험을 알아본다)
- 낙상 위험 평가
- 뼈의 형성을 돕는 약이나 보조식품 투여
- 매일 근력운동과 걷기를 포함하는 다양한 신체활동

✓ 어떻게 해야 할까?

뼈의 강도를 늘리고 손상을 방지하는 데는 다음과 같은 방법이 있다.

- 근력운동은 뼈의 두께를 증가시킨다(볼프의 법칙, 5장 '들어올려라!' 참고).
- 낙상 방지 조치를 취해 골절을 예방한다(3장 '낙상이 제일 무섭다' 참고).
- 매일 규칙적으로 걸으면 뼈의 소실을 막을 수 있다.
- 뼈의 소실을 막아 뼈를 튼튼하게 해주는 약에 대해 의사와 상의한다.
- 뼈 건강에는 영양이 중요하다. 칼슘, 엽산, 비타민 B12를 보충하고 적절한 단백질을 섭취해야 한다. 이런 영양소는 뼈의 강도를 늘려준다. 비타민 K와 D가 뇌졸중 생존자의 골다공증을 줄인다는 몇 가지 과학적 증거가 있다. 햇빛을 쬐는 것도 도움이 된다.
- 치료자는 균형을 향상시켜 낙상을 예방하는 방법을 안다. 치료자와 함께 집에서 안전하게 할 수 있는 균형감 향상 운동 프로그램을 마련해야 한다. 가정운동 프로그램 속에 이런 운동을 반드시 포함시켜야 한다(5장 '가정운동 프로그램을 마련하자' 참고).

◉ 주의할 점은 없을까?

골절 예방 조치를 시행할 때는 항상 의사와 상의한다. 비타민,

미네랄, 아미노산, 생약 보조제가 현재 복용하는 약과 상호작용을 일으킬 수 있으므로 반드시 사용 전에 의사와 상의해야 한다.

단축을 막아라

뇌졸중 생존자 중에는 근육이 당겨진 상태로 굳어 팔꿈치를 완전히 펴지 못하는 사람이 있다(경직). 팔을 어정쩡하게 굽힌 채 지내는 것이다. 이런 상태로 시간이 흐르면 팔꿈치 관절 주변 피부, 신경, 혈관, 기타 연조직의 길이가 짧아진다. 가장 심각한 것은 근육 길이가 짧아지는 것이다. 일단 이런 일이 벌어지면 평생 그런 상태로 지낼 수밖에 없다. 다른 쪽 손으로 당기거나, 심지어 다른 사람이 당겨도 똑바로 펼 수 없다. 이렇게 관절을 똑바로 펼 수 없는 상태를 **구축**contracture이라 한다. 관절에 구축이 생기면 다시는 원래 운동 범위를 회복할 수 없다. 짧아진 연조직의 길이를 늘리려면 수술을 받아야만 한다. **연속 석고 고정**(뒤에 자세히 설명한다) 치료가 때때로 성공을 거두기도 한다. 어쨌든 구축이 생기면 결과는 심각하다. 회복 관점에서도 구축이 생긴 부위는 효과를 거둘 수 없다.

뇌졸중 후 이완성 마비(축 처진 상태)를 벗어나면 근육에 경직(뻣뻣한 상태)이 생기는 수가 많다. 경직을 방치하면 구축으로 진행할 수 있다. 안전하고 효과적인 방법으로 환측 근육을 꾸준히 스트레칭하면 근육과 기타 연조직 길이와 관절 운동 범위를 유지하는 데 도움이 된다. 뇌졸중 후 정상 상태로 회복하려면 연조직 길이를 유지해 관절 운동 범위를 보호해야 하는데, 이를 위해서는 스트레칭이 필수다. 연조직 길이가 짧아지면 회복 노력이 효과를 거두기 어렵다. 스트레칭은 다음과 같은 장점이 있다.

- 단기적으로 근육 경직을 감소시킨다.

  많은 치료자가 스트레칭이 근육 경직을 줄인다고 믿는다. 그러나 경직이란 뇌의 문제이지 근육의 문제가 아니다. 아무리 스트레칭을 해도 영구적으로 경직을 감소시킬 수는 없다. 그러나 스트레칭을 하면 단기적으로 근육 경직이 줄어든다는 연구 결과는 많다.

- 회복 운동 시 근육 통증이 감소한다.

  뇌졸중 회복은 곧 반복이다. 그런데 익숙하지 않은 동작을 자꾸 반복하면 지연성 근육통delayed-onset muscle soreness, DOMS이 생길 수 있다. 지연성 근육통은 보통 운동을 시작하고 하루 또는 수일 후에 발생한다. 스트레칭을 충분히 해주면 지연성 근육통이 감소하거나 아예 생기지 않는다.

- 스트레칭 자체가 건강에 좋다.

  스트레칭을 하면 건강한 사람도 근육과 연조직의 유연성을 유지하고 신체를 건강하게 관리할 수 있다. 뇌졸중 생존자 역시 건측은 물론 몸통과 기타 신체 부위의 근육에 유익하다. 적절한 스트레칭으로 관절 운동 범위를 유지하면 관절 건강에도 좋다.

- **관절과 근육을 건강하게 유지한다.**

  뇌졸중 후에 겪는 문제 중 하나는 팔다리를 원래의 운동 범위로 움직일 수 없는 것이다. 운동 범위란 통증을 유발하지 않고 관절을 최대한 움직일 수 있는 범위를 말한다. 예컨대 팔꿈치 관절은 팔을 완전히 굽힌 상태로부터 똑바로 편 상태까지가 운동 범위다. 사람은 하루에도 몇 번씩 관절을 최대 운동 범위까지 움직이지만, 뇌졸중을 겪고 나면 환측 관절을 자연스런 운동 범위 내에서 움직일 수 없다. 근육과 관절은 움직이도록 만들어졌지만, 뇌졸중 후에는 가만히 있는 경우가 더 많다. 따라서 생존자는 보다 많은 근육과 관절을 움직일수록 더 건강해진다.

- **모든 동작이 쉬워진다.**

  경직은 근육이 찢어지지 않고 스스로를 보호하려고 움직일 수 있는 범위를 제한하기 때문에 생긴다. 근육 경직이 생기면 팔다리가 고정되므로 근육이 파열될 가능성이 훨씬 낮아지는 것은 사실이다. 문제는 팔다리를 움직이기가 어렵다는 것이다. 뇌졸중 후에는 굽힘근(관절을 '굽히는' 근육)과 폄근(관절을 '펴는' 근육)에 모두 경직이 생긴다. 하지만 폄근보다 굽힘근이 훨씬 크고 힘도 더 세므로 모든 근육이 경직을 일으키면 '편마비 자세'를 취하게 된다.

전형적인 상지 편마비 자세는 팔꿈치, 손목, 손가락이 굽혀진 채 팔이 몸통의 중앙선을 넘어가는 것이다. 굽힘근이 폄근을 '이기기 때문에', 즉 관절을 굽히는 근육이 펴는 근육보다 힘이 세기 때문에 이런 자세가 나온다. 사실 이 자세는 팔과 손을 보호하려는 전략이다. 반대라면 어떨까? 팔이 한껏 펴진 상태로 자유로이 움직일 수 없다면 주변의 물체에 부딪혀 근육 파열이나 관절 손상을 면할 수 없을 것이다. 경직이 일어난 쪽 팔과 손이 몸통 쪽으로 당겨지는 것은 가장 기본적인 보호 전략이다. 다리와 발도 마찬가지다. 두 개의 근육으로 이루어진 종아리 근육은 크기도 클뿐더러 보행 시 전신을 지탱해준다. 이 근육들은 발목을 중심으로 발끝을 아래로 잡아당긴다. 반대로 발끝을 위로 드는 앞정강근(전경골근)은 훨씬 작고 힘도 약하다. 뇌졸중으로 하지 근육 전체가 경직에 빠졌다고 해보자. 양쪽 근육이 모두 경직 상태라면 어느 쪽이 이길까? 당연히 종아리 근육이다. 이긴 근육은 짧아진 상태를 유지하며, 시간이 오래 경과하면 영원히 짧아진 상태로 남는다. 뇌졸중 후 발끝을 들기가 그토록 힘든 까닭, 발목-발 보조기ankle-foot orthosis가 그토록 자주 처방되는 이유가 바로 여기 있다.

팔이든 다리든 '경직 감소를 위한 신경가소성 모델'이 있다. 약이 필요 없는 근본적인 치료법이다. 그 방법을 7장의 '신경가소성으로 경직을 이기자'에 정리해두었다.

✅ 어떻게 해야 할까?

구축 위험을 줄이려면 생존자 스스로 운동 범위 전체에 걸쳐 움직이는 동작을 열심히 반복하거나, 교육 받은 보호자가 수동적 운동을 해주어야 한다. 관절은 하루 중 수차례 **통증을 느끼지 않는 범위 내**에서 최대한 움직여야 한다. 뇌졸중 생존자도 스트레칭은 스스로 할 수 있는 경우가 많다.

가장 좋은 방법은 치료자와 함께 운동 계획을 세울 때 스트레칭을 포함시키는 것이다. 보통 팔과 손의 스트레칭 프로그램은 작업치료사, 다리와 발은 물리치료사가 담당한다. 치료자에게 안전한 범위 내에서 최대한 공격적인 스트레칭 프로그램을 마련해달라고 요구하자. 스트레칭을 할 때는 사전에 주의할 점은 없는지 확인한다. 구축이 오기 쉬운 근육을 스트레칭할 때 지켜야 할 사항을 아래에 정리했다. 특히 근육군 스트레칭에 집중한다. 한 개의 근육이 아니라 함께 움직이는 근육군 전체를 스트레칭해야 한다.

- 팔과 손에서 스트레칭이 가장 필요한 근육군
    - 손가락 굽힘근(주먹을 쥘 때 사용하는 근육들)
    - 손목 굽힘근(손목을 팔 쪽으로 굽힐 때 사용하는 근육들)
    - 팔꿈치 굽힘근(팔꿈치를 굽힐 때 사용하는 근육들)
    - 어깨 내전근(팔을 몸 쪽으로 끌어당길 때 사용하는 근육들)
    - 어깨 내회전근(상완을 몸통에 붙인 상태에서 아래팔만 몸통 반대쪽으로 돌릴 때 사용하는 근육들)

- 다리와 발에서 스트레칭이 가장 필요한 근육군
  - 고관절 내전근(한쪽 다리를 다른 쪽 다리에 붙일 때 사용하는 근육들)
  - 고관절 굽힘근(고관절을 가슴 쪽으로 굽힐 때 사용하는 근육들)
  - 무릎 굽힘근(무릎을 굽힐 때 사용하는 근육들)
  - 발목 발바닥쪽 굽힘근(발목을 발바닥 쪽으로 굽히는 근육들. 똑바로 선 자세에서 이 근육을 이용하면 발꿈치를 든 자세가 된다.)
  - 발가락 굽힘근(발가락들을 굽힐 때 사용하는 근육들)

중요한 점은 근육을 **스트레칭해야 한다**는 점이다. 스트레칭이란 근육을 늘리는 것이므로 위에서 설명한 근육의 운동 방향과 반대 방향으로 해야 한다. 예컨대 팔꿈치를 굽히는 역할을 하는 팔꿈치 굽힘근을 스트레칭하려면 팔꿈치를 쭉 펴서 곧게 뻗어야 한다.

손목과 손가락을 스트레칭할 때는 주의할 점이 있다. 손목을 젖히지 않은 상태로 손가락만 스트레칭하면 일부 근육만 스트레칭된다. 손목을 가로지르는 근육은 손가락 관절도 가로질러 뻗어있는 경우가 많기 때문이다. 효과적으로 스트레칭하려면 손가락과 손목을 동시에 늘려야 한다(기도 자세). 마찬가지로 손목을 스트레칭할 때는 손가락을 편 상태에서 해야 한다. 요약하면 손목과 손가락 관절을 모두 가로지르는 근육이 많기 때문에 손가락과 손목은 반드시 동시에 스트레칭해야 한다.

손가락과 손목은 스트레칭이 생각보다 복잡할 수 있다는 좋은 예다. 따라서 스트레칭을 할 때는 막연히 그럴 것이라고 짐작하지 말고 치료자와 상의해야 한다. 자신에게 맞는 스트레칭 프로그램을 만들어두면 평생 도움이 된다. 능력있는 치료자는 두세 번만 만나도 맞는 스트레칭 프로그램을 짜줄 수 있다.

  뇌졸중 생존자들은 이렇게 묻는다. '얼마나 자주 스트레칭을 해야 하나요?' 원칙적으로 건측 근육이 일상 생활에 필요한 동작을 할 때 자연적으로 스트레칭되는 횟수만큼 환측 근육도 스트레칭해주면 좋다. 다시 팔꿈치를 굽히는 근육을 생각해보자. 건측 팔꿈치를 하루 중 몇 번이나 똑바로 펴는가? 이렇게 생각하면 어떻게 해야 근육이 건강한 상태를 유지할지 감을 잡을 수 있다. 하지만 실제로 건측과 똑같이 스트레칭을 하기는 시간 때문에도 불가능하다. 일단 셀프 스트레칭 프로그램이 효과를 거두려면 생각보다 훨씬 많은 노력을 기울여야 한다는 점만 짚고 넘어가자.

  구축을 막기 위해 근육의 길이를 늘리는 다른 방법은 오랜 시간에 걸쳐 천천히 최대한 길게 스트레칭하는 것이다. 근육의 길이가 늘어날 정도로 스트레칭 상태를 유지하는 방법은 '**연속 석고 고정**' 밖에 없다. 연속 석고 고정을 간단히 설명하면 다음과 같다.

- 연속 석고 고정이란 관절을 편 상태로 석고 고정(기브스)하는 것으로 근육 길이를 영구적으로 늘려준다.
- 오랜 시간에 걸쳐 연조직에 석고붕대를 감아 고정하기를 반복한다. 붕대를 풀 때마다 연조직을 조금씩 더 늘리고 다시 석고붕대를 감아 고정한다.

- 이 방법은 전문 교육을 받은 치료자가 시행해야 한다. 연속 석고 고정은 경직이 매우 심해 규칙적인 스트레칭 프로그램이 효과를 보지 못할 경우에 시행한다.

✅ 주의할 점은 없을까?

경직이 너무 심하면 근육이 아예 밧줄처럼 팽팽한 연결조직으로 변해 더이상 근육 역할을 할 수 없다. 이렇게 새로운 조직이 생기면 관절이 굴곡 상태로 굳어버린다. 이것이 바로 구축이다. 어떤 관절이든 스스로는 물론 보호자가 도와주어도 운동 범위 전체에 걸쳐 움직이기가 불가능하다면 빨리 재활의학 전문의 또는 신경과 전문의와 상의해야 한다. 근육이 경직을 일으켰더라도 아직은 근육인 상태와 구축으로 인해 근육이 아닌 다른 조직으로 변해버린 상태 사이에 짧지만 개입해볼 기회가 있다. 의사는 경직을 줄여 구축을 막는 다양한 약을 처방할 수 있다. 먹는 약도 있고 직접 근육에 주사하는 약도 있다. 먹는 약(근이완제)은 경직된 근육뿐 아니라 전신의 모든 근육에 작용하므로 나른하고 피곤한 느낌이 든다. 하지만 경직에 빠진 근육군에만 약을 투여하는 방법이 개발되어 이런 부작용을 극복할 수 있게 되었다(7장 '양쪽으로 경직을 공격하라' 참고). 일단 구축이 생겼어도 희망은 있다. 앞서 설명한 **연속 석고 고정**이다.

근육을 스트레칭할 때는 동작을 가르쳐준 의료인의 지시에 잘 따라야 한다. 통증이 느껴지면 '여기서 멈춰라!'는 뜻으로 받아들여야 한다. 스스로 또는 누군가의 도움을 받아 **수동적 운동**(관절 주변 근육을 쓰지 않고 관절을 움직이는 운동)을 할 때도 마찬가지다. 통증을 무시하고 스트레칭하면 근육, 인대, 관절이 파열되거나 심지어 동맥, 정맥, 신경까지 손상을 입을 수 있다.

최근 스트레칭이 경직을 줄이는 데 효과가 있는지에 관해 두 건의 체계적인 리뷰 논문이 발표되었다. 논문들은 근육 길이, 관절 가동성, 통증, 삶의 질, 구축의 치료 및 예방에 관해 스트레칭의 효과에 의문을 제기했다. 하지만 여전히 스트레칭을 해야 할 이유는 한두 가지가 아니다. 예컨대 뇌졸중 후 어깨 통증의 가장 흔한 원인은 탈구(어깨 근육이 약해져 팔이 어깨에서 빠지는 것)가 아니라 어깨 관절 내에 생기는 유착이다(다음 절 '어깨를 보살피자' 참고). 유착을 막으려면, 최소한 '수동적 가동범위 운동'을 유지하려면 어떻게 해야 할까? 수동적 가동범위 운동이란 치료자가 관절을 최대한의 운동 범위 내에서 움직여주는 것이다. 스트레칭과 비슷한 동작을 수동적으로 시행한다. 뇌졸중 생존자의 팔다리를 통증이 느껴지지 않는 범위 내에서 최대한 움직이되 외부의 힘으로 그렇게 하는 것이다. 외부의 힘이란 치료자나 보호자일 수도 있고, 생존자 자신일 수도 있다. 또한 스트레칭을 하면 즉각 경직이 줄어든다(짧은 시간에 불과할지라도). 이런 단기적인 경직 감소도 회복에 도움이 될 수 있다. 물론 스트레칭을 하면 기분이 좋아진다는 것도 빼놓을 수 없다. 요점은 치료사나 의사가 안전한 스트레칭 프로그램을 마련해주어야 하고, 생존자는 성실하게 그 프로그램에 따라야 한다는 것이다.

어깨를 보살피자

　뇌졸중 생존자에게는 어깨 통증이 흔하다. 뇌졸중 생존자가 아니라도 어깨는 매우 취약한 관절이다. 관절 자체가 힘을 쓰기 위해서가 아니라 운동 범위를 넓히기 위해서 만들어졌기 때문이다. 뇌졸중 후에는 어깨 관절을 안정적인 상태로 유지하는 근육들이 약해져 원래 상태를 유지하기조차 힘들다. 따라서 탈구되기 쉽다. 어깨 관절이 탈구되면 아픈 것은 물론, 운동 범위도 제한되고 관절이 손상되기도 한다.

　관절을 둘러싼 근육들이 약해져 있기 때문에 어깨에 많은 신경을 써야 한다. 어깨를 돌보는 일은 생존자가 의학적으로 안정되자마자 시작해야 하며, 팔을 부드럽고 안전하게 움직이는 수동적 가동범위 운동passive range of motion, PROM을 반드시 포함해야 한다. 휴식 시와 움직일 때 팔의 올바른 위치를 잡고 지지하는 것도 탈구된 어깨를 보호하는 데 도움이 된다. 보호자와 치료자는 생존자를 부축할 때 환측 팔을 잡지 않도록 주의해야 한다(앉았다 일어날 때 등). 도와주려고 무심코 환측 팔을 당겼다가 그렇지 않아도 약해져 탈구된 어깨에 손상을 가할 수 있기 때문이다.

　탈구가 아니라도 뇌졸중을 겪고 나면 어깨에 문제가 생기기 쉽다. 대부분 어깨 운동이 전반적으로 줄기 때문에 생기는 문제다. 건강한 어깨는 하루 종일 다양한 방식으로 움직이지만, 뇌졸중 후에는 어깨가 같은 자세로 가만히 있는 시간이 많다. 전형적인 자세는 팔이 가슴 쪽으로 당겨진 채 중앙선을 넘어간 상태로 고정되는 것이다. 어깨 관절이 이렇게 고정되는 이유는 다음과 같다.

- 팔을 몸통에서 멀리 뻗는 근육들의 힘이 약해진다.
- 경직 때문에 관절을 움직이기 어렵다.
- 어깨가 뻣뻣하고, 움직이면 통증을 느끼기 때문에 움직임이 제한된다.

또한 뇌졸중 후에는 어깨 관절을 정상적인 운동 범위 내에서 움직일 수 없다.

- 어깨 관절의 운동이 제한되면 주변 조직과 유착이 생긴다.
  어떤 관절이든 건강을 유지하려면 움직여야 한다. 그러나 뇌졸중 후에는 움직임이 제한되고 관절 내에 이상 조직이 자라난다. 이를 유착이라고 한다. 뇌졸중 후 어깨 통증의 주 원인이 운동 제한으로 인한 관절 내 유착이다. 유착을 줄이려면 '수동적 관절가동운동'을 통해 관절을 정상적인 운동 범위 내에서 최대한 움직여야 한다. 자신의 건측 팔이나 다른 사람의 도움을 받아 환측 팔을 수동적으로 움직여주어야 한다는 뜻이다.
- 운동이 제한된 상태로 시간이 지나면 어깨 관절이 굳는다.
  주변 연조직(근육, 신경, 혈관)의 길이가 짧아져 점점 움직이기 힘들어지고, 어깨를 쓰지 않게 된다. 어깨를 쓰지 않으면 연조직은 더 짧아지고, 근력은 점점 감소한다. 악순환이 일어나는 것이다.

이런 이유로 어깨를 움직이기가 어렵고, 불편하고, 아프다. 연조직 단축과 유착이 너무 심해 전혀 움직일 수 없는 경우도 있다. 관절 내 유착으로 어깨 움직임이 제한되는 경우도 구축이라고 한다. '유착성 관절낭염' 또는 '동결견'이라고도 한다. 정상적 움직임이 감소한 데다 뇌졸중으로 인한 부정적인 영향(혈류 감소, 근육 위축)이 겹치면 어깨 통증이 엄청나게 심할 수 있다. 사람들이 도와주려고 환측 팔을 부축할 때도 어깨 관절이 손상될 수 있다.

하지만 어깨 관절에 가장 나쁜 자극은 도르레운동일 것이다. 줄의 양쪽 끝에 손잡이를 매달아 도르레에 건 후 번갈아 당기는 운동 말이다. 한쪽 손잡이를 아래로 잡아당기면 다른 쪽 손잡이는 위로 올라간다. 도르레운동 기구는 재활치료기관은 물론 산책로 주변에도 많다. 치료자들도 이 기구를 이용해 뇌졸중뿐 아니라 다른 질병을 앓는 환자들이 스스로 관절가동운동을 하도록 한다(셀프 스트레칭). 하지만 **도르레운동은 뇌졸중 후 환측 어깨에 위험하다.** 의사가 명시적으로 처방하지 않는 한 삼가야 한다. 도르레운동뿐 아니라 건측 팔이나 다른 사람, 또는 기계를 이용해 관절가동운동을 할 때도 너무 공격적으로 움직이지 않도록 한다. 공격적 운동이란 관절을 가동 범위의 한계까지, 또는 한계를 넘어 움직이는 것으로 잘못하면 큰 손상을 입을 수 있다. 뇌졸중 후 어깨 관절 스트레칭은 통증이 느껴지지 않는 범위 내에서 적당히 해야 한다. 또한 전신 스트레칭 프로그램에 어깨 관절을 포함해야 한다. 환측의 모든 관절을 수동적 운동 범위 내에서 최대한 움직이되, 통증이 느껴지지 않아야 하는 것이다.

✅ 어떻게 해야 할까?

환측 어깨의 협응능력과 근력을 키우면서 손상받지 않도록 주의해야 한다. 이렇게 하면 회복 잠재력을 극대화할 수 있다. 어깨를 보호하는 몇 가지 요령은 다음과 같다.

- **키네지오테이핑**(kinesiotaping, 스포츠 테이핑, 또는 그냥 테이핑이라고도 한다)은 어깨를 보호하고 올바른 운동 동작에 도움이 된다. 뇌졸중 후 어깨 테이핑이 움직임이나 기능에 도움이 된다는 연구는 거의 없다. 하지만 테이핑을 하면 통증이 감소하는 경우가 많다. 뇌졸중 후 어깨 통증에 테이핑이 유망한 치료법이라고 생각하는 치료자도 많다.
- 관절을 보호하려면 팔이 휴식 상태에 있을 때 어깨의 자세를 잡는 것이 좋다.
- 제한적이지만 **어깨 슬링**이 운동 기능이나 어깨를 보호하는 데 도움이 된다는 몇 가지 증거가 있다.
- **어깨 주변 근육 강화**. 어깨 관절을 보호하는 가장 좋은 방법은

주변 근육을 강화하고 관절을 적절한 범위 내에서 부드럽게 스트레칭하는 것이다. 어깨 지지 근육을 강화하는 운동은 특히 중요하다. 재활 전문가들은 어깨 관절에 도움이 되는 운동을 알려줄 수 있다. 의사나 치료자들과 상의해 어깨 운동 능력을 회복할 운동 계획을 마련해보자.

- 연구자들은 손을 많이 움직이는 것이 어깨 건강에 좋다고 생각한다. 어깨의 기능은 손을 원하는 대로 움직일 수 있도록 받쳐주는 것 아닌가? 따라서 손이 생활에 필요한 여러 가지 동작을 취할 수 있다면 자연스럽게 어깨 근력과 협응능력이 발달한다. 손의 기능을 향상하는 운동이 어깨를 움직이는 근육에 영향을 미친다는 뜻이다. 손을 쓸 수 있으면 어깨 탈구는 저절로 풀린다고 믿는 치료자도 있다. 손을 자주 쓰면 어깨 근육도 자주 쓰게 된다. 어깨 근육을 자주 쓰면 근육이 강화되면서 어깨 관절을 한데 모아준다는 것이다. 손의 기능을 회복하는 방법은 4장 '손의 기능을 되찾자'를 참고한다.

✅ 주의할 점은 없을까?

통증 때문에 어깨의 운동 기능이 제한된다면 의사와 상의해야 한다. 사소하다고 생각해 말하지 않는 것은 큰 실수다. 운동이 제한되면 관절을 둘러싼 연조직의 길이가 짧아져 더욱 운동이 제한되는 악순환을 밟게 된다. 관절 유착도 점점 심해진다. 따라서 환측 어깨에 도움이 되는 운동과 치료를 정기적으로 치료자와 상의해야 한다.

꼭 필요한 다섯 가지 검사

심혈관 건강이 얼마나 중요한지 모르는 사람은 없다. 뇌졸중 자체가 동맥이 손상되고 막혀서 생긴 것이다. 흔히 독립적인 질병이라고 생각하지만, 뇌졸중은 전신의 모든 혈관이 좋지 않은 상태임을 알려주는 지표다. 신체의 수많은 동맥이 비슷한 상태일 가능성이 높은 것이다. 동맥은 수십조 개에 이르는 몸의 모든 세포에 혈액을 공급하는 일종의 파이프다. 몸 속 동맥의 길이를 모두 합하면 약 5만 킬로미터에 달한다. 동맥질환은 한군데만 생길 수도 있지만, 수많은 동맥에 한꺼번에 문제가 생길 수도 있다. 일부 동맥은 살아가는 데 별 지장이 없지만, 심장이나 뇌 동맥에 이상이 생기면 생명을 잃을 수도 있다. 뇌졸중이란 뇌동맥이 막히거나 터져서 생기는 현상이다. 심장동맥(관상동맥)에 비슷한 일이 생기면 심장발작이 일어난다. 다행히 동맥질환은 80퍼센트가 예방 가능하다. 동맥을 건강하게 유지하려면 몇 가지 지킬 것이 있다.

- 담배를 끊는다.
- 식단/체중, 혈압, 콜레스테롤을 조절한다.
- 당뇨병(혈당)을 조절한다.
- 규칙적으로 운동한다.

이렇게 동맥 건강을 유지하려는 노력을 꾸준히 기울이고 있다면 때때로 몇 가지 간단한 검사를 해보자. 검사를 통해 자신의 노력이 효과가 있는지 판단할 수 있다.

동맥을 건강하게 유지하기 위해 할 수 있는 일이 하나 더 있다. 스트레스를 조절하는 것이다. 스트레스는 뇌졸중을 일으킬 수 있다. 배우 데비 레놀스Debbie Reynolds는 역시 배우인 딸 캐리 피셔Carrie Fisher가 세상을 떠난 바로 다음날 사망했다. 언론에서는 그녀의 사망 원인이 '상심'이라고 보도했다. 아마 맞을 것이다. 이제는 스트레스가 뇌졸중과 심혈관질환을 일으킬 수 있음이 과학적으로 입증되었다. 하지만 뇌졸중과 스트레스의 관계는 간접적이다. 이렇게 생각해보자. 편도체(양쪽에 하나씩 있다)는 뇌 속에 있는 작은 조약돌만 한 구조물로 감정에 관여한다. 뇌졸중 같은 심혈관질환이 있는 사람은 편도체 활성이 증가해 있다. 편도체 활성이 증가하면 혈액 속에서 C 반응성 단백질C-reactive protein이 많아진다. 고리 모양의 이 단백질은 혈액을 응고시킨다. 뇌 혈관 속에서 혈액이 응고된 것이 바로 뇌졸중이다. 간단히 말해 스트레스를 받으면 혈액이 응고되기 쉽고, 그러면 뇌졸중이 생길 수도 있다.

✅ 어떻게 해야 할까?

아래 동맥 건강을 알아보는 몇 가지 검사를 요약했다. 심박수와 혈압은 회복 기간 내내 자주 측정해야 한다. 회복을 위한 운동이나 치료 중에도 측정하는 것이 좋다. 심박수와 혈압은 회복 중 자신을 안전하게 지키는 데 꼭 필요한 정보를 제공한다. 장기적으로 심혈관 건강과 전반적인 근력에 대한 정보도 제공해준다. 대개 심박수와 혈압은 낮을수록 좋다. 그러나 각 개인의 적정 수치는 주치의에게 물어봐야 한다. 또한 운동 시에는 물론 휴식 시에도 측정한다. 휴식 시 심박수와 혈압은 심혈관 건강을 나타내는 가장 중요한 지표다(역시 낮을수록 좋다). 측정 후에는 반드시 수치를 적어두자. 이런 기록은 의사나 치료자에게 귀중한 정보가 된다. 정확한 기록은 회복 과정 중 안전을 유지하는 데 큰 도움이 된다.

- 혈압 측정

  디지털 혈압계는 비싸지 않고 사용하기도 쉽다. 의사를 만날 때 기계를 가져가 얼마나 정확한지 확인해둔다. 병원에서 잰 수치와 자신이 구입한 혈압계로 잰 수치를 비교해보면 된다. 정상 혈압은 복용 중인 약을 비롯해 여러 가지 요인으로 사람마다 다를 수 있으므로 자신에게 맞는 혈압이 어느 정도인지 알아두어야 한다.

- 심박수 측정

  보통 디지털 혈압계로 혈압을 측정할 때 심박수도 함께 표시된다. 건측 검지와 중지를 반대쪽 손목의 손바닥 쪽 엄지 아래에 대고 살짝 누른다. 맥박이 느껴질 것이다. 시계를 보면서 15초간 맥박이 몇 번 뛰는지 세어본다. 이 숫자에 4를 곱하면 분당 심박수가 된다. 다음 두 가지 경우에 바람직한 심박수가 어느 정도인지 역시 주치의에게 물어본다.

- **안전하게 운동할 수 있는 최고 심박수** - 이 책에 나오는 많은 운동이 심폐기능을 향상시키는 유산소 운동이다. 유산소 운동을 하면 심박수가 상승한다. 심박수의 안전 범위를 알아두면 안전하게 운동할 수 있을 뿐 아니라 훈련 강도의 기준으로 삼을 수 있다. 운동 중 최적 심박수를 계속 유지하기는 어렵지만, 안전하고 효과적으로 운동하는 방법이 된다. 운동 강도를 높이고 싶어도 심박수를 안전 범위 내로 유지해야 한다는 점을 항상 명심하자.

- **휴식 시 평균 심박수** - 휴식 시 심박수는 아침에 눈 떴을 때 잠자리에서 측정하는 것이 가장 좋다. 전반적인 심폐기능 및 혈관 건강의 중요한 지표다.

- 콜레스테롤 수치 측정

혈액 검사로 측정한다. 가정용 측정기도 있지만 정확성을 믿기 어렵다.

- 혈당 측정

당뇨가 아니라도 혈당에 문제가 있다는 생각이 들면 측정해볼 수 있다. 비용도 저렴하며, 집에서 측정할 수 있는 가정용 혈당 측정기도 있다.

- 허리/엉덩이 비율

심혈관 사망 가능성을 예측하는 가장 좋은 지표다. **중심성 비만**(사과형 비만, 몸의 중심에 지방이 많이 축적되어 허리 둘레가 엉덩이 둘레보다 더 큰 상태)이 생기면 뇌졸중, 심장질환, 고혈압 및 당뇨병의 위험이 높아진다. 엉덩이와 허벅지에 지방이 축적되는 **서양배형 비만**은 그 정도로 해롭지는 않다. 허리/엉덩이 비율을 구하는 방법은 간단하다. 허리 둘레를 측정한 후 엉덩이 둘레로 나누면 된다.

- 허리 둘레는 긴장을 풀고 느긋한 상태에서 배꼽을 기준으로 측정한다.
- 엉덩이 둘레는 골반이 가장 넓은 부위를 측정한다.
- 예컨대 허리 둘레가 34, 엉덩이 둘레가 37이라면 허리/엉덩이 비율은 34÷37=0.92가 된다. 이 수치가 여성은 0.8, 남성은 0.95를 넘으면 뇌졸중, 심장질환, 고혈압 및 당뇨병 위험이 높아진다.

✅ 주의할 점은 없을까?

가정에서 측정하는 방법은 편리하고 빨라서 좋지만 숙련된 의료인이 측정하는 것보다 정확성이 떨어진다. 기계가 정확하지 않거나 측정 기술이 숙련되지 못해 부정확한 결과가 나올 수 있다. 예측을 벗어나는 결과가 나왔다면 공연히 불필요한 걱정을 할 것이 아니라 의사를 찾아가 다시 한 번 정확히 측정해보는 것이 좋다.

4장

멋진 치료 방법들

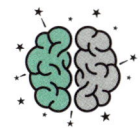

팔과 손의 건측제한치료

뇌졸중 회복의 기본 원리는 **신경가소성**이다. 신경가소성을 이용하는 방법 중 가장 유명한 것이 **건측제한치료**constraint-induced therapy다. 건측제한치료는 지금까지 가장 많이 연구되었으며, 임상적으로 완벽하게 입증된 뇌졸중 회복 치료법이다. 전통적인 방법은 슬링과 장갑을 이용해 건측 팔과 손을 움직이지 못하게 하고 환측 팔과 손만 이용해 하루에 6~8시간씩, 2, 3주간 **반복 연습**한다. 다른 요소를 추가할 수도 있다. 집에서도 깨어있는 시간의 90퍼센트를 슬링과 장갑을 착용한 채 생활하는 것이다. 지나치다고 생각된다면 운동선수나 음악가들이 특정한 동작을 하루에도 몇 시간씩 연습한다는 사실을 떠올려보자. 단기적으로 하는 것이 아니라 몇 년, 몇 십 년을 계속한다. 회복을 위해 노력하는 뇌졸중 생존자도 팔다리를 부지런히 움직여 뇌세포를 재연결한다는 점에서 운동선수나 음악가와 다를 것이 없다.

▽ 어떻게 해야 할까?

잘 짜인 프로그램을 제공하는 의료기관을 찾아본다. 가장 유명한 곳은 타우브 클리닉 Taub Therapy Clinic이다. 앨러배마주 버밍햄에 있는 이 기관은 건측제한치료의 창시자인 에드워드 타우브 박사가 직접 운영한다.

타우브 클리닉 Taub Therapy Clinic, 앨러배마주 버밍햄
웹사이트 www.taubtherapy.com
전화 866-554-TAUB

건측제한치료는 집중적이다. 2, 3주간 하루 몇 시간씩 작업치료와 물리치료를 계속 한다. 치료자가 많은 시간을 투자하기 때문에 비용도 상당히 들어간다.

건측제한치료를 약간 변형시킨 수정 건측제한치료도 있다. 뇌졸중 회복 연구자인 스티븐 페이지 Stephen J. Page 박사가 개발한 이 방법은 치료자를 1주일에 세 번만 만나는 대신, 집에서 깨어 있을 때 최대 5시간 동안 슬링과 장갑을 이용해 건측의 운동을 제한한다. 치료자를 만나는 시간이 짧으므로 비용이 덜 들고, 치료자 역시 정상적인 근무 시간 중에 치료 일정을 잡을 수 있어 유리하다.

어떤 방식을 이용하든 건측제한치료는 반복 연습(클리닉)과 강제 사용(집)을 조합한다. 건측제한치료의 '용량', 즉 어떤 요소에 얼마나 많은 시간을 배정할 것인지는 의사나 치료사, 그리고 생존자의 필요와 소망에 따라 융통성 있게 결정할 수 있다.

연구 결과 하루에 건측제한치료에 투여하는 총 시간은 30분에서 3시간 정도가 적절한 것으로 밝혀졌다.

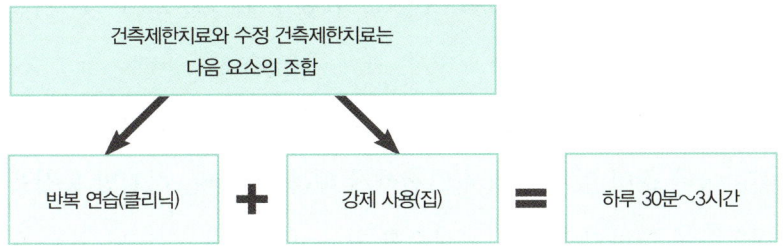

치료사들은 2000년대 중반부터 자신의 전문 기술과 특정 병원 또는 재활기관이 지닌 자원에 맞춰 새로운 수정 건측제한치료 방법을 계속 개발해 왔다.

팔과 손을 전혀 움직일 수 없다면 건측제한치료이든 수정 건측제한치료이든 효과가 없다. 어느 정도는 움직일 수 있어야 한다. 생존자가 (수정) 건측제한치료에 적합한지 결정하기 위해 다음 검사를 시행한다.

- 손, 엄지손가락 및 두 개 이상의 다른 손가락을 이완된(축 처

진) 상태에서 능동적으로 들어올릴 수 있는가?
- 테니스 공을 쥐고 있다가 놓을 수 있는가?
- 탁자 위에 놓인 헝겊을 집어들었다 놓을 수 있는가?(손을 어떤 식으로 쥐었다 펴는지는 문제가 되지 않는다.)

이보다 훨씬 움직임이 떨어지는 생존자도 성공했다는 연구도 있다. 이 연구에서는 그저 수건으로 탁자 위를 닦는 동작 정도만 할 수 있어도 치료를 시행했다. 현재는 임상에서 비슷한 기준을 적용하기도 한다.

건측제한치료를 집에서 혼자 할 수 있을까? 일부 동작은 별다른 훈련이나 준비 없이 집에서 안전하게 해볼 수 있다. 하지만 동작을 정확하게 취하지 못하거나 실수할 가능성도 있다. 그러면 치료 효과가 떨어질 뿐 아니라 다칠 위험도 높다. 따라서 적어도 처음에는 전문 치료자와 함께 시작하는 것이 좋다. 건측제한치료는 **학습된 비사용** 현상이 더이상 진행하지 않도록 막고, 더 나아가 되돌리는 과정이다. 학습된 비사용이란 뇌졸중 생존자가 환측 팔다리를 사용하지 않고 살아가는 방법을 배우는 것이다. 좋은 것 같지만 이런 요령을 익히면 사실상 회복은 불가능하다.

'학습된 비사용'이 어떻게 작용하는지 좀더 알아보자. 컵을 들어 물을 마시려면 먼저 손을 펴서 컵을 잡아야 한다. 하지만 뇌졸중 생존자는 손을 펴기가 어렵고, 시간이 많이 걸리며, 동작도 부자연스럽다. 컵을 잡으려고 할 때마다 엎지를 위험이 따른다. 그러다 보면 아예 컵을 잡으려고 하지 않게 된다(그래봐야 또 쏟을 텐데 뭘!). 그러면 뇌에서 컵을 잡는 동작에 관련된 부위가 점점 작아진다. 뇌의 작동 원리는 간단하다. '쓰지 않으면 없어진다.' 어떤 동작을 피할수록 그 동작이 점점 더 어려워지는 것이다. 이때 건측 팔과 손을 사용하면 만사 오케이다. 그래서 건측만 사용하는 버릇이 든다. 건측에는 자꾸 상을 주고, 환측에는 자꾸 벌을 주는 격이다. 이런 버릇이 들면 환측을 점점 사용하지 않게 되고, 뇌는 더욱 수축해 동작이 더욱 어려워지는 악순환이 계속된다. 환측을 사용하지 않는 방법을 '학습'하는 것이다.

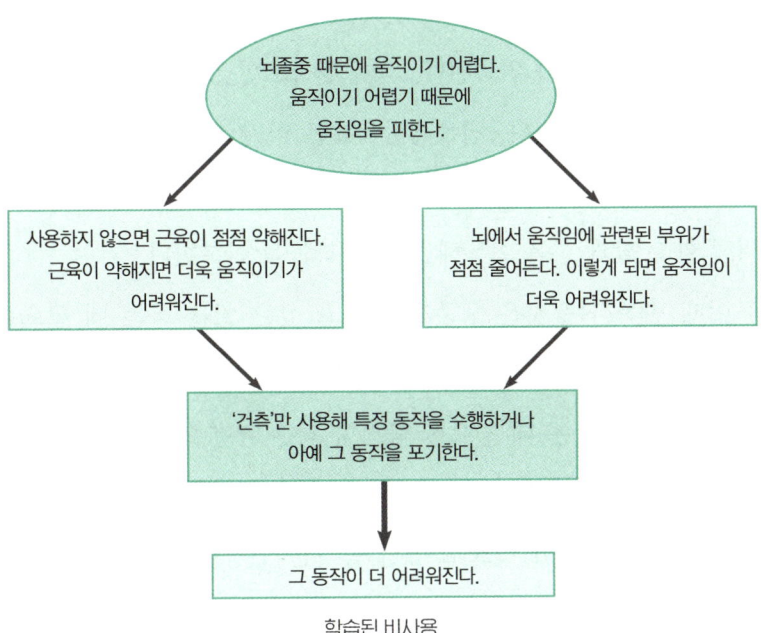

학습된 비사용

뇌에서 일어나는 변화도 문제를 악화시킨다. 뇌졸중 후에는 손상받은 쪽 뇌의 활성이 떨어지는 반면 손상받지 않은 쪽은 더 활성화된다. 뇌 자체도 우리 편이 아니다! 이때 꼭 기억할 것이 있다. 선택은 내가 한다! 뇌에게 명령을 내리는 것은 바로 나의 마음(자유의지)이다.

건측제한치료는 행동요법의 일종이다. 행동요법의 원리는 간단하다. 행동에 따라 뇌세포가 연결되는 방식이 변한다. 이 원리는 어떤 행동에도 적용되지만, 특히 뇌졸중 회복 시에 중요하다. 건측제한치료는 환측 팔과 손을 쓰지 않으려는 행동을 변화시켜 환측 팔과 손을 더 많이 사용하는 방향으로 행동하는 것이다.

요약해보자. 어떤 동작을 하는 데 뇌를 많이 사용할수록 그 동작이 쉬워진다. 역逆도 성립한다. 한쪽 팔과 손을 적게 사용하면 그쪽을 지배하는 뇌가 위축된다. 뇌가 위축되면 그쪽 팔과 손을 움직이기가 더 힘들어진다. 건측제한치료는 억지로 환측 팔과 손을 사용해 학습된 비사용의 악순환을 끊는 것이다. 즉, 회복을 촉진하기 위해 환측 팔과 손을 이용해 특정 동작들을 반복한다.

이때 반복하는 것은 생존자가 하고 싶은 일을 하는 데 필요한 **가치있는 동작이다**(2장 '마음, 뇌, 계획대로 밀고 나가기' 참고). 꼭 하고 싶은 일을 하는 데 필요한 동작을 작은 부분으로 나누어 '구성요소' 하나하나를 계속 반복한다. 각각을 학습한 후에는 모든 구성요소를 한데 모아 목표로 했던 동작을 연습한다. 한 가지 과제를 수행하는 데 필요한 구성요소는 다른 과제를 수행할 때도 도움이 된다. 선반에 놓인 컵을 잡기 위해 팔을 들어올리는 동작을 하나의 구성요소라고 하자. 팔을 들어올리는 능력을 학습하면 탁자 위로 팔을 올려 글씨를 쓰는 데서 전등 스위치를 켜는 것까지 다양한 동작에 도움이 된다. 이렇게 작은 구성요소들을 한데 모아 자신에게 필요한 행동을 효과적으로 수행하는 것이 건측제한치료의 기본개념이다.

건측제한치료는 숙련된 재활의학 전문의와 함께 시행해야 한다. 일단 기본 개념을 이해하면 회복의 다른 영역에도 같은 원리를 쉽게 적용할 수 있을 것이다.

✅ 다리의 건측제한치료

건측제한치료의 원칙은 건측으로는 거의 아무 것도 하지 않고, 환측으로 모든 동작을 하는 것이다. 다리의 건측제한치료는 손과 팔의 건측제한치료보다 훨씬 늦게 발달했다. 환측 다리만 쓰기가 쉽지 않고, 안전을 유지하기는 더 어렵기 때문이다. 팔과 손의 건측제한치료 시 건측에는 슬링과 장갑을 착용한다. 하지만 안전을 유지하면서 한쪽 다리의 움직임을 제한할 수 있을까? 어떻게 한쪽 다리만으로 모든 일을, 더구나 다리의 주 기능인 걷기를 할 수 있단 말인가? 다른 문제도 있다. 건측제한치료의 핵심은 환측을 하루에 30분~3시간 동안 반복 운동하는 것이다. 팔과 손의 건측제한치료에서 이렇게 고된 훈련이 가능한 이유는 우리가 대부분의 시간을 앉아서 생활하기 때문이다. 하지만 다리를 이런 식으로 훈련하려면 계속 서 있어야 한다. 엄청난 지구력이 필요하다. 또한 팔보다 훨씬 큰 다리 근육을 몇 시간씩 움직이려면 많은 에너지가 필요하다. 따라서 다리의 건측제한치료는 꾸준히 유지하기 어렵다.

이런 이유로 다리의 건측제한치료는 훨씬 적게 시도된다. 기법 자체는 팔과 손의 건측제한치료와 비슷하다. 환측 다리를 집중적으로 훈련한다. 목표는 두 가지다. 첫째, 환측 근육을 강화해 건측만큼 튼튼하게 한다. 둘째, 걷기를 구성하는 단계별 동작(발끝을 들어올리는 배측굴곡)을 수없이 반복해 신경가소성 변화를 일으킨다.

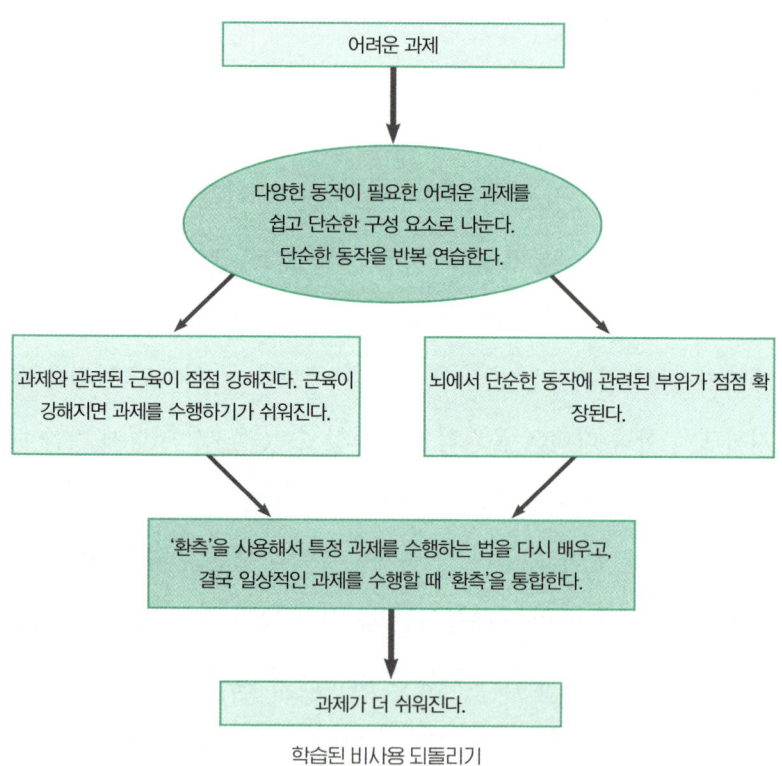

학습된 비사용 되돌리기

✅ 주의할 점은 없을까?

건측제한치료나 수정 건측제한치료를 시작하기 전에 확인할 것이 있다. 치료기관이나 치료사가 시행하는 방법이 연구를 통해 확실히 효과가 입증되어 동료 심사 논문으로 발표되었는가? 건측제한치료를 한다고 주장하는 의료기관이나 치료자는 많다. 하지만 프로그램이 엉성하거나, 쉽게 따라할 수 있도록 강도를 낮추는 바람에 효과를 보지 못하는 경우도 많다. 건측제한치료는 치료기관에서든, 집에서든 하루에 몇 시간씩 해야 효과가 있다. 서류 작업 또한 만만치 않다. 두 가지 중(하루 몇 시간에 달하는 근육 운동/서류 작업) 하나라도 소홀히한다면 의심해봐야 한다.

의사나 치료사가 곁에 없을 때 건측 팔과 손의 움직임을 제한해서는 안 된다. 건측 팔다리의 움직임을 제한하면 반드시 안전 문제가 따른다. 넘어지거나 화상을 입거나 기타 사고가 생길 수 있다. 전문가들은 건측의 움직임을 제한하는 시간을 최소화하는 데 동의한다. 슬링이든 장갑이든 기타 어떤 방법이든 환측을 써야 함을 일깨우는 수준 이상으로 제한해서는 안 된다. 예컨대 생존자가 몸의 균형을 잃었을 때 건측 팔을 사용할 수 없다면 낙상을 피할 수 없다. 이렇게 원래부터 위험이 내재되어 있으므로 제한을 최소화해야 하며, 반드시 숙련된 전문가가 곁에 있어야 한다. 슬링보다 장갑을 사용하는 경우가 점점 많아지는 것도 같은 이유다. 장갑을 끼고 있으면 학습된 비사용을 막으면서도 넘어지려고 할 때 팔을 뻗어 자신을 보호할 수 있다.

다리의 건측제한치료는 반드시 치료자의 감독하에 시행한다. 팔과 손의 건측제한치료를 시행하는 기관에서 다리의 건측제한치료를 함께 제공하는 경우도 있다. 이때도 다리나 발을 묶어서는 안 된다. 다리나 발에 제한을 가하는 건측제한치료는 없다.

건측제한치료 또는 수정 건측제한치료를 제공하는 대표적인 기관

- Kessler Institute for Rehabilitation 뉴저지주 웨스트오렌지
  웹사이트 kessler-rehab.com
  전화 973-731-3600

- Garden State Physical Therapy P.C. 뉴저지주 하스브룩하이츠
  웹사이트 marketingconsultant.powweb.com/id11.html
  전화 201-998-6300

- Burke Rehabilitation Hospital 뉴욕주 화이트플레인스
  웹사이트 burke.org
  전화 914-597-2500

- Sunnyview Rehabilitation Hospital 뉴욕주 스키넥터디
  웹사이트 sunnyview.org
  전화 518-382-4500

- Magee Riverfront 펜실베이니아주 필라델피아
  웹사이트 mageerehab.org/rehab-services/outpatient-

and-specialties/constraint-induced-movement-therapy

전화 215-218-3900

- Braintree Rehabilitation Hospital 매사추세츠주 브레인트리

  웹사이트 healthsouthbraintree.com/en/our-approach/conditions-we-treat/stroke

  전화 781-348-2500

- Spaulding Rehabilitation Hospital 매사추세츠주 보스턴

  웹사이트 spauldingnetwork.org

  전화 617-573-7000

- Fairlawn Rehabilitation Hospital 매사추세츠주 우스터

  웹사이트 fairlawnrehab.org

  전화 508-471-9322

- CarePartners Health Services 노스캐롤라이나주 애시빌

  웹사이트 www.carepartners.org/services_atoz_ci.html

  전화 828-277-4800

- Emory Healthcare's HealthConnections 조지아주 애틀랜타

  웹사이트 emoryhealthcare.org

  전화 404-778-7777

- Siskin Hospital for Physical Rehabilitation 테네시주 채터누가

  웹사이트 siskinrehab.org/patient/costraint.asp

  전화 423-634-1200

- Shirley Ryan Ability Lab 일리노이주 시카고

  웹사이트 sralab.org/conditions/stroke-recovery

  전화 800-354-7342

- University of Michigan Health System, MedRehab 미시간주 앤아버

  웹사이트 med.umich.edu

  전화 734-998-7911

- Advanced Recovery Rehab Center 캘리포니아주 셔먼오크스

  웹사이트 advancedrecovery.org

  전화 818-386-1231

- Mercy General Hospital 캘리포니아주 새크러멘토

  웹사이트 mercygeneral.org

  전화 916-453-4621

- Precision Rehabilitation 캘리포니아주 롱비치

  웹사이트 precisionrehabilitation.com

  전화 562-988-3570

- Providence Health & Services Alaska 알래스카주 앵커리지

  웹사이트 alaska.providence.org/locations/pamc/services/rehabilitation

  전화 907-212-6300

- Manchester Neuro Physio 영국 맨체스터, 리버풀, 체셔

웹사이트 www.manchesterneurophysio.co.uk/index.php

전화 0161-883-0066

손의 기능을 되찾자

어깨와 팔꿈치, 손목은 손의 움직임을 전달하는 시스템이다. 팔 전체가 손을 필요로 하는 곳에 데려다주기 위해 존재한다고 해도 과언이 아니다. 손을 사용할 때는 팔에 있는 모든 근육이 동원되어 손이 특정한 위치에서 특정한 동작을 하도록 지원한다. 결국 손을 사용하면 할수록 팔 전체의 회복에도 도움이 된다. 하지만 손을 거의 움직일 수 없다면? 보통 손은 뇌졸중 후 가장 늦게 회복된다. 팔의 회복은 몸통에서 가까운 곳에서 시작되어 아래로 내려가기 때문이다. 팔의 운동이 회복되는 순서는 다음과 같다.

견갑골을 움직이는 근육

어깨 관절(상완)을 움직이는 근육

팔꿈치를 움직이는 근육

아래팔을 회전시키는 근육(손바닥을 위로 했다 아래로 했다 하는 동작)

손목을 움직이는 근육

손과 손가락을 움직이는 근육

손을 쓸 수 있으면 팔의 근육이 훨씬 쉽게 회복된다. 하지만 손은 가장 늦게 회복되기 때문에 팔의 움직임을 회복하는 데 이용할 수 없다. 최근 이 난제가 해결되고 있다. 손의 기능에 '시동을 걸어줄' 장치나 보조기, 기계, 기법이 속속 개발되고 있는 것이다.

◉ 어떻게 해야 할까?

손의 기능에 '시동을 거는' 방법은 애초에 손을 얼마나 움직일 수 있느냐에 달려있다. 흔히 뇌졸중 생존자는 자기 손의 움직임을 과소평가한다. 사실은 조금씩 움직일 수 있는데도 실생활에 도움이 되는 동작을 할 수 없기 때문에 움직이지 못한다고 생각하는 것이다. 하지만 정말로 중요한 것은 이렇게 **미세한 움직임**이다.

어떤 관절이든 아주 조금이라도 움직일 수 있다면 **반복 연습**을 통해 움직임을 점점 강화할 수 있다. 작은 움직임을 계속 반복하면서 매번 '움직일 수 있는 최대한'까지 가보는 것이다. 손이라면 최대한 주먹을 쥐었다 펴본다. '움직일 수 있는 최대한'까지 움직이려면 주먹을 쥘 때와 펼 때 마지막 순간에 주의를 기울여야 한다. 손가락을 최대한 펴려고 노력하는 동시에 전보다 조금이라도 더 펴려고 안간힘을 써야 한다. 주먹을 쥘 때도 전보다 조금이라도 더 쥐려고 노력해야 한다.

손을 펴는 동작은 손가락에 힘을 빼서 '이완된 상태로 저절로 펴지는' 것보다 약간 더 노력을 기울이는 것이다. 이렇게 손가락을 이완시켜 약간 펴지도록 하는 능력이 정말로 중요하다. 이 간단한 동작도 두 가지 근육이 동시에 작용해야 하기 때문이다. 손가락을 펴는 근육이 수축하는 것도 중요하지만, 동시에 손가락을 구부리는 근육이 이완하는 것도 똑같이 중요하다. 주먹을 쥐었다 폈다 하기가 어려운 이유는 이렇게 근육군 사이의 조화로운 운동이 필요하기 때문이다. 한 손가락이라도 구부렸다 펼 수 있다면 우선 여기 집중해 할 수 있을 때까지 계속 반복하는 것이 요령이다. TV를 볼 때도, 전화를 할 때도, 버스나 지하철에 앉아서도 계속 같은 동작을 되풀이해야 한다. 운이 따른다면 다른 손가락도 움직이고 결국 엄지손가락까지 움직이게 된다. 마침내 물건을 잡았다가 놓는 능력을 회복하는 것이다!

애초에 전혀 움직일 수 없다면 어떻게 해야 할까? 또는 대부분의 뇌졸중 생존자처럼 주먹을 꽉 쥘 수는 있지만 손을 펼 수는 없다면 어떻게 해야 할까? 기계와 기구가 도움을 줄 수 있는 부분이 바로 여기다.

- **주기적 전기자극기**

  우선 시도해볼 수 있는 기계로, 전기자극을 가해 손을 펴는 근육을 활성화한다. 이 근육들은 아래팔 뒷부분에 위치한다. 자동으로 5초 정도 손을 펴는 자극을 가하고, 10초 정도 아무 자극도 가하지 않는다. 이 기계는 가격도 싸고 치료자에게 교육을 받고 난 후 집에서도 사용할 수 있다. 손을 쥐는 동작도 전기자극의 도움을 받아야 한다면 손을 펼 때 자극을 주고 한동안 자극을 가하지 않았다가 주먹을 쥐는 근육에 자극을 가하도록 세팅할 수도 있다. 더 자세한 정보는 이번 장의 '알뜰한 생존자를 위한 전기자극' 항목을 참고한다.

- **근전도 기반 전기자극**

  이 기계를 사용할 때는 근육에 전기자극을 가하기 전에 약간 노력이 필요하다. 일단 소리나 빛으로 손을 펴라는 신호가 나타난다. 그러면 생존자는 손을 펴려고 노력해야 한다. 이때 근육이 아주 조금이라도 움직인다면 기계가 근육에 손을 펴는 전기자극을 가한다. 기계는 대단히 예민해서 사용자가 자기 손에서 아무런 움직임을 볼 수 없을 때도 근육 활동을 감지한다. 현재 Mentamove, Biomove, NeuroMove™, Saebo MyoTrac Infiniti 등 여러 가지 이름으로 시판되고 있다.

- **전기자극 보조기**

  딱딱한 플라스틱으로 제작되어 아래팔 전체를 감싸는 보조기로 자극이 필요한 근육에 전기자극을 전달한다. 다른 형태의 전기자극에 비해 이점이 있는데, 착용 상태에서 팔과 손을 움직여 일상 활동을 할 수 있다는 것이다. 현재로서는 Bioness H200™이 유일하다.

- **용수철을 이용한 손가락 신전 보조기**

  딱딱한 보조기에 용수철과 도르레를 연결해 손가락을 쉽게 펴도록 해준다. 역시 착용 상태에서도 팔과 손을 움직일 수 있으며 실생활에 필요한 동작을 할 수도 있다. 물체를 손으로 잡은 뒤 필요할 때 손가락을 '펴는 데' 이용한다. 현재 SaeboFlex®라는 이름으로 시판되고 있다.

이들 기계 중 일부는 특별히 수련받은 치료사가 있어야 한다. 제조사에 문의하면 자사 기계를 이용하는 치료사를 소개해주기도 한다. 각 기계에 대한 자세한 설명은 9장 '기계를 이용한 회복'을 참고한다.

모든 기계가 미미하게나마 자발적 움직임을 회복시킬 가능성이 있다. 자발적 운동이 조금이라도 회복된다면 스스로 반복 연습을 시작할 수 있다. 기계를 사용하는 방법 외에 손의 움직임을 회복하는 데 도움이 되는 아이디어를 소개한다.

- **관절의 수동적 운동**

  최근 연구에 따르면 관절을 수동적으로 움직여도 미약한 뇌세포 재연결이 시작된다. 이런 재연결이 신경가소성의 불씨가 될 수 있다. 스스로 운동한다면 훨씬 큰 신경가소성 변화가 일어나지만, 심한 뇌졸중을 겪은 생존자는 수동적 운동도 도움이 될 수 있다. 이 점과 관련해 Myomo™(www.myomo.com)

등 재활 로봇을 주목할 필요가 있다. 단, 로봇은 도움이 필요한 경우에만 이용해야 한다. 스스로 움직이는 부분이 많을수록 훨씬 큰 신경가소성 변화를 일으켜 더 빠르고 완벽하게 회복될 수 있다.

- **굽히기 반복 훈련**

말이 안 되는 것 같지만 처음에는 손을 펴려고 하지 말고 더 힘껏 주먹을 쥐는 것이 도움이 될 수 있다. 뇌졸중 생존자가 손을 펴기 어려운 이유는 손과 손가락을 굽히는 근육의 경직 때문이다. 경직이란 근육이 뇌가 아니라 척수의 지배를 받기 때문에 생긴다(7장 '신경가소성으로 경직을 이기자' 참고). 그런데 주먹을 꼭 쥐는 동작을 통해 뇌가 근육에 점점 더 큰 영향을 미치도록 할 수 있다. 이렇게 되면 경직이 줄어든다. 물론 손을 펴려는 노력은 계속해야 한다. 결국 주먹을 꼭 쥐었다가 펴는 동작을 반복하는 것이다. 손톱이 파고드는 것을 막고, 손이 다양한 자세를 취하도록 맨손보다 테니스 공 같은 것을 쥐고 연습하면 좋다. 손에 쥐기 적당하다면 무엇이든 괜찮다. 여러 가지 물체를 번갈아 사용하면 더 좋다. 또한 굽히기 반복 훈련 사이에 적절한 스트레칭 프로그램을 끼워 넣어야 한다. 통증을 느끼지 않는 범위 내에서 손가락과 손목을 동시에 최대한 스트레칭해야 한다(기도자세).

- **거울요법**(4장 '거울요법' 참고)

    건측의 움직임을 거울로 관찰하면서 환측을 되도록 완벽하게 움직이려고 노력하는 치료다. 환측 팔과 손을 전혀 움직일 수 없어도 시도할 수 있다. 몇몇 연구 결과, 증상이 심한 뇌졸중 생존자에서 신경가소성 과정이 시작되도록 하는 데 효과가 있었다.

지금까지 설명한 내용을 정리하면 다음처럼 연속된 계획을 세울 수 있다. 우선 아주 약간이라도 움직일 수 있도록 특별한 방법을 이용한다(기계나 첨단기술). 조금이라도 움직일 수 있다면 그 움직임을 꾸준히 반복한다. 반복 연습에 의해 어느 정도 움직일 수 있게 되었다면 건측제한치료를 시작해 필요한 기능을 습득한다.

✅ 주의할 점은 없을까?

어떤 반복 연습이든 많은 노력이 필요하다. 근육과 뇌를 '새로운' 방식으로 써야 하기 때문이다. 이런 과정을 통해 근육과 뇌가 동시에 변화한다. 문제는 이때 엄청난 에너지가 필요하다는 것이다. 지치기 쉽다. 지치면 안전에 충분히 주의를 기울이지 못해 다치게 된다. 회복 과정에서 중요한 것은 연습을 조금 더 하는 것이 아니라 다치지 않는 것이다. 연습 중에 자주 쉬고, 필요할 때는 연습을 중단해야 한다.

연상하라!

운동선수들은 머릿속에서 자신의 동작을 끊임없이 떠올린다. 음악가들도 마찬가지다. 이런 방법을 **연상훈련**이라고 한다. 뇌졸중 생존자도 그렇게 해야 한다. 사실 이런 방법은 우리 종이 탄생했을 때부터 사용되었다. 이를 통해 인간은 어떤 일이 일어나기 전에 미리 머릿속에서 '연습'할 수 있는 독특한 능력을 갖게 되었다. 연상훈련은 실제로 몸을 움직이지는 않지만 **수동적인 과정이 아니다**. 실제로 몸을 움직이는 반복 연습과 병행하면 뇌졸중 회복에 강력한 효과를 발휘한다. 쉽고 안전하며, 언제 어디서나 할 수 있고, 돈도 들지 않는다. 연상훈련이 능동적이라고 하는 이유는 다음과 같다.

- 몸을 움직이는 연상을 하면 그 움직임에 관련된 근육에 실제로 움직일 때와 정확히 동일하게 미약한 수축이 일어난다.
- 어떤 동작을 취하면 그 동작에 관련된 부분의 뇌를 쓰게 된다. 동작을 연상할 때도 뇌의 똑같은 부위가 활성화된다.
- 연상훈련은 실제로 뇌세포를 재연결한다. 연구에 따르면 특정 조건에서 어떤 동작을 마음 속으로 연상하면 실제로 그 동작을 취할 때와 똑같이 신경가소성이 촉진된다!
- 연상훈련은 특정 동작을 마음속에서 능동적으로 반복하는 것이다. 뇌졸중을 겪기 전에 할 수 있었던 동작들을 몇 번이고

반복해서 떠올릴 수 있다. 결국 연상훈련이란 정신을 집중해 능동적으로 '마음을 통한 훈련'을 하는 것이다.

몰입형 가상현실immersive virtual reality이 뇌졸중 회복에 도움이 된다는 사실도 입증되었다(4장 '놀면서 회복하기 – 게임과 가상현실' 참고). 몰입형 가상현실이란 주변을 새로운 경험으로 '둘러싸는 것'이다. 어느 쪽을 보아도 가상(인공적) 환경을 마주한다. 연상훈련도 첨단기술 대신 자신의 마음을 이용할 뿐 일종의 가상현실이다.

✅ 어떻게 해야 할까?

- **마음속으로 동작을 연습한다.**

  연습하려는 동작을 마음속으로도 연습한다. 걷기를 연습한다면 실제로 걸으면서 동시에 마음속으로도 걷는다. 동작을 취하지 않고 마음속으로만 연상하는 것은 별 효과가 없다. 가장 먼저 녹음 자료를 준비한다. 녹음 자료를 통해 깊은 이완 상태로 진입한다. 깊은 이완 상태란 편안하게 마음을 비우고 호흡을 조절하는 상태를 말한다. 이 상태를 3~5분 유지한다. 연상훈련을 시작한다. 이때 녹음 자료는 상상 속의 자신이 운동하는 방의 크기, 동작에 대한 설명, 동작을 취할 때 어떤 기분이 드는지 등 연상훈련 내용을 자세히 알려준다. '좋아하는 의자에 앉았습니다. 방은 조용합니다. 의자 앞에 탁자가 있습니다…' 그리고 동작을 자세히 묘사한다. '…탁자 위에 신선한 사과주

스가 담긴 컵이 있습니다. 컵 쪽으로 팔을 뻗어봅니다. 팔의 무게를 느껴보세요. 팔꿈치를 곧게 펴고 손목과 손가락을 컵을 향해 펼쳐보세요. 손가락 끝이 차가운 유리컵에 닿습니다….'
녹음 자료를 사용하지 않고도 할 수 있겠지만, 지금까지는 모든 연구에서 녹음을 이용했다. 운동선수나 음악가 중에는 녹음 자료 없이 연상훈련을 하는 사람도 있으므로 뇌졸중 생존자도 그렇게 할 수 있을 것이다. 깊은 이완 상태로 들어간 후에 마음속으로 동작을 그리면 된다. 동작을 생생하게 연상할수록 효과는 더 커진다.

- **실제로 동작을 연습한다.**

녹음 자료를 통해 연상훈련을 몇 번 했다면, 녹음 자료를 틀어놓고 실제로 몸을 움직여보자. 훈련 비율은 3:1 정도가 적당하다. 연상훈련을 세 번 할 때마다 실행 훈련을 한 번 하는 것이다.

- **보조적으로 연상훈련을 이용한다.**

현재 치료를 받고 있다면(작업치료, 물리치료, 언어치료) 보조적으로 연상훈련을 이용할 수도 있다. 어떤 동작을 연습하든 연상훈련을 통해 '치료 효과를 극대화'할 수 있다. 연상훈련은 신체를 이용하는 어떤 치료에도 도움이 된다. 치료 사이 휴식 시간이나 치료를 마치고 집에 돌아왔을 때 연상훈련을 하면 치료 효과가 훨씬 커질 것이다. 스스로 치료 효과를 극대화하는 방법은 6장 '치료 반경을 넓혀라'를 참고한다.

거듭 강조하지만 꼭 녹음 자료가 필요한 것은 아니다. 걷는 방법을 다시 배운다고 생각해보자(보행 훈련). 집에 있을 때 눈을 감고 전신을 이완한 후 뇌졸중을 겪기 전에 어떻게 걸었는지, 걸을 때의 느낌은 어땠는지 등을 연상하면 보행 훈련의 효과를 극대화할 수 있다. 좋아하는 장소를 떠올려보자. 자신이 걷는 모습을 더 생생하게 연상할 수 있을 것이다. 연상은 생생할수록 좋다.

✅ 주의할 점은 없을까?

완벽하게 연상한다고 해서 실제 동작을 완벽하게 할 수 있는 것은 아니다. 연상훈련이 별 도움이 되지 않는 사람도 많다. 예컨대 보행 훈련을 한다면 완벽한 동작을 연상하는 것과 중력이 작용하는 환경에서 노력과 지구력이 필요한 실제 보행은 다름을 알아야 한다.

알뜰한 생존자를 위한 전기자극

회복을 위해 전기자극을 이용한다고 하자. 두 가지 걸림돌이 있다.

- 어떻게 하는지 모른다.
- 전기자극은 매우 비싸다.

여기 좋은 소식이 있다. **전기자극은 쉽고 비용도 싸다.**

✅ 어떻게 해야 할까?

모든 전기자극은 다음 세 부분으로 구성된다.

- 전기자극기
- 전선
- 전극

자극하려는 근육 위에 전극을 위치시킨다(전극은 대개 끈적거려서 달라붙게 되어 있다). 보통 뇌졸중 생존자들이 가장 흔히 자극하고 싶은 근육은 다음 두 가지다.

- 손가락과 손목 폄근

  손목을 들고 손가락을 펴는 역할을 한다.
- 발끝을 위로 들어올리는 근육들

다음과 같은 방법으로 부착한다.

- 전기자극기와 전극 사이를 전선으로 연결한다.
- 전극을 부착한다. 최적 위치는 사람마다 다르다. 몸이 조금씩 다르기 때문이다. 뇌졸중 후 생존자가 어떤 기능 상실을 겪는지에 따라서도 전극 부착 위치가 조금씩 달라진다.
- 전기자극기를 켠다. 원하는 동작이 나오면 전극을 어디에 부

착했는지 사진으로 찍어 두거나 펜으로 피부에 위치를 표시한다.

얼마나 길게 자극을 가해야 할까? 전기자극의 '용량 및 용법'에 대해서는 많은 임상시험이 수행되었다. 전기자극의 용량 및 용법을 정하는 방법은 기본적으로 약물의 용량 및 용법을 알아내는 방법과 동일하다.

- 얼마나 강한 자극을 '투여'해야 할까? 역시 사람마다 다른가? 그렇다.
- 뇌 손상이 얼마나 심한가에 따라서도 다른가? 그렇다.
- 그 밖의 요인에 따라서도 달라지는가? 그렇다.

얼마나 많은 전기자극이 필요한지 알아보는 유일한 방법은 직접 전기자극기를 사용해 보는 것이다. 사용법을 익히는 데도 가장 빠른 방법이다. 물론 사용 설명서도 있고 몇 가지 지켜야 할 규칙도 있지만, 직접 써 보는 게 제일이다. 전극을 부착하고 전기자극기를 켠 후 서서히 강도를 올려 보자. 원하는 움직임이 나타난다면 그때 자극 강도가 얼마였는지 적어 둔다(밀리암페어[mA] 단위로 표기한다). 두 가지 중요한 사항이 있다.

- 전기자극을 가하는 시간을 단계적으로 올려야 한다.

  기본적으로 운동 프로그램과 마찬가지다. 천천히 시작하고 서서히 운동량을 올려야 한다. 왜 그럴까? 전기자극을 사용해 근육이 수축했다면, 그 근육은 운동을 하고 있는 것이다. 일상적인 운동과 마찬가지로 너무 빨리, 너무 많은 자극을 가하면 근육이 쑤시고 오히려 효과가 떨어질 수 있다. 다음에 예로 든 것처럼 서서히 시간을 늘려보자.

  - 제1일 2분
  - 제2일 4분
  - 제3일 6분
  - 제4일 10분
  - 제5일 5분씩 하루 2번
  - 제6일 8분씩 하루 2번
  - 제7일 10분씩 하루 2번

  자신에게 맞는 용량을 찾았다면 그 용량을 유지한다. 이런 식으로 진행하면 서서히 근육을 늘릴 수 있다. 근육이 쑤신다면 용량을 줄여야 한다.

- 전기자극기의 상승 변조를 이용한다.

  전기자극기로 근육을 수축하면 그 근육만 영향을 받는 것이 아니다. 길항근(반대 방향으로 움직이는 근육)도 영향을 받는다. 팔꿈치 굽힘근과 폄근을 예로 들어보자. 팔꿈치를 똑바로 펴는 근육에 전기자극을 가하면 팔꿈치를 굽히는 근육들은 이완된다. 항상 팔꿈치를 굽힌 상태인 대부분의 생존자에게 아주 좋은 일이다. 이렇게 어떤 근육이 수축할 때 길항근이 이완되는 현상을 상호억제reciprocal inhibition라고 한다. 전기자극을 이용해 어떤 근육을 수축시키고 반대 작용을 하는 근육을 이완시킬 수 있다니 멋지지 않은가? 하지만 문제가 있다.

최대 설정치로 한꺼번에 전기자극을 가하면 역설적인 일이 벌어진다. 이완되어야 할 길항근까지 수축하는 것이다. 근육이 지나치게 늘어나는 것을 막아 스스로 보호하려고 하기 때문이다. 그러면 어떻게 될까? 양쪽에서 근육이 동시에 수축해 서로 싸우는 꼴이 되고 만다. 이런 일을 막기 위해 반드시 2초 이상의 '상승 변조 시간'을 설정해야 한다. 기계 자체에서 조절하게 되어 있다. 보통 2~5초 정도로 설정한다. 이렇게 하면 충분한 시간이 주어지므로 길항근이 위협을 느끼지 않고 편안하게 이완된다. 예를 들면 이렇다.

상승 변조	전기자극	하강 변조
2초	7초	1초

가격은? 전기자극기는 비싸지 않다. 인터넷으로 구입하면 좋다. 다만 경피 전기신경자극기(TENS, 자극을 느낄 뿐 근육은 수축하지 않는다)가 아니라 신경근 전기자극기(NMES, 근육이 실제로 수축한다)를 알아봐야 한다.

✅ 주의할 점은 없을까?

회복 계획에 전기자극을 추가하려면 항상 의사와 상의해야 한다. 일부 전기자극기는 의사의 처방이 필요하다. 전기자극을 포함하는 회복 계획에는 중요한 주의사항과 금기가 있다. 전기자극을 사용하기 전에 이 점을 의사와 상의해야 한다. 아래 몇 가지 금기와 주의사항을 적어 보았다.

- 임신
- 피부 자극
- 뇌전증/발작
- 민감한 피부
- 감각 저하
- 심장질환
- 박동 조율기 또는 제세동기
- 최근 수술을 받아 근육이 수축하면 상처 치유에 방해가 되는 경우
- 목의 경동맥동 carotid sinus 위에 전극을 위치시키는 경우
- 기존 혈전증

자연스럽게 걸어보자

    뇌졸중 생존자는 발목을 중심으로 발끝을 들어올리기(배측굴곡)가 어려운 경우가 많다. 발끝이 자꾸 떨어지는 현상을 '족하수'라고 한다. 뇌졸중으로 족하수가 생기면 발끝이 바닥에 닿지 않도록 다리를 충분히 들어올려 걷지 않으면 끊임없이 넘어진다. 족하수가 있을 때 뇌졸중 생존자들의 보행 패턴은 크게 네 가지로 구분한다.

- **족하수 보행**steppage gait – 무릎과 고관절을 과도하게 구부려 발을 높이 들어올리는 걸음걸이.
- **회전 보행**circumduction gait – 발이 바닥에 닿지 않도록 환측 다리를 바깥쪽으로 크게 돌리는 걸음걸이.
- **뒤꿈치 들림**vaulting – 환측 다리가 움직일 때 건측 다리의 뒤꿈치를 드는 걸음걸이.
- **골반 들림**hip hiking – 몸통의 근육을 이용해 환측 골반을 위쪽으로 든 상태에서 환측 다리를 움직이는 걸음걸이. 이렇게 함으로써 환측 다리를 움직일 수 있다.

    이런 걸음걸이는 모두 뇌졸중 생존자가 안전하게 걷기 위한 적응 현상이다. 그러나 부자연스런 걸음걸이가 굳어지면 문제가 생긴다. 뼈, 연골, 힘줄, 인대는 정상적으로 걸을 때 능력을 가장 잘 발휘한다. 오래도록 부자연스럽게 걷다 보면 관절과 허리, 몸통 전체에 부담이 가고 관절염을 비롯한 근골격계 질환에 시달리게 된다. 또한 이런 걸음걸이는 정상 보행에 비해 훨씬 많은 에너지를 소모한다. 무엇보다 족하수를 해결하지 않는 한 언제라도 넘어질 수 있다. 족하수가 생기면 대개 발목-발 보조기(ankle-foot orthosis, 족관절 보조기 또는 단하지 보조기라고도 한다)를 처방받는다. 발목-발 보조기의 장점은 다음과 같다.

- 넘어지지 않도록 발끝을 올려주므로 보다 자연스럽게 다리를 앞으로 뻗을 수 있다.
- 발목을 안정시켜 발목이 뒤틀려 넘어지지 않도록 한다.
- 보다 안전하게 걸을 수 있다.
- 걷는 데 소모되는 에너지가 줄어 더 멀리 걸을 수 있다.

단점도 있다. 발목-발 보조기는 대개 평생, 매일 써야 한다. 발끝을 들어주므로 스스로 발끝을 드는 방법을 배울 수 없다. 발목-발 보조기를 꾸준히 사용하면 뇌와 근육에 아래와 같은 변화가 생겨 보조기를 쓰지 않고 걷는 것이 불가능해진다.

- 정상적으로 발끝을 들어올리는 근육들이 약해진다.
- 발끝을 들어올리는 동작에 관여하는 뇌 부위가 축소된다(학습된 비사용). 뇌의 신경가소성이 줄어 결국 발끝을 들어올릴 능력을 영원히 잃게 된다.

- 수동적 운동 범위가 줄어든다. 발목-발 보조기가 정상적인 움직임을 제한하므로 발목이 자연적인 운동 범위 내에서 최대한 움직이는 일이 거의 없다. 이렇게 되면 관절을 둘러싼 연조직의 길이가 짧아져 운동 범위가 줄어든다.

그러나 마음만 먹으면 스스로 발끝을 들어올리는 동작에 '시동을 걸 수' 있다. 발목-발 보조기를 사용했더라도 기능적 전기자극 functional electric stimulation 시스템을 이용해 움직임의 질과 운동 범위 및 강도를 향상해 더욱 안전하고 효율적으로 걸을 수 있다. 기능적 전기자극 시스템을 사용하면 다리의 전반적인 움직임과 보행 능력이 좋아진다는 사실이 입증되어 있다.

어떻게 해야 할까?

발끝을 들어올리는 근육들은 정강이뼈 앞쪽에 있다. 뇌졸중으로 이 근육군이 약해지면 족하수가 생긴다. 기능적 전기자극 시스템은 바로 이 근육군에 약한 전기자극을 가한다. 기계에서 발생한 전기자극을 전선 또는 무선 신호를 통해 발끝을 들어올리는 근육과 신경 바로 위 피부에 부착된 전극으로 전달한다. 발목-발 보조기와 달리 생존자 스스로 근육을 움직여 발끝을 들어올리는 것이다. 치료자는 자연스러운 보행이 가능하도록 시스템을 통해 발의 움직임을 조절한다. 보행을 위한 기능적 전기자극 시스템으로는 NESS L300™이나 WalkAide® System 등이 있다. 더 자세한 정보는 9장 '기계를 이용한 회복'을 참고한다.

기능적 전기자극 시스템은 자연스러운 보행을 도와주는 것 외에도 이런 장점이 있다.

- 약화 또는 마비된 근육을 강화한다.
- 근육과 연조직의 경직을 스트레칭하는 효과가 있다.
- 경직을 줄인다.
- 능동적 운동 범위를 늘린다.
- 발끝을 들어올리는 데 필요한 뇌 기능을 향상한다.
- 낙상을 줄인다.

문제는 비싸다는 점이다. 그러나 경쟁이 치열하므로 향후 가격이 떨어지리라 예상한다.

ⓥ 주의할 점은 없을까?

이런 치료는 기계를 산다고 해서 가능한 것이 아니다. 의사의 처방이 있어야 하며, 처음에는 치료자가 자극 부위를 정하고 설명해주어야 한다. 뇌졸중 생존자도 사용법을 충분히 교육 받아야 한다. 치료자가 자세히 알려주지만, 제작사가 가장 잘 답할 수 있는 질문도 많을 것이다("이 시스템이 제게 맞을까요?" "기계를 임대하거나, 중고로 구입할 수는 없나요?" "제가 사는 지역에 훈련받은 치료사가 있나요?"). 모든 회사에서 전화번호가 명시된 웹페이지를 운영한다.

거울요법

거울요법이란 거울로 자신의 건측 팔다리가 어떻게 움직이는지 보는 것이다. 이때 환측 팔다리는 거울 뒤로 숨겨 비치지 않게 한다. 이런 상태로 거울을 보면 양측 팔다리가 완벽하게 움직이는 것처럼 느껴진다. 물론 착각이다. 건측 팔다리만 거울에 비쳐 양쪽 모두 정상적으로 움직이는 것처럼 보일 뿐이다. 그러나 이렇게 하면 환측 팔다리도 정상적으로 움직인다고 뇌를 속일 수 있는 것 같다. 거울의 역할은 환측 팔다리가 어떻게 움직여야 하는지 뇌가 '기억'하도록 적절한 시각적 신호를 제공하는 것이다.

신경가소성 변화는 뇌에서 동작을 조절하는 부위가 재연결되면서 일어난다. 거울요법은 뇌에서 감각을 조절하는 부위와 운동을 조절하는 부위를 모두 재연결하는 것 같다. 그 결과 근육과 뇌 사이의 감각-운동 연결을 강화한다. 또한 거울요법은 강력한 동기를 부여한다. 거울을 통해 환측 팔다리가 정상적으로 움직이는 것처럼 보인다는 점이 생존자들에게 희망을 일깨워주는 것 같다.

거울요법과 동시에 뇌 스캔을 해보면 흥미로운 소견이 나타난다. 실제로 움직이는 것은 건측인데 환측을 지배하는 뇌가 활성화된다. 거울이 만들어낸 환상이 너무 강력해 손상된 뇌조차 깜박 속아 넘어가는 것이다. 이런 현상은 환측 팔다리를 전혀 움직이지 못하는 심한 뇌졸중 생존자에서도 관찰된다.

✅ 어떻게 해야 할까?

거울요법은 튼튼하고 안정적인 거울 외에는 별 다른 장치가 필요없다. 거울에 신체의 건측이 비치도록 하고 움직임이 잘 보이는지 확인한다. 환측 팔다리는 비치지 않아야 한다. 거울요법은 회복 중 언제라도 이용할 수 있다.

- 생존자가 움직일 수 없다면

  건측 팔다리를 움직이면서 거울에 비친 모습을 관찰한다. 환측 팔다리는 전혀 움직이지 않는다. 이런 식으로 생존자가 환측을 전혀 움직일 수 없을 때도 거울요법을 이용할 수 있다.

- 생존자가 움직일 수 있다면

  건측과 환측을 동시에 움직이면서 환측 팔다리를 건측 팔다리와 똑같이 움직이려고 노력해본다. 예컨대 환측 손을 건측 손과 동시에 똑같이 (대칭적으로) 움직이려고 최대한 노력하되 눈으로는 건측의 움직임만 관찰한다. 환측을 최대한 건측과 똑같이 움직이려고 노력해야 한다.

이때 시도하는 움직임은 다음과 같이 매우 기본적인 것이라야 한다.

- 팔과 손
  - 손을 쥐었다 폈다 해본다.

- 손바닥을 위로 했다 아래로 했다 해본다.
- 손목을 구부렸다 폈다 해본다.
- 엄지손가락을 각 손가락 끝에 마주쳐본다.

어떤 동작을 이용할지 결정할 때는 다음 두 가지를 염두에 둔다.

- **능력의 한계에 있는 동작을 시도한다.**
  될까말까하는 동작을 이용한다. 예컨대 아직 손을 펼 수는 없지만, 손이 이완될 때는 저절로 펴진다면 손을 펴는 동작이 능력의 한계에 있는 것이다. 이때는 거울을 보면서 건측 손을 펴는 동작을 반복한다.
- **능력이 향상되면 양쪽으로 시도한다.**
  환측 팔과 손 동작이 조금씩 개선되면 거울을 보면서 건측 팔과 손이 완벽하게 동작하는 모습을 똑같이 따라하려고 노력해본다. 사실 환측 팔과 손은 잘 움직이지 않지만, 눈으로는 완벽한 동작을 보게 된다. 이런 양측 동작은 환측이 건측의 움직임을 합리적인 수준으로 따라할 수 있게 된 후에 시도해야 한다.

다리와 발도 거울요법을 시도할 수 있다. 의자에 앉은 자세에서 양쪽 다리 사이에 거울을 놓는다. 거울에는 오로지 건측 다리만 비치도록 한다. 생존자는 거울에 비친 건측 다리의 움직임을 관찰한다. 다리에서는 다음 두 가지 움직임이 가장 중요하다.

- 다리와 발
    - 발목을 구부려 발끝을 올렸다 내렸다 해본다(배측굴곡).
    - 발을 앞쪽으로 내밀었다 뒤쪽으로 당겼다 해본다. 발이 잘 미끄러지도록 양말을 신거나 발 아래 헝겊을 깐다.

상체든 하체든 적절한 시간은 하루 30분씩이다. 보통 다음과 같은 일정으로 진행한다.
- 하루 30분, 주당 5일, 4주간
- 30분씩 하루 2회, 주당 2일, 5주간
- 15분씩 하루 2회, 주당 6일, 4주간

다른 치료와 마찬가지로 정확한 시간은 개인에 따라 달라진다. 치료자와 상의해 어떤 일정으로 얼마나 길게 할지, 어떤 동작을 연습할지 결정한다.

참고: 거울요법은 어깨손증후군 관련 통증을 감소시킨다는 사실이 입증되었다. 통증 감소가 목표인 경우에도 방법은 같다. 어깨손증후군에 대한 설명은 용어집을 참고한다.

✅ 주의할 점은 없을까?

반드시 앉은 자세에서 해야 한다. 다리와 발의 거울요법은 누운 자세에서도 가능하다. 다만 거울이 충분히 안정적인지, 쓰러지거나 깨질 위험은 없는지 확인해야 한다.

감각 회복

인간은 누구나 타고난 운동선수다. 우리가 특별한 운동선수가 될 수 있는 것은 반복 연습 능력 때문이다. 동물도 어떤 기술을 반복 연습하는 경우가 있지만, 그 기술이란 사소한 동작의 모음에 불과하다. 그러나 인간은 공을 던지고, 절벽을 타고, 빨리 달리고, 공을 발로 차는 등 어떤 동작이든 연습할 수 있다. 또한 동물은 어떤 기술을 실행할 수 있을 때까지만 연습하는 반면, 인간은 본능을 극복하고 탁월한 경지에 이를 수 있다.

뭔가를 연습할 때 우리는 동작뿐 아니라 동작에 따르는 느낌까지 익힌다. 느낌(감각)은 동작을 실행하고 개선하는 데 필수적이다. 감각을 느끼지 못하면 조화로운 동작을 취할 수 없다. 감각이 있는 가장 중요한 이유는 동작을 올바른 방향으로 이끄는 것이다. 뇌졸중 생존자 역시 감각이 개선되면 대개 동작도 개선되며, 동작이 개선되면 종종 감각이 회복된다.

감각의 회복은 동작이 회복될 때 신경가소성이 작용하는 것과 동일한 원리에 따른다. 즉, 동작과 감각의 회복에는 동일한 요소가 필요하다. **어려운 훈련을 자꾸 반복하는 것이다.** 어떤 감각을 반복해서 느끼면 뇌에서 그 감각을 인지하는 부위가 커진다. 반복될수록 감각을 예민하게 받아들인다. 감각 역시 동작과 마찬가지로 신경가소성의 법칙에 따른다. 동작을 회복하는 데 도움이 되는 것은 감각을 회복하는 데도 도움이 된다. 뇌졸중 생존자에게 좋은 소식이다.

감각을 향상하기 위해 따로 뭔가를 배우지 않아도 되기 때문이다.

뇌졸중 생존자는 대개 감각 문제를 겪는다. 약 60%의 생존자가 어떤 식으로든 감각을 상실한다. 그럼에도 감각 회복에 관해서는 운동 회복만큼 많은 사실이 밝혀지지 않았다. 두 가지 이유 때문이다.

- 사람들은 운동 회복이 감각 회복보다 중요하다고 믿는다. 모든 사람이 운동 회복을 목표로 삼는다. 치료자도, 생존자도, 보험회사도 움직임이 회복되기를 학수고대한다. 물론 감각도 돌아오기를 원하지만 현장에서는 항상 감각보다 운동 회복을 중시한다. 그러나 운동이 양이라면 감각은 음이다. 어느 쪽도 독립적으로는 존재하기 어렵다.
- 운동 회복은 확인하고 측정하기 쉽다. 감각 회복은 관찰이 불가능하고 측정하기도 매우 어렵다. 전보다 더 빨리, 더 많이 걷는 것은 쉽게 알 수 있지만, 더 많이 느끼는지 어떻게 알겠는가? 관찰과 측정이 가능한 것은 그렇지 않은 것보다 훨씬 다루기 쉽다.

뇌졸중 회복에 가장 큰 영향을 미치는 감각은 다음 두 가지다.

- **고유감각** – 눈으로 보지 않고 자신의 신체 부위가 어디 있는지 아는 능력. 정상적인 움직임에 반드시 필요하다. 팔다리를

움직이는 데 문제가 없는 사람도 고유감각이 떨어지면 원하는 대로 움직일 수 없다. 고유감각이 상실된 상태를 행위상실증이라 한다.

- **촉각** – 피부에 가해지는 압력을 느끼는 능력. 뭔가가 닿는 느낌.

✅ 어떻게 해야 할까?

어떤 동작을 반복하면 그 동작을 잘하게 된다. 동작을 연습할 때마다 뇌 속에서 관련 부위가 점점 커지기 때문이다. 이것이 신경가소성의 원리다. 무엇이든 반복하면 뇌 속에서 변화가 일어난다. 감각의 회복도 마찬가지다. 뭔가를 반복적으로 느끼면 그 감각이 발달한다. **움직임과 감각은 상호 의존적이다.** 뇌 속에서 특정 신체 부위를 움직이는 데 관련된 영역과 그 부위의 감각을 느끼는 데 관련된 영역은 매우 가까운 곳에 위치한다. 그리고 두 영역은 서로 연결되어 있다. 따라서 환측을 움직일 때마다 감각도 훈련하는 셈이다. 의사와 치료사조차 이 점을 종종 간과한다. 움직임은 좋은 것이다. 기능적이지 않은 움직임, 필수적이지 않은 움직임, 아름답지 않은 움직임이라도 마찬가지다. 움직임은 동작을 재훈련하는 데 도움이 될 뿐 아니라, 움직임의 감각(고유감각)을 재훈련하는 데도 도움이 된다. 이쯤에서 독자들은 감각을 회복하는 방법이 무엇인지 눈치챘을 것이다. 바로 **건측제한치료**다. 건측제한치료란 쉽게 말해 몇 가지 동작을 자꾸 반복하는 것이다. 집에서도 환측 팔다리를 하루에 몇 시간씩 움직이는 치료법이다. 건측제한치료를 하면 운동뿐 아니라 고유감각도 향상된다. 움직일 때마다 뇌에서 움직임에 따른 감각을 함께 느끼기 때문이다. 움직임 자체가 감각을 향상한다. 사실 움직임과 감각은 동전의 양면과 같다. 더 많이 움직일수록 그 움직임이 불러일으키는 감각이 뇌세포 속에 더 많이 축적된다.

감각만 중점적으로 훈련하는 방법은 없을까? 움직임의 부산물로서가 아니라 감각 자체를 반복 훈련해 더 예민하게 만들 수는 없을까? 가능하다. 뇌에서 감각을 지배하는 부분만 '훈련'시키면 된다. 감각 회복만을 목표로 훈련하려면 크게 두 가지 전략이 있다.

- **수동 훈련** – 자기 몸에 일어나는 일을 느끼려고 노력한다.
- **능동 훈련** – 감각을 느끼려고 노력한 후, 느낀 것을 보고한다.

✅ 수동적 감각 훈련

수동적 감각 훈련에는 기구를 사용한다. 생존자는 기구가 일으키는 감각을 느끼려고 노력한다. 가장 흔히 쓰이는 기구는 전기자극기다. 우선 건측에 약한 전기(약 5mA)를 가하면서 자극이 느껴지는지 물어본다. 건측은 물론 전기자극을 느끼지만, 전극을 환측으로 옮기면 느끼지 못한다. 하지만 자극을 일정 수준 이상으로 올리면 환측에서도 느낄 수 있다. 이런 원리를 이용해 감각 회복을 돕는다. 느낄 수 있는 최소 한도보다 약간 낮은 전기자극을 가하면서 눈을 감고 정신을 집중해 '틱, 틱, 틱' 하는 것을 느끼려고 최선을 다해본다. 자극이 느껴지면 다음 단계는 그보다 약간 낮은 자극을 가한다. 성공적으로 진행되면 전기자극을 건측과 비슷한 수준까지 느낄 수 있다.

치료자와 상의하려면 'TENS'라고 말해보자. 경피 전기신경자극 transcutaneous electrical nerve stimulation의 약자로 치료자에게 매우 친숙한 용어다. TENS는 보통 통증을 줄이기 위해 사용하지만 뇌졸중 후 감각 회복에도 유용하다.

치료 기간은 사람마다 다르다. 연구자들은 대부분 한번에 긴 시간 자극을 가한다. 장기간에 걸쳐 여러 번 자극을 가하는 경우도 있다(예컨대 30분씩 주당 5일, 8주간). 일정은 치료자와 상의한다. 전기자극을 해서는 안 되는 경우도 있으므로 안전성에 관해서도 상의해야 한다. 전기자극기는 저렴하며(미국에서 약 40달러), 맞는 방법만 찾으면 집에서도 안전하게 시행할 수 있다.

그 밖에도 감각 회복을 위해 다음과 같은 방법을 써볼 수 있다.

- 공기 압축
  환측 팔다리를 반복적으로 부드럽게 주무르는 기계
- 온도 자극
  핫팩과 콜드팩을 번갈아가며 적용
- 진동
  환측 팔다리에 부드러운 진동을 전달

마사지도 도움이 된다. 마사지 중에 계속 뇌에 신호가 전달되기 때문이다. 이런 과정이 반복되면 뇌에서 그 신호를 감지하는 부분이 커진다. 마사지를 이용한 일부 생존자에서 매우 흥미로운 현상이 관찰되었다. 자신이 마사지하는 감각은 느낄 수 있지만 다른 사람이 마사지하는 감각은 느낄 수 없었던 것이다. 어쨌든 스스로 몸을 마사지하는 것도 감각을 회복하는 데 도움이 된다.

✅ 능동적 감각 훈련(Active Training of Sensation, ATS)

생존자는 자신의 느낌을 계속 치료자에게 보고한다. 모든 치료에는 뇌졸중 생존자와 조력자(치료자, 보호자)가 필요하다. 몇 가지 예를 들어본다.

- **부위 식별**
  눈을 감는다. 조력자는 생존자의 환측 팔/손 또는 다리/발을 손으로 건드린다. 건측 손가락으로 건드린 부위를 짚어본다.
- **서화감각** graphesthesia
  눈을 감는다. 조력자는 종이클립 끝으로 환측 팔/손 또는 다리/발에 간단한 도형을 그린다. 눈을 뜨고 그 도형을 펜으로 그려본다.
- **입체지각** stereognosis
  눈을 감는다. 조력자는 환측 손에 주변에서 흔히 볼 수 있는 물체(호두, 조약돌, 깃털, 조개껍질, 티스푼, 단추, 반지, 동전, 열쇠

등)를 올려 놓는다. 그 물체가 무엇인지 맞춰본다.
- **고유감각**

  고유감각(움직임을 느끼는 감각)의 회복은 특히 중요하다. 움직임을 느끼지 못하면 움직이기 어렵기 때문이다. 고유감각을 재훈련하는 방법의 예를 들어보았다.
  - 생존자는 눈을 감는다. 조력자는 환측 팔/손을 잡고 어떤 자세를 취하게 한 후 그대로 유지시킨다. 눈을 감은 상태에서 건측 팔/손으로 환측 팔/손의 자세를 그대로 따라한다. 그후 눈을 뜨고 건측과 환측의 자세를 비교한다. 이 과정을 반복하면 건측 팔로 환측 팔의 자세를 정확하게 따라할 수 있다.

능동적 감각 훈련에 관한 연구에서는 각각의 훈련(부위 식별, 입체지각, 고유감각 등)을 하루 몇 분씩, 총 30세션 이상을 훈련했다.

감각 유형	조력자	생존자
부위 식별 '몸의 어느 부분에 손이 닿았는가?'	생존자의 환측 팔/손 또는 다리/발을 가볍게 건드린다.	건측 손가락으로 건드린 부위를 짚어본다.
서화감각 '피부에 어떤 모양이 그려졌는가?'	종이클립 끝으로 환측 팔/손 또는 다리/발에 간단한 도안을 그린다.	눈을 뜨고 자신이 느낀 도안을 펜으로 그려본다.
입체지각	환측 손에 주변에서 흔히 볼 수 있는 물체를 올려 놓는다.	그 물체가 무엇인지 맞춰본다.
고유감각	환측 팔/손을 잡고 어떤 자세를 취하게 한 후 그대로 유지시킨다.	눈을 감은 상태에서 건측 팔/손으로 환측 팔/손의 자세를 그대로 따라해본다.

✅ 주의할 점은 없을까?

수동적 감각 훈련은 의료인의 적절한 감독이 필요하다. 전기자극이나 핫팩/콜드팩 사용 시 심각한 손상을 입을 수 있기 때문이다.

말할 때는 노래 부르듯

언어 중추는 왼쪽 뇌에 있다. 왼쪽 뇌에 뇌졸중이 생기면 **언어상실증**(말하기 어렵거나 다른 사람의 말을 이해하기 어려운 증상)이 생길 수 있다. 이때 손상받은 언어중추의 기능을 뇌의 다른 부분에서 대신할 수 있다면 어떨까? 예컨대 오른쪽 뇌 일부를 언어 능력에 끌어다 쓸 수 없을까? 이것이 **멜로디 억양 치료**melodic intonation therapy의 목표다. 뇌졸중 후 말하는 능력을 재훈련하는 데 음악 처리 능력을 이용하는 것이다. 음악 인식 중추는 오른쪽 뇌에 있기 때문에 왼쪽에 뇌졸중이 생겨도 영향받지 않는다.

말은 거의 못하는 사람이 완벽한 발음과 단어를 구사하며 아름답게 노래를 부르는 모습을 보면 놀라지 않을 수 없다. 손상받지 않은 '음악중추'를 이용해 의사소통하는 능력은 언어상실증의 재활 치료에서 가장 유망한 분야다. 멜로디 억양 치료를 통해 신경가소성을 이용한 뇌세포 재연결을 촉진할 수 있을지 모른다.

✅ 어떻게 해야 할까?

멜로디 억양 치료는 언어치료사가 시행한다. 어떤 기능을 상실했지만 다른 기능은 잘 보존된 생존자라면 효과를 볼 수 있다. 다음과 같은 경우 특히 도움이 된다.

- 말을 거의 하지 못한다.
- 음악이나 소리는 올바로 처리할 수 있다.
- 자신이 실수했을 때 알아차릴 수 있다.
- 실수를 스스로 교정할 수 있다.
- 정서적으로 안정되어 있다.

멜로디 억양 치료는 말할 때 내재된 음악적 요소를 과장한다. 단어를 음표처럼, 문장을 멜로디처럼 발음해 말하려는 내용을 음악적으로 표현하는 훈련을 받는다. 어린이가 자장가를 기억하거나, 노래로 숫자 세는 법이나 가나다라를 배우는 과정과 비슷하다. 노래의 높낮이나 리듬을 강조하는 것과 똑같은 기법으로 오른쪽 뇌를 활용해 말하는 데 필요한 능력의 일부를 끌어다 쓰는 것이다.

✅ 주의할 점은 없을까?

멜로디 억양 치료는 언어치료사의 감독이 필요하다.

비언어제한 언어치료

팔다리의 건측제한치료는 환측을 전체적으로 치료하는 데 초점을 맞춘다. 팔과 손은 쉽다. 슬링이나 장갑을 이용해 건측의 움직임을 제한하면 된다. 다리는 조금 어렵다. 건측 다리의 운동을 제한하면 곤란한 일이 생길 수 있기 때문이다. 이때는 안전한 운동을 여러 번 반복해 어려움을 극복한다. **표현 언어상실증**expressive aphasia에는 비언어제한 언어치료constraint-induced aphasia therapy(강제 유도 언어치료라고도 한다)를 이용한다. 원리는 팔다리의 건측제한치료와 동일하다.

어떻게 해야 할까?

모든 건측제한치료에는 다음 요소가 필요하다.

- 2~3주에 걸쳐 하루에 몇 시간씩 집중적인 반복 연습
  - 건측제한치료: 하루 5~7시간의 동작 연습.
  - 비언어제한 언어치료: 하루 2~3시간 집중적인 연습. 연구 결과 뇌의 언어 영역을 재연결하려면 이 정도의 강도가 필요하다.
- 건측 운동을 제한해 약한 부위를 쓰도록 함
  - 건측제한치료: 슬링이나 장갑으로 건측 팔과 손의 움직임을 제한
  - 비언어제한 언어치료: 손짓, 발짓, 종이에 쓰거나 그림을 그리는 등 말로 하지 않는 모든 의사소통을 제한

- **원하는 행동을 반복**
  - 건측제한치료: 일정한 동작을 반복 연습
  - 비언어제한 언어치료: 소리, 단어, 문장을 반복
- **끊임없이 어려운 일에 도전**
  - 건측제한치료: 한 가지 동작에 익숙해지면 더 어려운 동작을 연습
  - 비언어제한 언어치료: 익숙해지면 더 어려운 소리, 단어, 문장을 연습

말을 더 잘하려면 집중적이고 강도 높은 반복 연습이 필요하다. 그래야 뇌세포 사이에 새로운 통로가 만들어진다. 통로는 반복할 때마다 점점 넓어져 마침내 '고정 연결'된다. 이 상태가 되면 이전보다 훨씬 말을 잘한다. 어떤 면에서 비언어제한 언어치료는 언어상실증이 생긴 뇌졸중 생존자에게 일어나는 현상에 정확히 반대되는 일을 하도록 고안된 것이다.

- 언어상실증이 생긴 사람은 자기 뜻을 전달하는 것이 자신이 들인 노력만큼 가치가 있다고 생각하지 않기 때문에 말을 별로 하지 않는 경향이 있다. 아예 말을 하지 않거나 중간에 말을 끊기도 한다. 비언어제한 언어치료 시에는 말을 하지 않거나 중간에 끊는 일이 허용되지 않는다. 하루에 몇 시간씩 말을 하게 만든다.
- 언어상실증이 생긴 사람은 손짓, 발짓을 하거나, 종이에 쓰거

나, 한 가지 단어를 억양만 달리해 자기 뜻을 전달하려는 경향이 있다. 비언어제한 언어치료는 이 문제를 파고든다. 즉, 말로 하는 것 외에 어떤 수단도 허용하지 않는다.

비언어제한 언어치료는 언어치료사의 감독하에 시행한다. 많은 시간이 소요되며 비용도 상당히 들어간다. 대개 건측제한치료나 비언어제한 언어치료는 보험이 적용되지 않는다. 물론 다른 방법과 마찬가지로 상당히 많은 부분을 집에서 스스로 연습할 수 있다. 치료자와 상의해 자신이 할 수 있는 부분은 일상 생활 속에서 자꾸 반복하는 전략을 세워보자. 집에서 소리나 단어, 문장을 집중해서 여러 번 반복하면 언어치료사에게 배운 것을 강화하는 데 도움이 된다.

✅ 주의할 점은 없을까?

이 치료를 시작하기 전에 반드시 의사와 상의해야 한다. 비언어제한 언어치료는 열심히 하지 않으면 효과가 없다. 사실 뇌졸중 회복뿐 아니라 건강을 유지하고 향상하는 데는 언제나 노력과 좌절의 과정이 따른다.

놀면서 회복하기 – 게임과 가상현실

게임과 가상현실을 이용하면 계속 더 어려운 목표에 도전하면서도 안전하고 재미있게 회복할 수 있다. TV나 컴퓨터 앞에서, 또는 가상현실용 마스크나 고글을 착용하고 게임을 하는 동안 다양한 신체적 어려움에 직면한다. 예컨대 가상의 공을 잡거나 칼을 휘둘러 적을 무찔러야 한다. 가상현실의 멋진 점은 집에서 가장 편한 의자에 앉아 안전한 환경에서 새롭고 상상력이 넘치는 방식으로 어려운 목표에 도전할 수 있다는 점이다.

많은 사람이 비디오게임을 좋아한다. 흥미롭고 실감나기 때문이다. 재미있고 경쟁적이며 도전적인 게임도 많다. 흔히 비디오게임을 수동적인 오락거리라고 생각하지만 뇌졸중 생존자에게 가상현실은 신체적인 자극과 함께 어떤 치료에서도 찾아볼 수 없는 강력한 장점을 제공한다. **안전하다**는 것이다. 안전하게 의자에 앉아 걷고, 뛰고, 스키를 타는 등 현실 속 모든 동작을 연습할 수 있다. 이렇게 가상현실을 이용하면 실제로 균형감이 향상되고, 팔과 손의 움직임이 개선되며, 근력도 늘어난다.

뇌졸중 회복에서 가장 큰 문제는 지루함이다. 움직임이 개선될 정도로 뇌세포를 재연결하려면 무수한 반복이 필요한데, 단순 동작을 수천 번 반복하며 재미를 느낄 사람은 없다. 새롭고 재미있는 동작도 아니다. 전에 아무 문제없이 할 수 있었던 동작이니 지루함을 넘어 좌절을 느낄 법도 하다. 가상현실을 이용하면 완전 몰입

상태에서 경쟁심과 창의력을 자극하며 지루하지 않게 반복 연습할 수 있다. 반복 연습이 재미있어진다!

✅ 어떻게 해야 할까?

가상현실 게임 시스템은 가격도 싸다. 미국에서는 장난감 상점에서 50달러 미만으로 구입할 수 있다. 비용을 많이 들이지 않고도 창의적으로 회복 과정을 관리할 수 있는 것이다. 재미있고 안전하면서도 너무 쉽지 않은 게임을 골라야 한다.

가상현실 기술은 뇌졸중 후 팔과 손의 능동적 운동을 늘리는 데 효과적이다. 물론 팔과 손을 움직이는 게임을 골라야 한다. 재미있고 조금씩 수준을 올릴 수 있는 게임이 지루하지 않아 좋다. 치료에 능동적으로 참여할수록 효과가 좋으므로 재미가 중요하다. 게임이 회복을 촉진하는지 확인한다. 게임만 잘 고르면 그 뒤로는 쉽다. 예컨대 손바닥을 위아래로 뒤집는 동작을 개선하려면 조이스틱을 쓰는 게임이 제격이다.

많은 게임이 TV에 연결해서 플레이한다. 그러나 스크린을 헬멧처럼 머리에 착용하거나, 3D 안경을 이용해 몰입환경을 만들면 더욱 효과적이다. 머리를 사방으로 돌려봐도 완전히 가상현실로 둘러싸여 있기 때문에 집중력이 크게 높아진다. 가상현실을 이용하면 생존자도 재미있게 운동을 반복할 수 있다. 망설이지 말고 시도해보자! 이때가 아니면 언제 어린아이처럼 비디오게임을 즐기면서 '열심히 하고 있다'고 말할 수 있겠는가?

✅ 주의할 점은 없을까?

균형감각이 많이 떨어져 있다면 가상현실을 이용한 게임도 안전하지 않을 수 있다. 따라서 다리를 이용한 게임은 반드시 앉은 상태에서 할 수 있어야 한다. 예컨대 공을 차는 게임이라면 구입하기 전에 앉은 상태에서 공을 찰 수 있는지 확인해야 한다.

실제 운동과 마찬가지로 가상현실도 의사가 권고한 범위 내에서 이용해야 한다. 동작 중에 통증을 느끼면 즉시 중단해야 한다. 가상현실 게임은 재미있기 때문에 불편하거나 안전하지 않은 상황을 무시하는 경우가 많다. 또한 재활 목적으로 게임을 한다면 안전하고 효과적일지 미리 치료자와 상의하는 것이 현명하다.

양측성 훈련 – 건측을 이용해 환측을 훈련한다

대부분의 동작은 양측성이다. 양쪽 팔다리를 동시에 사용한다. 한쪽만 사용한다고 생각하지만, 알고 보면 반대쪽도 함께 움직인다. 글씨를 쓴다고 해보자. 글씨를 쓰지 않는 손도 종이를 움직이거나 방향을 조절하면서 그 과정에 참여한다. 한쪽 손을 전혀 움직이지 않는다면 쓰는 속도가 크게 느려진다. 바늘에 실을 꿰는 동작은 어떨까? 언뜻 생각하면 바늘을 쿠션 등에 꽂아 전혀 움직이지 않게 하면 실 꿰기가 더 쉬울 것 같다. 그러나 중요한 것은 한 손에 바늘을 드는 것이다. 바늘귀에 실을 꿸 때는 양손 모두 춤추

듯 섬세한 동작을 통해 효율적으로 목표를 달성한다는 사실이 밝혀져 있다.

뇌졸중을 겪은 적이 없는 사람을 대상으로 한 연구에서 흥미로운 사실이 밝혀졌다. 양손을 움직여 어떤 일을 할 때는 주로 사용하지 않는 손(대부분 왼손)의 움직임이 전체적인 동작의 속도와 정확성, 자연스러움을 향상한다는 것이다. 뇌졸중 생존자도 비슷하다. 어떤 동작이든 건측과 환측을 동시에 움직이면 환측 팔의 움직임이 향상된다. 양쪽 팔로 똑같은 행동을 하되 방향만 반대로 해도 마찬가지다. 양측 팔다리를 동시에 움직이면 환측 팔다리의 움직임이 더 자연스럽고 정확해진다. 따라서 양측성 훈련을 하면 건측 팔다리로 환측 팔다리의 운동을 향상할 수 있다. 다리는 보행 연습 중 자동으로 양측성 훈련이 이루어진다. 한쪽 다리로는 걸을 수 없으므로 환측 다리가 어쩔 수 없이 건측을 쫓아간다. 그래서 팔보다 다리의 회복이 빠르다. 팔과 손 역시 이렇게 훈련하면 회복에 크게 도움이 된다. 환측을 움직이는 환경을 마련한 후 의식적인 노력을 기울이면 된다.

'건측을 이용해 환측을 훈련한다'는 개념은 몇 가지 동작밖에 할 수 없는 경우 특히 유용하다. 양측성 훈련은 이런 점에서 다른 회복 전략과 다르다. 몇 가지 동작만 할 수 있어도 다양한 반복 연습이 가능하다. 예컨대 손가락으로 두세 가지 동작을 할 수 있다면 양측성 반복 연습을 통해 보다 다양한 동작을 익힐 수 있다.

할 수 있는 동작이 거의 없다면 선택지가 무척 좁아진다. 이런 생존자에게 양측성 훈련이 적합한 이유는 다음 두 가지다.

- 팔과 손의 양측성 훈련은 어깨와 팔꿈치를 많이 움직이지 않아도 가능하다. 회복은 몸통에서 가까운 부위에서 먼 부위로 진행하므로 양측성 훈련을 통해 이 과정을 시작할 수도 있다. 다리도 마찬가지다. 발목이 아직 움직이지 않아도 고관절과 무릎의 양측성 훈련을 통해 발목의 움직임을 촉진할 수 있다.
- 양측성 훈련의 효과는 양측 팔다리가 신호를 주고받기 때문인 것 같다(팔은 팔끼리, 다리는 다리끼리). 이런 신호는 뇌가 아니라 척수를 통해 전달된다. 이를 '중추 패턴 발생기central pattern generator'라고 한다. 중추 패턴 발생기는 리드미컬한 행동을 나타내는 많은 동물에서 뚜렷하게 관찰된다. 어린 아이가 율동적으로 두 발을 번갈아 내딛을 수 있는 것도 중추 패턴 발생기라는 시스템이 있기 때문이다.

양쪽 팔다리가 뇌를 거치지 않고 신호를 주고받는다는 것은 뇌졸중을 비롯해 뇌 손상을 입은 환자에게 반가운 소식이다. 특히 할 수 있는 동작이 제한적인 뇌졸중 생존자는 뇌를 사용하지 않고 건측 팔다리를 이용해 환측 팔다리를 훈련하는 것이 매우 중요하다.

✅ 어떻게 해야 할까?

팔과 손을 양측성으로 훈련하는 가장 좋은 방법은 똑같은 동작을 방향만 반대로 해 반복하는 것이다. 이때 팔은 손의 움직임을 따라가므로 동작의 중심은 손이 된다.

양측성 훈련은 두 가지 형태를 취할 수 있다.

- 동일 동작을 동시에 수행한다.

  거울에 비친 것처럼 두 손으로 동일한 동작을 동시에 수행한다.
  - 두 손으로 농구공을 던져 패스한다.
  - 옷을 대칭적으로 접어 갠다.
  - 오케스트라를 지휘하는 흉내를 낸다.
  - 두 손으로 동시에 드럼 치는 흉내를 낸다(익숙해지면 음악에 맞춰 해본다).
  - 양손에 작은 물체(블록이나 컵, 원뿔)를 잡고 동시에 한손으로는 가까운 곳에, 한손으로는 먼곳에 물체를 놓는다.
  - 양손으로 숟가락을 잡고 뭔가를 퍼내어 다른 용기로 옮긴다.

- 동일 동작을 번갈아 수행한다.

  두 손을 번갈아 가며 동일한 동작을 반대 방향으로 수행한다.
  - 번갈아 가며 주먹을 뻗어본다.
  - 드럼 치는 동작을 해본다.
  - 옷을 비대칭적으로 접어 개본다.
  - 양손을 번갈아 위로 올려 가며 줄을 잡아당긴다.
  - 양손으로 번갈아 탁자를 행주로 닦는다.
  - 양손으로 번갈아 어떤 물체를 건드려본다.

– 양손으로 번갈아 공을 바닥에 튀겨본다(익숙해지면 양손으로 공을 튀겨 주고받는다).

동작은 무궁무진하다. 모든 동작은 리듬에 맞춰 할 수 있다(4장 '팔과 손의 리듬 재활' 참고). 이렇게 하면 양쪽을 똑같이 움직이는 데 도움이 된다. 음악의 리듬에 맞춰, 또는 메트로놈 소리에 맞춰 일정 시간 동안 양측 팔과 손을 똑같은 횟수로 움직일 수 있다.

다리와 발도 비슷하다. 한쪽 다리로 어떤 동작을 하든, 다른 쪽 다리로도 똑같은 동작을 하면 된다. 같은 동작을 같은 방향으로 할 수도 있고, 방향만 달리할 수도 있다.

환측 팔다리가 건측 팔다리의 움직임과 일치할수록 효과는 더 좋아진다. 양측 팔을 똑같이 움직이는 것이 쉬워지면 속도를 올린다. 건측 팔다리를 더 빨리 움직이면서 환측도 똑같은 속도로 움직이려고 노력하는 것이다. 다리와 발을 리듬에 맞춰 움직이는 것은 눕거나, 엎드리거나, 앉은 자세에서도 가능하다.

✅ 주의할 점은 없을까?

양측성 운동은 앉은 자세에서 하면 안전하다. 서서 한다면 균형감과 다리의 근력 및 지구력에 더 신경을 써야 한다. 따라서 서 있는 자세에서 양측성 훈련을 할 때는 반드시 치료자가 옆에 있어야 한다.

팔과 손의 리듬 재활

흔히 '만사에 리듬이 중요하다'고 한다. 삶과 죽음이라는 거대한 순환에서 심장의 고동과 호흡까지 인간을 둘러싼 많은 것이 리듬에 따른다. 뇌졸중 회복에도 리듬을 이용할 수 있다. 사실 회복의 어떤 측면은 원래부터 리듬에 따라 이루어진다. 걷기나 운동용 자전거 타기 등의 동작은 양쪽을 번갈아 움직이며 리듬을 타야 한다. 팔의 움직임에도 리듬을 적용할 수 있지만 약간 창의성을 발휘해야 한다.

일단 박자를 맞추는 기구가 필요하다. 메트로놈은 저렴하게 구입할 수 있다. 대부분의 전자 피아노에는 자동으로 박자를 맞추는 기능이 있다. 가장 쉬운 방법은 음악을 틀어 놓는 것이다. 리듬이 반복된다면 어떤 음악이든 상관없다. 음악을 틀어 놓으면 피로를 잊고 운동에 집중하기도 좋다. 대부분의 운동 비디오에 음악이 들어있는 이유, 많은 사람이 운동할 때 음악을 듣는 이유도 운동의 어려움에서 다른 곳으로 주의를 돌리려는 것이다. 달리기 경주에서는 음악을 금지한다. 음악을 들으면 통증을 잊을 수 있어 불공정한 경쟁이 될 수 있기 때문이다. 또한 음악은 동기를 부여한다. 좋아하는 음악을 들으면 규칙적으로 운동하는 데 강력한 동기가 부여된다. 음악은 삶에 활력을 주는 만큼 뇌졸중 회복에도 다채로운 활기를 부여할 수 있다.

✅ 어떻게 해야 할까?

건측 팔/손으로 환측 팔/손을 훈련하는 데 리듬을 이용하는 방법은 간단하다.

- 탁자 위에 두 개의 수건을 놓는다.
- 환측 손으로 수건을 잡고 탁자 위로 밀어 어디까지 팔을 뻗을 수 있는지 가늠해본다. 이때 등은 의자에 꼭 붙이고 환측 팔꿈치를 최대한 펴려고 노력해야 한다. 최대한 손을 뻗어 닿은 곳에 테이프를 붙여 표시한다. 건측 손으로도 같은 과정을 반복한다.
- 탁자 앞에 앉아 양쪽 손을 각각 수건 위에 올린다. 역시 등은 의자에 꼭 붙여야 한다.
- 메트로놈을 적당한 속도에 맞춘다. 똑딱거리는 소리에 맞춰 처음에는 건측, 그 다음에는 환측 손으로 수건을 밀어 표시한 곳까지 전진시킨다.
- 동작은 반대 방향으로 수행할 수 있다. 한쪽 손을 앞으로 뻗을 때 다른 쪽은 몸쪽으로 당긴다. 물론 같은 방향으로 수행할 수도 있다. 양쪽 손을 동시에 같은 방향으로 움직인다.
- 익숙해지면 더 빠른 리듬에 맞춰 속도를 높이거나 목표를 더 멀리 설정한다.

이런 기본 법칙은 어떤 운동에도 적용할 수 있다. 몇 가지 원칙만 지키면 된다.

- 양쪽 팔과 손이 도달하는 목표를 다르게 설정할 수 있다. 예컨대 건측은 앞으로 40센티미터를 뻗고, 환측은 10센티미터만 뻗어도 좋다.
- 리듬은 느리고 편안하게 설정한다. 최대한 빨리 하는 것이 아니라, 리듬에 맞춰 목표점에 도달하는 것을 목표로 삼는다.
- 언제 운동을 끝낼지 정해둔다. 음악을 이용한다면 한 곡이 끝날 때까지 운동한다는 식으로 맞추면 쉽다.
- 항상 리듬을 탈 것!

✅ 주의할 점은 없을까?

리듬에 맞춰 운동을 하면 혈압과 심박수가 올라간다. 너무 많이 올라가지 않게 주의해야 한다. 이런 방식으로 팔과 손을 움직이는 것은 비교적 안전하지만, 걷는 동작이나 균형감 관련 운동을 할 때는 안전에 더 주의를 기울여야 한다. 먼저 치료자와 상의하는 것이 좋다.

리듬에 맞춰 걷기

치료자는 항상 보행역학(보행 중 다리와 발이 어떻게 움직이는지)에 집중한다. 그러다 보면 보행의 또 다른 중요한 측면을 놓치는 수가 있다. 바로 리듬이다. 뇌졸중 후 보행에는 예측 가능한 리듬이 없어진다. 이때 **리듬청각자극**rhythmic auditory cuing을 이용하면 다리나 팔, 또는 팔다리를 함께 리듬에 맞춰 움직이는 데 큰 도움이 된다. 표현 언어상실증에도 시도해볼 만하다. 말이 잘 나오지 않을 때 리듬에 맞춰 말을 하면 단어를 발음하는 속도가 빨라질 수 있다. 보행 회복에 리듬을 사용하려면 걷는 속도를 음악에 맞춰본다. 보행의 자연스러운 리듬을 회복하는 데 도움이 된다. 일단 리듬에 맞춰 걷는 데 익숙해지면 걸음걸이가 훨씬 자연스럽고 대칭적이 된다.

✅ 어떻게 해야 할까?

리듬청각자극은 시계가 재깍거리는 것처럼 끊임없이 똑딱거리는 소리만 있으면 된다. 많은 연구에서 메트로놈을 사용했지만, 드럼 머신이나 키보드 등 예측 가능한 리듬을 계속 제공하는 장치는 무엇이든 쓸 수 있다(메트로놈은 저렴하며, 휴대폰용 무료 앱도 많다). 물론 음악도 좋다. **바이오덱스**Biodex라는 회사에서는 대칭적으로 걸을 수 있게 청각적 피드백을 제공하는 트레드밀을 내놓았다. **인터렉티브 메트로놈**Interactive Metronome 사의 **게이트메이트**Gait Mate는 메트로놈 비슷한 휴대용 기구로 지속적인 피드백을 제공해 보행 리듬을 회복하도록 고안되었다. 신발의 발꿈치에 센서를 장착해 발이 바닥에 닿을 때마다 헤드폰을 통해 청각적 자극을 준다. 이런 기구는 모두 실시간 피드백을 제공하므로 지속적인 비트에 생존자의 발걸음을 일치시켜 보행 리듬을 회복하는 데 도움이 된다(9장 '기계를 이용한 회복' 참고).

굳이 특수한 기계를 사용하지 않고 보행 연습 시 헤드폰으로 메트로놈 소리를 듣거나, 옆에서 치료자나 가족이 메트로놈을 들고 걸어도 좋다. 흔히 사용하는 소음 차단용 귀마개를 사용하는 것도 자기 발자국 소리를 더 크게 들을 수 있으므로 좋은 대안이다. 어쨌든 보행을 일정한 리듬에 맞추면 된다.

편안하게 걸을 수 있는 리듬을 찾는 것이 가장 중요하다. 뇌졸중 생존자는 걸음걸이를 음악의 리듬에 정확히 맞추기 어렵다. 안전을 위해 처음에는 안정적인 물체를 붙잡고 제자리걸음을 해본다. 벽에 단단히 고정된 보행 연습용 지지대나 무거운 의자 같은 것이 좋다. 익숙해지면 트레드밀을 사용하거나 실제로 걷는 중에 리듬을 적용한다.

보폭을 늘리거나 줄이면 발이 땅에 닿는 빈도(보조, cadence)를 높이거나 낮출 수 있다. 보폭을 줄이면 보조가 빨라지고, 보폭을 넓히면 느려진다.

움직임의 타이밍을 조정하기 위해 다양하게 리듬을 사용할 수 있다. 연구에 의하면 조깅을 하면서 음악을 듣는 사람은 피로를 덜 느낀다. 뇌졸중 생존자도 마찬가지다. 운동 프로그램이 지루하다면 음악을 들으면서 운동해보자.

✅ 주의할 점은 없을까?

뇌졸중 생존자가 다리를 리듬에 맞춰 움직이기는 매우 어렵다. 건측과 환측의 근력과 협응능력이 크게 다르기 때문에 일정한 리듬에 맞춰 걷기가 거의 불가능하다. 사실 건강한 사람도 완벽하게 리듬에 맞춰 걷기는 쉽지 않다. 군대에서 리듬에 맞춰 걷는 연습을 그토록 많이 하는 이유가 바로 여기에 있다. 리듬에 맞춰 걷는 연습은 의사의 지시에 따라 시작해야 하며 반드시 누군가 옆에 있을 때만 시행해야 한다.

어깨 탈구는 전기 충격으로

뇌졸중을 겪고 나면 한동안 환측을 전혀 쓸 수 없는 경우가 많다(이완성 마비). 근육 활동이 아예 없다. 회복기 후반에 경직을 유발하는 기본적인 반사조차 없다. 이완성 마비는 보통 뇌졸중 직후에 관찰되지만 수년간 지속될 수도 있다. 어깨 관절을 유지하는 근육들이 이완성 마비 상태가 되면 종종 어깨가 제 위치를 유지하지 못한다. 어깨가 제 위치를 벗어나는 현상을 **어깨 탈구**라고 한다.

어깨 관절은 다른 관절과 조금 다르다. 보통 볼-소켓 관절(절구관절)이라고 하지만, '평면 위에 볼이 놓인 관절'이라고 하는 편이 적절할 것이다. 네발동물과 달리 인간은 어깨의 운동 범위가 엄청나게 넓은 앞발(팔)을 발달시켰다. 이런 특성으로 인해 손을 사용해 물체를 멀리 던지고, 절벽을 기어오르는 등 다양한 일을 할 능력을 얻었다. 이렇게 대단한 운동 기능은 대가를 치러야 했으니, 어깨 관절이 상당히 약하다는 점이다. 어깨 관절은 공처럼 둥그런 표면

(상완골의 둥그런 '머리' 부위)과 견갑골에 딸린 평평한 부위로 구성된다. 이렇게 불안정한 구조를 유지해주는 것은 관절을 둘러싼 근육들이다. 하지만 그 힘은 약한 편이다. 어깨 근육이 약해지거나 마비되면 팔의 무게만으로도 관절이 구조를 유지하지 못하고 어긋나 버린다. 회복 중 어깨 근육의 기능이 되살아나면 다시 제자리를 찾기도 하지만, 몇 년씩 탈구된 상태로 지내는 생존자도 있다.

원래부터 약한 어깨 관절이 뇌졸중 후에는 더욱 약해지므로 생존자는 또 다른 위험을 안고 산다. **다른 사람이 도와주려고 환측 팔을 당기는 경우다.** 앉았다 일어서거나, 누운 상태에서 앉는 등 자세를 바꿀 때 보호자는 별 생각 없이 환측 팔을 잡아당기는 수가 많다. 환측 팔이 전신의 손잡이 역할을 하므로 어찌 보면 당연한 일이다. 그러나 팔을 당기는 순간 바로 어깨 관절에 힘이 가해진다! 이렇게 되면 어깨에 통증을 느끼거나, 영구적인 손상을 입을 수 있다.

이완성 마비 상태인 근육을 수축시키는 유일한 방법은 전기자극이다. 이를 이용한 치료가 **신경근 전기자극**neuromuscular electrical stimulation, NMES이다. 먼저 표적 근육 위 피부에 전극을 부착한다. 그리고 전극과 신경근 전기자극기 사이를 전선으로 연결한다. 결국 전기자극은 기계 → 전선 → 전극 → 피부 → 근육 순서로 전달된다. 전기자극을 가하면 근육이 수축을 일으킨다.

뇌졸중 후 어깨 탈구 치료에 전기자극을 이용할 때는 어깨 관절을 둘러싼 근육에 자극을 가한다. 근육이 수축하면 상완골 윗부분을 제자리로 끌어당긴다. 생존자 대신 근육을 팽팽하게 당겨주는 것이다. 장기간 전기자극을 가하면 어깨 관절을 둘러싼 근육을 강화할 수 있다. 근육 활동이 완전히 회복돼 어깨 관절이 영구적으로 안정화되기도 한다.

✅ 어떻게 해야 할까?

우선 임상의가 전극 위치를 정확히 결정해야 한다. 다음 정보는 생존자보다 임상의에게 더 도움이 될 것이다.

어깨 탈구에 신경근 전기자극을 가할 때 전극 위치에 대해서는 논란이 있다. 전통적으로는 어깨 삼각근deltoid과 극상근supraspinatus에 위치시켰다. 그러나 극상근에 전극을 두는 방법은 문제가 있다. 극상근 위를 상부 승모근trapezius이 덮고 있기 때문이다. 피부에 전극을 부착해서는 극상근에 자극이 전달되지 않을 가능성이 높다. 삼각근과 극하근infraspinatus, 소원근teres minor 부위에 전극을 위치시키는 편이 낫다.

어깨 탈구에 전기자극을 가하는 기계는 다양하다. 의사와 치료자의 도움을 받아 가장 알맞은 전극의 위치와 자극 유형 및 강도를 정하는 것이 중요하다.

경피 근육내 자극percutaneous intramuscular stimulation이라는 방법도 있다. 신경근 전기자극과 달리 약화된 근육에 직접 전극을 찔러넣는 방법이다. 약한 전기자극으로도 효과를 거둘 수 있으며, 탈구를 교정하는 데 도움이 되는 근육을 정확하게 자극할 수 있다. 단, 이

치료를 받으려면 간단한 수술이 필요하다.

신경근 전기자극은 통증 치료에 많이 사용되는 경피 전기신경자극TENS과는 다르다. TENS는 심지어 탈구 시 통증에도 사용하지만 전기자극을 가할 뿐 근육을 수축시키지 않으므로 탈구 교정에 도움이 되지 않는다.

주의할 점은 없을까?

전기자극 치료가 효과가 있을지, 안전할지 반드시 의사와 상의한다. 정확한 자극 부위나 방법 역시 치료자가 정해야 한다. 전기자극은 심박동조율기pacemaker 등 전기로 작동하는 기구의 기능을 방해할 수 있으므로 주의한다. 일단 치료자와 상의해 치료를 시작한 후에는 집에서도 안전하게 계속할 수 있다.

밀기 증후군

밀기 증후군pusher syndrome이란 균형 감각이 변하는 현상이다. 환측으로 몸이 기우는데도 똑바로 서 있거나 앉아 있다고 느낀다. 옆에 있는 사람이 자세를 바로잡아 주면 오히려 몸이 건측으로 기울어진다고 느껴 겁을 내거나 위협을 당했다고 생각한다. 결국 환측으로 몸을 '밀게' 되는 것이다. 밀기 증후군을 기울기 현상listing phenomenon이라고도 한다. 몸을 기울일 뿐 미는 것은 아니므로 이 말이 더 정확할지 모른다. 그 밖에도 동측 밀기 Ipsilateral pushing, 향반 밀기 contraversive pushing, 밀기 행동 pusher behavior 같은 용어를 사용하기도 한다.

뇌졸중 등으로 몸의 자세에 관한 정보를 처리하는 뇌 영역에 손상을 입으면 밀기 증후군이 생긴다. 이 영역은 후외측 시상 posterolateral thalamus이라고 하며, 뇌의 한 가운데에 위치한다. 밀기 증후군은 뇌졸중 생존자의 약 5퍼센트에서 나타나지만, 약 50퍼센트에서 어느 정도 이런 증상이 나타난다고 주장하는 사람도 있다.

✅ 어떻게 해야 할까?

밀기 증후군이 생기면 서 있거나 앉아 있을 때 몸을 똑바로 가누기 어렵다. 균형감 이상 때문이다. 균형감은 시각(눈), 전정감각(내이), 고유감각(몸이 공간적으로 어디에 있는지 느끼는 감각) 등 세 가지 감각이 뇌에서 통합되어 생기는데, 밀기 증후군은 그중 고유감각에 이상이 생긴 것이다. 치료자는 밀기 증후군으로 인한 균형감 이상을 극복하는 전략을 세울 수 있다. 한 가지 방법은 수직으로 서 있는 물체에 집중하는 것이다. 즉, 고유감각의 이상을 시각으로 극복한다. 먼저 주변 사람에게 자기 몸을 똑바로 세워달라고 부탁한다. 신경가소성 변화를 촉진하는 많은 회복 전략이 그렇듯, **스스로 교정하기를 반복하면 뇌가 재연결된다.** 치료자는 밀기 증후군을 겪는 생존자에게 손을 뻗어 환측에 있는 물체를 잡으라고 한다. 그때마다 생존자는 물체를 잡은 후 몸을 다시 똑바로 세우는 연습을 반복한다. 반복 연습을 통해 뇌의 신경가소성 재연결을 촉진하는 것이다. 몸을 환측으로 기울였다가 다시 똑바로 세우는 연습도 반복한다. 생존자가 똑바로 서는 동작을 스스로 통제하는 것이 특히 중요하다. 이때 치료자는 옆에서 몸을 똑바로 유지하는 여러 가지 전략과 요령을 알려준다. 생존자는 치료 중 배운 것을 잘 기억했다가 일상 생활 속에서 실천해야 한다. 어떤 자세를 연습하든 몸을 똑바로 세우려고 노력하다 보면 결국 균형감을 회복하게 된다.

♥ 주의할 점은 없을까?

연구에 의하면 밀기 증후군이 생겨도 대부분 6개월 내에 저절로 균형감을 회복한다.

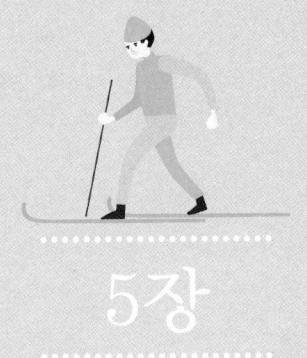

5장

회복에 필수적인 운동 요소

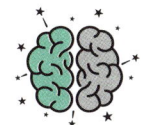

가장 편한 재활 – 잘 자야 회복도 빠르다

회복을 위한 가장 쉬운 전략은 **잠을 충분히 자는 것**이다. 모든 연구 결과가 일치한다. 잠은 회복에 도움이 된다. 그 반대도 성립한다. **충분히 자지 못하면 회복이 느려진다.**

수면이 회복에 미치는 영향을 알아보는 것은 간단하다. 생존자를 두 그룹으로 나눈 후 한 그룹은 마음껏 자게 하고, 다른 그룹은 주기적으로 수면을 방해한다. 인간 연구든 동물 실험이든 잠을 충분히 잔 경우에 훨씬 회복이 빨랐다. 적절한 수면은 신체뿐만 아니라 마음도 회복시킨다. 뇌는 깨어 있을 때 배운 것을 자는 동안 기억 속에 저장한다. 뇌졸중 회복을 위해 열심히 연습한 동작도 마찬가지다. 수면은 호사가 아니라 회복에 반드시 필요한 요소다. 뇌졸중 회복에는 **운동학습**motor learning이 필요하다는 점을 기억하자.

모든 학습이 그렇듯 운동학습 역시 뇌세포 사이에 새로운 연결이 생기는 과정이다. 따라서 수면은 더 잘 움직이는 데 반드시 필요하다.

그런데 뇌졸중이 생기면 잠을 충분히 자기가 쉽지 않다. 뇌가 손상되면 수면 주기가 깨지기 때문이다. 중간 중간 자주 쉬거나 규칙적으로 낮잠을 자면 도움이 된다. 일부 연구에서 낮잠을 자는 사람은 심장질환과 뇌졸중으로 사망할 위험이 더 낮았다. 벤자민 프랭클린은 말했다. '일찍 자고 일찍 일어나면 건강하고 부유하며 현명해진다.' 그가 살아있다면 틀림없이 뇌졸중 회복에도 좋다고 했을 것이다. 인간의 수면 습관은 오랜 진화를 거쳐 만들어졌다. 우리는 해가 지면 잠들고, 해가 뜨면 깨도록 '프로그램'되어 있다. 하지만 오늘날 조명과 TV, 컴퓨터에 둘러싸인 우리 뇌는 밤이 되어도 낮이라고 생각한다. 이런 환경에서 적절한 수면을 취하는 데 가장 좋은 방법은 정해진 시간에 규칙적으로 잠자리에 드는 것이다.

✅ 어떻게 해야 할까?

적절한 수면에 도움이 되는 일반적인 원칙은 아래와 같다.

- 침실은 문을 닫고 창문을 가린다.
- 자는 동안에는 방해하지 말라고 식구들에게 미리 말해 둔다.
- 필요하다면 귀마개를 사용한다.

- '백색소음'을 내는 기계를 사용하거나, 밖에서 들려오는 소음을 적절히 차단한다.
- 방을 어둡게 한다. 뇌는 빛을 보면 한밤중이라도 낮이라고 생각한다. 따라서 침실에서는 TV, 휴대폰, 컴퓨터를 사용하지 말아야 한다. 이런 기기들은 빛을 내기 때문에 뇌는 자야 할 시간인데도 낮이라고 생각하게 된다.
- 침실 온도를 낮춘다. 수면에 가장 좋은 온도는 18°C이다. 따뜻한 공기도 뇌가 낮이라고 착각하는 원인이다.
- 아침에 몸을 햇빛에 노출시킨다.
- 규칙적으로 생활한다. 특히 매일 정해진 시각에 일어나고 잠드는 것이 중요하다.
- 잠자리에 들기 한두 시간 전부터 빛이 나는 화면(TV, 전자책, 휴대폰)을 보지 않는다.
- 운동하라! 누구나 알듯 운동을 하면 푹 잘 수 있다.

✅ 주의할 점은 없을까?

수면제를 사용하면 자연적인 수면만큼 학습에 도움이 되지 않는다. 자연적인 수면을 취하는 동안 뇌는 매우 활발하게 작동하면서 새로 알게 된 중요한 정보를 확실히 각인하고, 불필요한 군더더기 정보를 버린다. 자연적인 수면은 능동적인 과정이다. 반면 수면제를 먹고 잠든 동안에는 뇌의 활동이 느려진다.

낮잠은 회복에 도움이 된다. 하지만 뜻하지 않게 잠이 들거나 자꾸 졸게 된다면 새로운 뇌졸중을 예고하는 징후일 수 있다. 자기도 모르게 잠들어 버리는 사람은 건강한 사람에 비해 뇌졸중 위험이 4~5배 더 높다.

가정운동 프로그램을 마련하자

물리치료사나 작업치료사, 언어치료사와 항상 함께 있을 수 있다면 이상적일 것이다. 치료자는 경험과 지식을 제공하고, 방향을 일러주며, 지치지 않게 격려해준다. 그러나 계속 병원이나 재활센터에서 치료받을 수 있는 사람은 많지 않다. 어떻게 해야 할까?

혼자 집에서도 안전하게 할 수 있는 가정운동 프로그램이 답이다. **치료자를 만나는 동안 가정운동 프로그램을 미리 만들어 두어야 한다.** 모든 치료자가 더이상 병원에 나오지 않는 순간부터 집에서 운동하라고 권한다. 병원에서 퇴원하든, 재활센터 치료가 끝나든 더이상 치료자를 만나지 않게 되면 가정운동 프로그램을 열심히 해야 한다. 외래로 다니면서 치료받아도 마찬가지다.

하지만 대개 치료가 끝날 때쯤에야 가정운동 프로그램을 검토한다. 바쁘게 만들다 보니 치료 중에 치료자와 함께 했던 운동을 단순 반복하는 경우가 많다. 생존자에게 운동 방법을 설명하는 몇 장의 그림을 복사해 주고 간단한 설명을 덧붙이는 선에서 끝내곤 한다. 이런 방식에는 두 가지 문제가 있다.

- **치료가 끝나기 전이라면**
  가정운동 프로그램을 훨씬 일찍 시작해야 한다. 뇌졸중을 겪은 지 얼마 안 된 시점부터 회복 과정 동안 계속 시행하는 것이 좋다. 가정운동 프로그램은 그저 몇 가지 운동을 모아놓은 것이 아니다. 회복을 위해 반드시 해야 할 의무라고 생각해야 한다(6장 '치료 반경을 넓혀라' 참고).

- **치료가 끝났다면**
  회복을 위해 평생 꾸준히 실천할 것들을 계획해야 한다. 복사한 운동 설명서만 쳐다봐서는 안 된다. 멀리 내다볼 수 없을뿐더러, 더 높은 수준으로 회복되는 데 걸림돌이 될 수도 있다. 은연중에 더 좋아지지 않으리란 생각을 부추겨 자기실현적 예언이 되는 것이다. 이렇게 접근하면 다음과 같은 문제가 생길 수 있다.
    - 치료 중에 했던 운동을 언제까지나 계속한다.
    - 치료가 끝날 때쯤에는 더이상 발전이 없다.
    - 정체기를 맞는 경우가 많다.
    - 생존자 스스로 더이상 치료를 받을 필요가 없다고 생각한다.
    - 기껏해야 근력과 협응능력을 현재 수준으로 유지할 뿐이다.

더이상 개선되지 않으리라 믿고 현재 수준을 유지하는 데 초점을 맞추면 더 나빠지는 수가 많다. 통계적으로도 치료를 마친 후에 더이상 회복되지 않거나, 나빠지는 경우가 훨씬 많다. 대부분의 가정운동 프로그램은 회복이 일단락됐다고 생각한다. 향상을 모니터링하고 거기에 맞춰 프로그램을 바꾸는 과정이 없다. 사실 이런 생각은 치료자보다 보험이나 의료 시스템의 영향으로 생긴 것이다.

멀지 않은 과거에 미국에서는 치료자가 뇌졸중 생존자에게 훨씬 많은 시간과 노력을 할애했다. 가정운동 프로그램 같은 치료 계획을 개발하는 데 더 많은 시간을 쓸 수 있었다. 그러다 1997년 균형예산법Balanced Budget Act이 제정되면서 재활의학 분야의 모든 것이 변했다. 법에 따라 선지불제도prospective payment system, PPS가 도입되자 재활 서비스에 대한 보험금 지불 범위가 크게 달라졌고, 모든 의료 기관에서 뇌졸중 생존자를 돌볼 수 있는 기간이 크게 줄었다.

결국 가정운동 프로그램이 졸속으로 시행되는 이유는 시스템 자체가 졸속으로 운영되기 때문이다. 이제 가정운동 프로그램을 통해 신체 기능을 향상한다는 개념은 대부분의 치료자들에게 낯설다. 생존자가 소망과 목표를 분명히 해 치료자의 도움을 이끌어내야 한다. 병원에서 치료할 당시에는 아무리 노력해도 걸을 수 없었다고 하자. 하지만 퇴원 후에 새로운 다리 근력 강화 프로그램을 시행한 결과 몇 발짝 걸을 수 있게 되었다. 이제 어떻게 해야 할까? 어떻게 계속 능력을 향상할까? 멀리 걷기 위한 심폐지구력은 어떻게 얻을까? 더 잘 걸으려면 어떤 근육을 스트레칭하고 어떤 근육을 강화해야 할까?

치료자에게 무엇을 원하고, 무엇이 필요한지 정확히 알리는 것은 성공을 이어가는 데 가장 좋은 전략이다. 따라서 가정운동 프로그램을 마련할 때는 치료자와 충분히 상의해 능력이 향상될수록 더 높은 목표를 설정하고, 달성하기 위한 전략과 방법을 프로그램에 포함시켜야 한다. 평소에 이런 식으로 계획을 세워본 적이 없는 치료자는 의아하거나 당황할 수 있다. 그러나 치료자들은 높은 수준의 교육을 받고, 경험이 풍부하기 때문에 지속적 회복을 위한 계획을 마련해줄 능력이 있다. 또한 생존자는 적절하고 도전적인 가정운동 프로그램을 마련해달라고 요구할 권리가 있다.

책이나 인터넷을 통해 알게 된 방법이 자신에게 맞을 것 같다면 의사나 치료자에게 물어보고 상의해야 한다. 치료자가 퇴원하거나 치료를 마치라고 권유하는 것은 그들 스스로 정체기에 이르렀다고 생각하기 때문이다. 이후 가정운동 프로그램을 통해서도 지금까지 해오던 기법과 운동을 계속한다면 그때야말로 정체기가 찾아온다. **똑같은 방법은 똑같은 결과를 낳을 뿐이다.** 계속 회복하려면 새로운 방법과 치료를 찾고 실천해야 한다.

✅ 어떻게 해야 할까?

지속적으로 회복하려면 적절한 치료 기법과 운동이 포함된 가정운동 프로그램이 필수적이다. 치료자와 가정운동 프로그램에 관해 상의할 때는 다음을 염두에 두자.

- 되도록 빨리 치료자와 함께 가정운동 프로그램을 만든다. 병원에 있든, 집에서 치료받든 치료를 마친 후에도 계속 능력을 향상할 방법을 알려달라고 요구해야 한다.
- 치료자에게 능력을 유지하는 데 그치지 않고 계속 향상할 수 있는 프로그램을 원한다는 점을 분명히 알린다.
- 융통성 있는 가정운동 프로그램을 요구한다. 능력이 향상되면 계속 목표를 올리고, 그 목표를 달성하기 위한 전략과 방법을 알려달라고 해야 한다.
- 정기적으로 이 과정을 반복한다. 1년에 한 번(향상이 빠르다면 더 자주) 치료자를 만나 진전 상황을 검토하고 가정운동 프로그램을 바꿀지 점검해야 한다. 이렇게 해야 가정운동 프로그램을 통해 계속 향상해 나갈 수 있다.

치료를 마칠 때쯤 가정운동 프로그램을 짜기 시작하면 너무 늦다. 가정운동 프로그램은 치료자를 만나는 순간부터 조금씩 개발해 가는 것이다. 치료자들은 회복 계획을 세우는 데 전문가다. 보험이나 시간의 제약으로 치료를 빨리 끝내더라도 생존자를 돕고, 계속 좋아지는 모습을 보고 싶어 한다. 하지만 생존자가 원하는 바를 정확히 전달하고 미리 서두르지 않으면 늘 하던대로 마지막 순간에 복사한 종이 몇 장을 건네주고 말 것이다.

치료를 마친 후에도 **일생 동안** 계속 능력을 향상할 계획을 마련하려면 뇌졸중 회복을 매우 진지하게 생각하며, 노력을 그치지 않을 것임을 치료자에게 충분히 알려야 한다.

✅ 주의할 점은 없을까?

대부분의 가정운동 프로그램이 치료자가 곁에 없는 상태에서 진행된다. 치료자들이 현재 치료를 넘어서는 가정운동 프로그램을 꺼리는 이유가 바로 여기에 있다. 새로운 계획을 도입했다가 혹시 생존자가 위험해지지나 않을지 우려하는 것이다. 따라서 프로그램을 짜기 전에 안전수칙을 철저히 지키고, 상태가 좋아져 새로운 운동을 하게 되면 반드시 알리겠노라 말하는 것이 좋다. 운동이나 치료가 크게 달라진다면 반드시 의사에게 알려야 한다. 대개 의사들은 지속적인 노력을 칭찬하고 격려하지만, 프로그램의 안전성에 관한 최종적인 결정은 의사의 뜻에 따라야 한다.

가정운동 프로그램에 새로운 요소를 추가할 때는 자기 몸과 마음에 어떤 변화가 있는지 주의를 기울여야 한다. 통증을 느끼거나 너무 힘들면 즉시 중단해야 한다. 일반적으로, 통증을 느낀다면 자신에게 맞지 않는 것이며 위험할 수 있다.

회복의 공간 - 가정운동 공간

당연한 말이지만 공부는 도서관에서 하면 더 쉽다. 서류 작업은 책상에서, 요리는 부엌에서 하는 것이 제일 편하다. 뇌졸중 생존자는 자기 집에 이처럼 회복에 전념할 수 있는 공간을 마련할 필요가 있다. 도서관처럼 정신을 분산시키는 것이 없고, 책상처럼 잘 정리되어 있으며, 부엌처럼 필요한 기구가 모두 갖춰진 공간에서 오로지 뇌졸중 회복에만 집중하는 것이다.

뇌졸중 생존자 중에는 회복을 위한 노력 중 적어도 일부는 헬스클럽에서 하고 싶어하는 사람도 있다. 그렇더라도 집에 운동 공간을 마련하면 크게 도움이 된다.

어떻게 해야 할까?

가정운동 공간은 남아도는 방이나 거실 구석이라도 상관없다. 반드시 커야 할 필요도 없고, 필요하지 않은 기구까지 갖춰야 하는 것도 아니다. 운동기구, TV, 블루투스 스피커, 거울, 영감을 주는 그림처럼 회복을 촉진하는 데 꼭 필요한 것만 있으면 된다. 이 공간에서 회복에 집중해 보자. 필요한 기구의 예를 들면 다음과 같다.

- 트레드밀
- 등받이가 있는 운동용 자전거

- 에르고미터(손자전거)
- 운동용 매트
- 평행봉 또는 균형을 유지해 주는 기구
- 아령
- 탄력밴드
- 전기자극기
- 공, 카드 한 벌, 기타 '장난감'

필요한 것은 무엇이든 갖출 수 있다. 비싼 기구를 잔뜩 사서 먼지만 쌓이는 것보다 간단한 기구 몇 가지를 잘 사용하는 편이 훨씬 낫다. 의사나 치료자가 기구에 대해 조언해 줄 수 있다.

✅ 주의할 점은 없을까?

가정운동 공간을 마련할 때는 안전 문제를 신중하게 고려해야 한다. 모든 운동기구나 치료기구는 고유한 위험이 있다. 예컨대 트레드밀은 계속 움직이므로 보행이 불편한 생존자에게 맞지 않을 수 있다. 공처럼 단순한 물건도 잘못 다루면 자칫 균형을 잃고 낙상을 입을 수 있다. 균형운동을 할 때는 낙상에 대비해 벽에 손잡이를 설치하면 좋다. 바닥이 미끄러워서는 안 된다. 의사는 운동이나 치료가 안전한지 알려줄 수 있으며, 치료사들은 운동이나 치료를 가장 효과적으로 하는 방법을 알려줄 수 있다.

집중의 공간 – 헬스클럽

회복에 집중하기 위해 헬스클럽에 다니는 것도 좋다. 장비가 좋고 직원들이 친절하게 잘 도와준다면 근력과 지구력, 유연성을 키우는 데 더할 나위없다. 수영장과 사우나를 갖춘 곳도 있다. 물에서는 부력과 저항력을 이용해 회복 운동을 할 수 있다. 커다란 거울이 있다면 시각적 피드백을 얻을 수 있어 더욱 좋다. 헬스클럽에는 목표를 세우고 열심히 운동하는 사람이 많기 때문에 긍정적인 자극을 얻을 수도 있다.

집에서는 전기자극기, 펙보드pegboard, 트럼프 카드 등 자신의 회복을 위해 필요한 기구를 얼마든지 갖다 놓을 수 있다. 이런 것들을 갖춰 놓은 헬스클럽은 없다. 그러나 회복하려는 뇌졸중 생존자에게 헬스클럽의 역할은 가정운동 공간과 전혀 다르다. 헬스클럽은 소위 운동의 '빅3'를 본격적으로 할 수 있는 공간이다. (물론 세 가지 모두 집에서도 어느 정도는 할 수 있다.)

- 심폐운동
- 근력운동
- 스트레칭

빅3 운동은 회복에 필수적이다. 회복에 필요한 에너지를 '저축' 할 수 있기 때문이다. 운동을 열심히 하면 점점 근력과 유연성이 생겨 회복이 더욱 빨라진다.

생존자 중에는 뇌졸중을 겪고 나서 오히려 체력과 몸매가 좋아졌다는 사람도 있다. 다음과 같은 이유 때문일 것이다.

- 체력과 몸매를 유지하는 데 새로운 관심을 갖는다
- 식품 및 영양에 새로운 관심을 갖는다
- 운동을 더 많이 한다
- 운동할 시간도 더 많다

심지어 뇌졸중을 겪은 후 헬스클럽이 삶의 중심이 되었다는 사람도 있다. 사람들을 만나고, 능력이 점점 좋아지는 데 자부심을 느끼며, 자신만을 위한 시간 속에서 여유를 찾는다고 한다. 특별히 동기를 느끼지 못하더라도 운동에 집중하는 데는 도움이 된다. 헬스클럽이 맞을 것 같다면 망설이지 말고 이용해보자.

✅ 어떻게 해야 할까?

뇌졸중 회복에 도움이 되려면 헬스클럽에 다음과 같은 요소가 갖추어져야 한다.

- 적절한 기구
- 동작이 부자연스러운 뇌졸중 생존자도 느긋하고 편안하게 느낄 수 있는 환경

- 지식이 풍부하고 친절하며 적극적으로 도와주려는 직원

그러나 헬스클럽 직원들은 보통 장애에 대한 전문적 지식이나 경험이 없다. 인증 체계도 매우 다양해 혼란스러울 수 있다. 다음 사항은 반드시 알고 있어야 한다.※

- 선수 트레이너 athletic trainer는 운동선수 트레이닝에 학사 학위가 있고, 각 주의 인증을 받은 사람이다.
- 개인 트레이너 personal trainer는 교육과 인증이 필요 없다.

좋은 의도로 조언하는 말을 들었다가 문제를 겪었다는 이야기는 너무나 많다. **재활 프로그램에 관해서는 절대적으로 치료자(의사, 물리치료사나 작업치료사)의 말에 따라야 한다.** 치료자가 직접 헬스클럽에 가볼 필요는 없다. 어떤 장비가 있는지만 알려줘도 안전하고 효과적인 프로그램을 짤 수 있다. 물론 치료자가 헬스클럽에 함께 가준다면, 더욱이 첫 번째 세션을 지도해준다면 큰 도움이 될 것이다!

집 근처에서 적당한 헬스클럽을 찾아보자. 헬스클럽에 가는 것이 일상이 되려면 가까워야 한다. 할 수 있는 운동이 별로 없어도

※ 인증과정은 미국 이야기지만, 우리나라의 인증과정도 매우 복잡하다. 트레이너를 선택할 때는 어떤 자격을 지니고 있는지 확인하는 것이 좋다.

걸어서 갈 수 있다면 오가며 걷는 것만으로도 회복에 도움이 된다. 그 정도로 가까운 헬스클럽이 없다고 해도 집이나 직장에서 편하게 다닐 수는 있어야 한다.

헬스클럽을 찾았다면 자신이 주로 이용할 시간에 미리 방문해본다. 얼마나 붐비는지, 어떤 사람들이 오는지, 관리 상태는 어떤지 보는 것이다. 기구가 아무리 많아도 실제로 어떤 운동을 할 수 있는지 잘 따져본다. 혹시 뇌졸중 회복에 도움이 되는 프로그램을 진행하는지도 물어보자. 스피닝이나 암벽등반 연습은 할 수 없겠지만 요가나 태극권, 수중 에어로빅 등은 비용이 좀 들어도 시도해볼 만한 가치가 있다. 휠체어를 타고 드나들거나, 화장실을 이용하기 쉬운지도 체크한다.

대부분의 헬스클럽이 최대한 노력하지만 걸을 수 없거나 기구에 올라가고 내려오는 데 어려움을 겪는 사람도 이용할 수 있는 기구와 환경을 갖추지 못한 곳도 많다.

◉ 주의할 점은 없을까?

헬스클럽은 물론 어떤 운동 프로그램이든 시작하거나 변경할 때는 반드시 의사와 상의해야 한다.

● **들어올려라!**

저항력 운동이란 어떤 저항에 반대 방향으로 근육을 쓰는 모든 운동을 가리킨다. 가장 흔한 것은 근력운동(웨이트 트레이닝)이다. 저항력 운동은 뇌졸중 회복에 큰 도움이 된다. 뇌졸중 회복을 위한 어떤 치료에도 반드시 저항력 운동을 포함시켜야 한다.

저항력 운동과 근력운동은 흔히 동의어처럼 사용하지만 엄밀히 따지면 차이가 있다.

- **저항력 운동**
  반대 방향의 힘에 대항해 밀거나 당기는 운동. 저항은 자신의 몸을 이용할 수도 있고(양쪽 손을 맞대고 서로 미는 동작 등), 다른 사람의 힘을 빌릴 수도 있으며, 중력이나 고무로 된 탄력 밴드를 이용할 수도 있다.
- **근력운동**
  바벨이나 아령, 헬스클럽에 있는 근력운동 기구 등 무거운 것을 밀거나 당기는 저항운동.

여기서는 보다 포괄적인 '저항력 운동'이란 용어를 쓸 것이다. 뇌졸중 생존자가 매일 저항력 운동을 해야 하는 이유는 다음과 같다.

- 건측과 환측의 근력을 증진한다.

- 이동 능력이 향상된다(걷기, 휠체어 조종 등).
- 근육 위축을 막는다. 뇌졸중 후에는 환측은 물론 건측에도 위축이 생기기 쉽다.
- 기능적 능력이 향상된다('기능적'이란 일상 활동을 할 수 있는 능력을 말한다. 일상 활동 능력이라고도 한다).
- 근력을 늘려 모든 회복 노력에 도움이 된다.
- 뇌 속에서 신경가소성 변화를 촉진하는 화학물질(가장 중요한 것이 BDNF다)을 많이 만들어 동작을 학습하거나 재학습하는 과정이 쉬워진다.
- 균형감을 증진해 낙상을 방지한다.
- 인지 기능을 증진한다. 한 마디로 머리가 좋아진다.

골밀도 증가는 근력운동의 중요한 효과다. 골밀도가 높을수록 뼈가 강해진다. **볼프의 법칙**은 뼈에 더 많은 압력을 가할수록 두껍고 강해진다는 원리다. 뼈에 붙은 근육이 당겨지면 그 힘에 대항하기 위해 뼈가 더 두꺼워지고 강해진다. 장기적으로 근육이 뼈를 자극할수록 뼈는 더 많이 성장한다. 뼈를 자극해 골밀도를 높이는 데 가장 좋은 운동이 저항력 운동이다. 볼프의 법칙은 반대로도 작용한다. 즉, 뼈에 가해지는 자극이 줄어들수록 뼈는 약해진다. 뇌졸중 후에는 환측 근육이 약해지므로, 근육이 뼈에 가하는 자극도 줄고, 결국 골밀도가 낮아져 뼈 자체가 약해진다. 생존자는 환측으로 쓰러지는 경향이 있는데, 환측은 이미 뼈가 약해져 있으므로 골절이 생기기 쉽다. 저항력 운동을 통해 환측 뼈를 튼튼하게 해주면 골절을 방지하는 효과가 있다.

저항력 운동은 다음과 같은 점에서 뇌졸중 생존자뿐 아니라 모든 사람의 건강에 매우 중요하다.

- 혈당 조절에 도움이 되므로 특히 당뇨병이나 당뇨병 전 단계인 사람에게 좋다.✤
- 기초 대사량을 늘려 체중을 줄이거나 쉽게 살이 찌지 않게 한다.✤
- 혈압을 낮춘다.✤

어떻게 해야 할까?

저항력 운동은 신체 구석구석에 좋은 영향을 미친다. 뇌졸중 후에는 더욱 중요하다. 근력과 지구력이 생기면 전체적으로 활력이 증진되기 때문이다.

저항력 운동을 할 때는 팔다리뿐 아니라 몸통 운동도 반드시 포함시키되, 신체 어느 부위에 초점을 맞출지 신중하게 고려해야 한다. 저항력 운동을 통해 허벅지 근육을 강화해 보행을 개선하기로 했다면 허벅지 근육 운동에 더 많은 시간과 노력을 기울여야 한다.

✤ 당뇨병, 비만, 고혈압은 모두 뇌졸중의 위험 인자다.

즉, 어떤 근육에 집중할 것인지 정확히 평가하는 것이 가장 먼저다. 치료자는 바로 이 부분을 도와줄 수 있다. 물론 자신의 상식과 직감도 중요하다.

대개 뇌졸중 생존자는 굽힘근보다 폄근이 훨씬 약해진다. 굽힘근이란 관절의 각도를 줄이는 근육이다. 팔꿈치라면 팔꿈치를 굽히는 근육이 굽힘근, 팔꿈치를 곧게 펴는 근육이 폄근이다. 뇌졸중 생존자는 팔꿈치를 굽히는 동작은 잘하지만 똑바로 펴지는 못한다. 따라서 저항력 운동을 할 때는 굽힘근보다 폄근에 집중해야 한다. 또한 가장 약한 근육군에 초점을 맞춰야 한다. 뇌졸중 생존자는 쉽게 움직일 수 있는 근육에 집중하고, 환측을 잘 움직이지 않으려고 한다. 사실은 가장 움직이기 어려운 근육을 움직여 가장 하기 힘든 동작을 반복해야 한다. 굽힘근 운동을 하지 말라는 뜻은 아니다. 굽힘근이 폄근보다 힘이 세다고 해도 뇌졸중 후에는 양쪽 모두 약해진다. 따라서 두 가지 근육을 모두 사용하되 폄근에 초점을 맞추어 진행한다.

저항력 운동을 위해 값비싼 기구를 살 필요는 없다. 다음과 같은 방법으로 값비싼 첨단기구와 비슷한 효과를 얻을 수 있다.

- 탄력 밴드
- 자기 몸의 근력을 이용한 등장성 운동
  양쪽 손바닥을 붙이고 서로 밀거나, 양손을 서로 붙잡고 바깥쪽으로 당기는 동작 등.

- 중력을 이용

  스쿼트, 발꿈치 들기, 팔굽혀펴기 등

저항력 운동을 회복 계획에 포함시키려면 다음 사항을 염두에 둔다.

- 먼저 의사나 치료자와 상의한다.

  어떤 운동을 해야 하는지, 어떤 기구를 쓰고, 얼마나 빨리 진행해야 하는지 가르쳐줄 것이다.

- 조급해하지 말아야 한다.

  근력과 지구력도 중요하지만 무엇보다 안전해야 한다. 충분한 시간을 두고 반복 횟수와 저항(무게)을 천천히 늘리는 것이 좋다.

✅ 주의할 점은 없을까?

천천히 시작해 단계적으로 늘린다. 저항력 운동을 하면 하루에서 수일이 지난 후에 '지연성 근육통'이 생길 수 있다. 따라서 운동을 천천히 늘리고 근육통이 생기지 않는지 주의를 기울여야 한다. 근육은 근섬유가 미세하게 찢어졌다가 '복구'되면서 더 두껍고 강해지므로 약간의 통증은 있게 마련이지만 많이 아프다면 문제가 생긴 것이다.

저항력 운동으로 인해 어떤 문제가 생길 수 있는지 의사와 상의

한다. 특히 복용 중인 약물이 운동에 대한 신체 반응에 영향을 미칠 수 있으므로 미리 확인한다. 치료자는 운동이 필요한 부위와 안전하게 근력 및 지구력을 키우는 방법을 알려주고, 개인적인 목표를 세워줄 수 있다. 운동 전후는 물론 운동 중에도 혈압과 심박수를 체크한다. 출혈성 뇌졸중을 겪은 사람은 저항력 운동을 하지 말라는 의사도 있다. 저항력 운동을 하는 도중에 혈압이 급격히 오르면 또 다시 뇌졸중이 생길 수 있기 때문이다.

활력을 늘리자

심폐기능이란 운동 중 근육에 산소를 공급하는 심장과 폐, 혈관의 능력을 말한다. 뇌졸중 생존자는 심혈관 기능에 있어 독특한 어려움에 처한다.

- 나이가 비슷한 사람과 비교할 때 근력과 지구력이 절반밖에 안 된다.
- 걷기 등 일상 생활에 두 배 정도 힘이 더 든다.

결국 힘이 약한데도 에너지는 더 필요하다. 따라서 몸매도 나빠지고 본의 아니게 '카우치 포테이토족'이 되기 쉽다. 근력과 지구력 운동이 필요한 까닭이 바로 여기에 있다. 운동선수들은 시즌이 시작될 때 체력이 많이 소모되는 운동을 한다. 체력을 길러 에너지를 축적했다가 실제로 경기를 할 때 쓰려는 것이다. 우리도 똑같이 할 수 있다. 사실 기본적인 운동만 열심히 해도 회복에 필요한 에너지를 축적할 수 있다.

운동은 다양한 방식으로 회복에 도움이 된다. 뇌세포를 재연결하며 산소가 풍부한 혈액을 뇌에 공급한다. 뇌는 몸무게의 2퍼센트에 불과하지만 우리가 사용하는 산소의 20퍼센트를 소모한다. 운동을 하면 뇌 혈액 순환이 좋아져 산소 공급도 늘어난다. 뇌에 산소가 풍부하게 공급되면 모든 학습에 좋다. 뇌졸중 후 동작을 다시 익히는 것도 학습이므로 큰 도움이 된다. 또한 운동을 하면 혈액 속 BDNF 수치가 상승한다. BDNF는 학습을 훨씬 쉽게 해주는 '기적의 뇌세포 성장인자'다. 심폐운동이든 저항력 운동이든, 운동은 BDNF 수치를 높인다.

안전하면서도 자신의 능력에 약간 어려운 심폐운동을 하면 에너지를 저장해 활력있는 삶을 누릴 수 있다. **심장, 폐, 혈관, 근육의 힘은 모든 회복 노력의 기초다.** 아무리 자신감이 높고 의지가 굳어도 몸이 받쳐주지 않으면 아무것도 할 수 없다. 운동을 통해 에너지와 활력을 축적해야 회복 노력을 계속할 수 있다.

♥ 어떻게 해야 할까?

능력이 어떻든, 어떤 장애가 있든, 자기에게 맞는 심폐운동이 있다. 회복 정도에 따라 침대에 누워서 하는 운동부터 고난도의 유산소 운동에 이르기까지 자신에게 맞는 운동을 찾아야 한다. 지구력을 기를 수 있는 운동과 효과적인 운동기구, 어느 정도의 효과를 기대할 수 있는지, 안전을 위해 어떤 점을 주의해야 하는지 등을 치료자와 상의해보자. 다음과 같은 기구를 사용할 수 있다.

- 앉은 자세에서 양측성 운동을 할 수 있는 기구
- 등받이가 있는 운동용 자전거
- 상체 운동기구

휠체어 이용자의 심폐기능을 향상하는 트레드밀도 있다. 비용도 많이 들지 않는다. 상체와 하체를 모두 단련할 수 있는 고정식 자전거도 저렴한 가격에 구할 수 있다. Isokinetic이라는 회사는 팔과 다리 운동에 적합한 다섯 가지 모델의 페달식 운동기구를 출시했다(www.isokineticsinc.com/category/pedal_exercisers).

최근에는 병원이나 재활센터에 '심폐운동 헬스클럽'을 마련하는 경우도 많다. 보통 의사의 처방이 필요하지만 뇌졸중 생존자만 이용할 수 있고 노련한 치료자들이 있기 때문에 특히 좋다.

아직 걷지 못하는 뇌졸중 생존자는 **부분적 체중 부하 보행**partial weight supported walking, PWSW 기구를 사용하면 좋다. NeuroGym® 사의 번지 워커Bungee Walker나 Biodex의 언웨잉 시스템Unweighing System은 집에서 사용하기 좋다(9장 '기계를 이용한 회복' 참고).

✅ 주의할 점은 없을까?

심폐기능을 향상시키는 운동은 많다. 집에서 할 수 있는 운동도 있다. 어떤 운동이 적절한지 의사나 치료자와 상의해보자. 효과도 중요하지만 무엇보다 안전해야 한다.

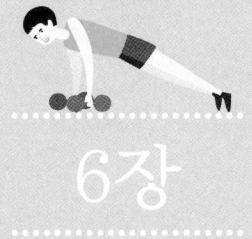

6장

회복 전략

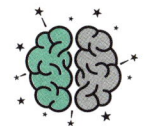

뇌졸중 회복의 4단계

뇌졸중 후 회복 과정은 4단계로 구분한다.

초급성기 → 급성기 → 아급성기 → 만성기

4단계를 설명하는 데는 두 가지 방법이 있으며, 두 가지 모두 유용하다.

- 누구에게나 적용되는 일정
- 각 생존자의 회복을 반영하는 고유한 일정

✅ 누구에게나 적용되는 일정

이 일정은 평균적인 뇌졸중 회복 과정을 설명한다. 생존자가 회복 과정 중 어디쯤 있는지 대략 짐작할 수 있다. 예컨대 '7개월 전에 뇌졸중을 겪었다'라고 하면 의사나 치료자는 지금쯤 어떤 상태일지 짐작한다. 연구에서 치료 대상을 정의할 때도 유용하다. 예컨대 '뇌졸중을 겪은 지 3~5개월이 지난 생존자들'을 하나의 치료군으로 설정할 수 있다. 누구에게나 적용되는 뇌졸중의 4단계는 다음과 같다.

- 초급성기 – 처음 증상이 나타난 때로부터 6시간
- 급성기 – 처음 7일간
- 아급성기 – 7일~3개월
- 만성기 – 3개월 이후 삶을 마칠 때까지

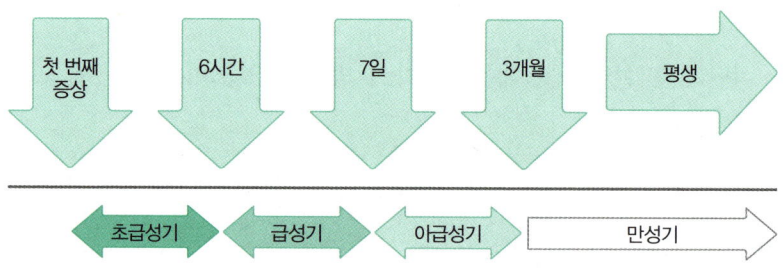

누구에게나 적용되는 뇌졸중 회복의 4단계

❤ 생존자의 회복을 반영하는 고유한 일정

고유한 일정은 각 생존자의 뇌 스캔 결과에 따른다. 뇌 스캔을 통해 모든 뇌졸중의 경과가 다르다는 사실이 밝혀졌다. 즉, 모든 생존자는 각 회복 단계가 시작되고 끝나는 시점이 서로 다르다.

가장 좋은 회복 전략 또한 생존자가 현재 어느 단계에 있는지에 따라 조금씩 달라진다. 회복 단계에 따라 통하는 전략이 다르며, 어떤 치료 방법은 해롭기 때문이다. 따라서 생존자가 현재 어느 단계에 있는지 아는 것이 중요하다.

회복 단계를 알기는 어렵지 않다. 움직이는 모습만 봐도 뇌에서 어떤 일이 벌어지고 있는지 짐작할 수 있다. 움직임을 관찰하면서 생존자와 주변 사람들의 말을 들어보면 어느 단계인지 대부분 정확히 알 수 있다.

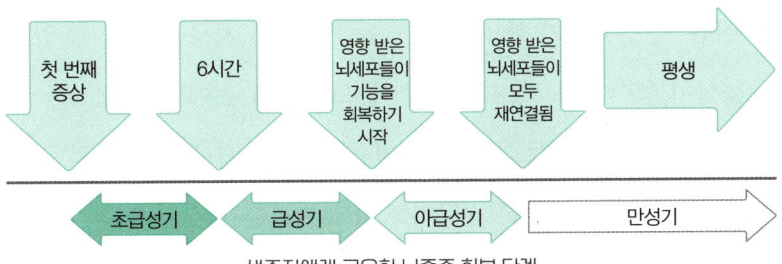

생존자에게 고유한 뇌졸중 회복 단계

✅ 초급성기

시작	끝
뇌졸중 증상이 처음으로 나타난 때	증상이 나타난 지 6시간 후

　일단 뇌졸중 증상이 나타나면 시간이 생명이다! 초급성기에 응급 치료를 받지 못하면 예후가 매우 나빠진다. 공격적인 '혈전용해제' 치료를 시도해볼 수 있는 유일한 시기이기 때문이다. 혈전용해제란 혈액이 응고해 혈관을 막은 것을 녹이는 약물로 보통 tPA(tissue plasminogen activator, 조직 플라스미노겐 활성제)라는 물질을 사용한다. (단, 출혈성 뇌졸중은 혈관이 막힌 것이 아니라 터진 것이므로 tPA를 써서는 안 된다.) 뇌졸중 초기에 tPA를 투여받으면 대부분 더 빨리, 더 많이 회복한다. 뇌졸중을 빨리 발견해 응급 치료를 받는 것이 중요한 이유다. 생존자가 빨리 병원에 올수록 tPA 치료를 받을 수 있을 가능성이 높아진다. 심지어 병원에 도착하기 전에 tPA 치료를 시작할 수도 있다. '이동식 뇌졸중 병동'이 있기 때문이다. 이런 앰뷸런스는 뇌졸중을 정확히 진단하고 tPA 치료를 시작할 인력과 장비를 갖추고 있다. 문자 그대로 '시간은 금'이 아니라 '시간은 뇌'다. 초급성기는 뇌를 구할 수 있는 다른 치료를 시행하는 데도 결정적인 시기다. 즉각적인 치료는 뇌 손상을 막을 뿐 아니라, 때로는 환자의 생명을 구하는 데도 매우 중요하다.

✅ 초급성기의 회복 전략

가장 중요한 것은 생존자가 최대한 빨리 의학적 치료를 받는 것이다. 즉시 119에 연락한다. 시시각각 뇌세포가 죽어간다는 것을 명심해야 한다. 이 시기에는 재활치료를 시행하지 않는다. 환자가 의식이 있다면 의사들은 몸을 움직여보라고 해 뇌의 어느 부위가 얼마나 손상되었는지 판단한다. 이 시기의 치료 목표는 다음과 같다.

시작	끝
뇌졸중을 겪은 지 6시간 후	1. 뇌의 혈액 공급 회복 2. 뇌졸중에 의한 손상이 더 진행되지 않음 3. 생존자는 '의학적으로 안정된 상태' 4. 영향 받은 뇌세포들이 재연결되기 시작함

✅ 급성기

급성기에는 뇌에 다음 두 가지 영역이 뚜렷하게 나타난다.

- 손상중심영역 core
    - 뇌졸중에 의해 완전히 파괴된 부위
    - 모든 뇌세포가 사멸
    - 뇌세포 재연결(신경가소성)의 가능성 없음
    - 나중에 액체로 채워진 공동 空洞 이 형성됨

- 경계영역 penumbra
    - 손상중심영역보다 훨씬 넓음
    - 수많은 뇌세포가 존재함
    - 살아있으나 위태로운 상태
    - 재활치료에 따라 쓸모 있는 영역으로 재생되기도 하고, 쓸모 없는 영역이 되기도 함

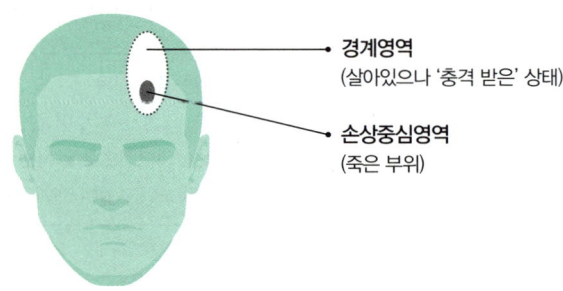

경계영역
(살아있으나 '충격 받은' 상태)

손상중심영역
(죽은 부위)

뇌졸중이란 혈관이 막히거나(허혈성 뇌졸중), 터져(출혈성 뇌졸중) 손상중심영역과 경계영역에 혈액 공급이 끊기는 현상이다.

혈액 공급이 끊겨 **뇌세포가 완전 사멸한 부위를 손상중심영역**이라 하며, 손상중심영역 주변으로 **뇌세포가 살아있지만 위태로운 상태인 부위를 경계영역**이라 한다. 큰 혈관을 통한 혈액 공급은 끊겼지만, 경계영역의 뇌세포는 훨씬 작은 혈관에서 혈액을 공급받는다. 가까스로 생존에 필요한 혈액은 공급받지만 기능을 수행하는 데 필요한 만큼은 공급받지 못하는 상태다. 살아있기는 하지만 일은 못 한다.

경계영역에 있는 수많은 뇌세포의 문제는 이것뿐만이 아니다. 우리 몸은 한 부위가 손상받으면 수많은 시스템이 도우러 나선다. 발목을 삐어 퉁퉁 붓거나, 팔을 부딪혀 멍이 든 경우를 생각해보자. 뇌졸중 후 경계영역에도 똑같은 일이 벌어진다. 퉁퉁 붓는다. 그 이유는 경계영역으로 수많은 화학물질이 쏟아지기 때문이다. 칼슘, 분해효소, 자유라디칼, 산화질소 등이 뒤섞여 일종의 '대사성 수프'를 만든다. 이런 물질은 치유를 돕지만, 그 부위는 퉁퉁 붓는다. 뇌세포 입장에서 보면 기능을 방해하기도 한다.

따라서 경계영역은 두 가지 문제를 해결해야 한다.

- 혈액 공급 부족
- 뇌세포 기능을 방해하는 화학물질

두 가지 요인에 의해 뇌 속의 '상당히 넓은 부위'가 기능을 수행하지 못한다. 뇌세포가 마비되어 '살아도 산 것이 아니다'. 이런 상태를 전문적인 용어로 '뇌피질 쇼크 cortical shock' 또는 '대뇌 쇼크 cerebral shock'라고 한다. 이때 많은 뇌졸중 생존자가 실제로 마비 상태에 빠진다. 급성기의 마비 상태는 오래 지속되지 않는다. 대개 경계영역의 뇌세포가 다시 기능을 시작한다. 그러나 경계영역의 뇌세포가 본격적으로 기능을 회복하는 시기는 아급성기다.

✅ 급성기의 회복 전략

급성기에 집중적인 치료를 하는 것은 좋지 않다. 이때는 뇌가 매우 약하다. 경계영역의 뇌세포는 특히 손상받기 쉽다. 동물실험 결과, 뇌졸중 후 너무 일찍, 너무 많은 치료를 받으면 **뇌 손상이 오히려 커진다.** 인간 연구 결과도 들쭉날쭉하다. 급성기에 재활요법을 얼마나 해야 너무 많은 것일까? 많은 것이 밝혀지고 있지만 현재로서는 다음 간단한 규칙에 따르는 것이 좋다.

- 의사의 지시에 따른다.
- 치료자와 간호사의 말을 듣는다.
- 억지로 밀어붙이지 않는다.

급성기에 회복을 위해 집중적으로 노력하는 것은 오히려 해롭다. 그렇다고 치료를 아예 하지 말아야 한다는 뜻은 아니다. 의사들은 뇌졸중 후 2~3일간은 침상에서 안정을 취하라고 한다. 이때도 치료를 시작할 수 있다. 생존자는 전혀 힘을 쓰지 않고 **치료자가 팔다리를 수동적으로 움직여주는 것이다.** 이때 생존자의 팔다리는 운동 범위 전체에 걸쳐 움직인다. 이런 '**수동적 관절가동운동**'은 근육 길이와 관절 건강을 유지하는 데 도움이 된다.

주치의가 침대를 벗어나도 좋다고 하면 치료자들은 생존자 스스로 안전하게 움직일 수 있을지 판단한다. 급성기에는 대부분의 치료가 '침상 곁'에서 진행된다. 치료자는 서서히, 부드럽게 생존자를 움직이게 한다. 이때의 치료 원칙은 이렇게 요약된다. '생존자가 안전하게 할 수 있는 동작이라면 무엇이든 좋다.'

급성기 치료를 시작하기 전에 치료자는 이런 점을 확인한다.

- 판단력과 안전성에 대한 인식
- 지시에 따를 능력
- 지남력(자신이 누구이며 어디에 있는지, 지금은 하루 중 어느 때이며 어떤 계절인지 아는 능력). 이렇게 쉬운 것을 물으면 모욕감을 느낄 수 있지만, 이런 질문은 안전성을 평가하는 데 필수적이다.
- 기억력
- 문제해결 능력
- 시력
- 능동적으로 팔다리를 움직이는 능력(능동 운동 범위)
- 근력
- 섬세한 운동 협응능력
- 감각

평가가 끝나면 아주 단순한 동작과 활동으로 치료를 시작한다. 예컨대 다음 동작을 안전하게 반복한다.

- 환측 팔과 손을 물체 쪽으로 뻗고, 만지고, 잡기
- 침대 모서리에 걸터앉기

- 앉은 자세에서 일어서기
- 걷기

급성기에는 절대적으로 치료자의 지시에 따라야 한다. 어떤 방법으로 회복을 도모할지 결정하는 것은 의사와 간호사, 치료자들이다. 생존자의 의식이 뚜렷하다면 보호자 역시 치료자가 제안한 활동을 옆에서 도울 수 있다. 활동이란 생존자와 대화를 나누는 데서 기본적인 동작(손을 쥐었다 펴는 것 등)을 자주 반복하도록 격려하는 데까지 다양하다.

급성기 중 보호자의 매우 중요한 역할이 또 있다. 생존자와 긴 시간을 함께 보내므로 치료자에게 상태 변화를 즉시 알려줄 수 있다는 것이다. 예컨대 월요일에는 팔꿈치를 전혀 굽히지 못했지만, 수요일이 되자 별다른 노력을 하지 않아도 아주 약간 팔꿈치를 굽힐 수 있다고 하자. 이런 현상을 **자발적 회복**이라고 한다. 자발적 회복을 빨리 알아차리는 것이 중요한 이유는 두 가지다.

- 자발적 회복은 아급성기가 시작되었다는 신호다.
- 자발적 회복은 이제부터 정말 열심히 운동을 시작할 수 있다는 신호다.

보호자가 자발적 회복을 관찰했다면 즉시 치료자에게 알리자! 뇌졸중 회복에서 가장 중요한 시기인 아급성기가 시작된 것이다!

✓ 아급성기

시작	끝
경계영역의 뇌세포가 처음 연결을 회복	경계영역의 모든 뇌세포가 연결을 회복

아급성기는 뇌졸중 생존자에게 가장 희망적인 시기다. 수많은 뇌세포가 재연결되면서 빠른 속도로 회복되기 때문이다. 많은 부분이 거의 노력을 기울이지 않고도 저절로 회복된다. 이렇게 빠른 속도로 자발적 회복이 일어나는 이유는 연결이 끊겼던 뇌세포들이 연결을 회복하기 때문이다. 아급성기에 거의 완전히 회복되는 생존자도 있다. 그러나 대부분 그렇게까지 운이 좋지는 않아서 경계영역의 뇌세포들이 깨어나는 데 훨씬 오래 걸린다. 결국 이들은 '경계영역의 문제'를 겪는다.

✓ 경계영역의 문제

뇌는 **쓰지 않으면 없어진다**. 경계영역의 뇌세포를 사용하지 않으면 결국 기능을 잃는다. 이런 현상을 **학습된 비사용**이라 한다(4장 '팔과 손의 건측제한치료' 참고).

경계영역의 뇌세포를 사용하지 않는 이유는 무엇일까? 모든 생존자는 되도록 많이 움직이라는 격려를 받는다. 움직이면 뇌세포가 활동하고, 학습된 비사용이 생기지 않을 것이다. 그렇지 않은가? 소수의 운 좋은 생존자는 그렇다. 실생활에 쓸모 있는 **기능적 동작**을 빨리 익히기 때문에 학습된 비사용이 나타날 틈이 없다.

그러나 좀 이상한 말이지만 많은 생존자는 **학습된 비사용을 학습한다**. 치료자가 '빨리 기능을 회복시켜 생활로 복귀시켜라'는 압력을 받기 때문이다('만나고, 인사하고, 치료하고, 내보내라!'). 보험이나 그 밖의 이유로 생존자가 되도록 빨리 일상 생활을 수행할 수 있게 만들어 내보내야 한다. 이런 치료는 일상 생활이 최종 목표다. 하지만 아직 생존자는 충분히 기능을 회복하지 못했으므로 빨리 퇴원하려면 한 가지 방법밖에 없다. 바로 **보상**이다. 건측 팔다리만으로 일상 생활을 할 수 있게 훈련하는 것이다. 하지만 모든 일을 건측 팔다리만으로 처리하면 경계영역의 뇌세포는 연결을 회복할 이유가 없다. 뇌세포가 일하지 않고 놀면 결국 기능을 잃어 학습된 비사용이 생긴다.

✅ 아급성기의 회복 전략

아급성기는 가장 중요한 시기다. 이때 어떤 노력을 얼마나 열심히 했느냐에 따라 회복 정도가 결정된다. **아급성기에 충실한 치료를 받으면 거의 완전한 회복이 가능하다.**

아급성기에는 수십억 개의 뇌세포가 기능을 회복한다. 뇌졸중을 겪고 살아남은 모든 뇌세포가 기능을 할 수 있게 되는 시점이 바로 만성기의 시작이다.

아급성기의 회복은 '오프라인' 상태였던 뇌세포들이 '온라인' 상태가 되면서 일어난다. 서로 연결되면서 기능을 회복하는 것이다. 자발적 회복 역시 뇌세포 재연결 덕분이다. 아급성기에 생존자는

'자발적 회복의 파도에 올라탈' 기회를 잡는다. 완전한 회복을 바라지 않는 사람은 없다. 생존자는 자기가 열심히 노력해서 많이 회복되었다고 하며, 치료자는 치료를 잘 해서 회복되었다고 생각한다. 그러나 아급성기의 회복 중 많은 부분은 수많은 뇌세포가 저절로 재연결되기 때문이다. 자발적 회복의 물결에 편승한 것이다. 다쳐서 통통 부은 근육이 저절로 가라앉듯, 뇌졸중 후에도 부기가 빠지고 나면 뇌세포가 기능을 회복한다.

아급성기의 재활치료는 너무나 중요하기 때문에 따로 설명한다. 이 기회를 이용해 가장 높은 수준의 회복을 달성하는 방법은 '아급성기 – 회복 전략의 핵심'을 참고한다.

✅ 만성기

시작	끝
경계영역의 모든 뇌세포가 연결을 회복	생존자의 일생 동안

어떤 시기에 이르면 경계영역에 살아있는 모든 뇌세포가 연결되어 더이상 큰 변화가 생기지 않는다. 이때가 만성기의 시작이다. 아급성기가 끝나고 만성기가 시작되면 두 가지 뇌세포만 남는다. 이들을 '부지런한 뇌세포'와 '게으른 뇌세포'라고 부르자.

✅ 부지런한 뇌세포

일부 뇌세포는 아급성기에 기능을 완전히 회복한다. 예컨대 다음 기능이 완전히 돌아온다.

- 팔꿈치를 굽히고 편다.
- 걸을 때 발을 들어올린다.
- 손을 편다.
- 정확한 발음으로 말한다.

부지런한 뇌세포는 뇌졸중 전에 수행했던 기능을 다시 시작한다. 아급성기에 금방 온라인 상태로 돌아가는 뇌세포는 자발적 회복을 촉진한다.

✅ 게으른 뇌세포

뇌졸중 후 재활치료를 제대로 하지 않으면 많은 뇌세포가 게으른 상태에 빠진다. 아무런 요구도 받지 않기에 학습된 비사용이 일어나 '놀고 먹는' 것이다. 가장 흔한 이유는 아급성기에 건측을 이용해 기능적 상태가 되도록 훈련하는 것이다. 보상을 통해 서둘러 기능적인 상태를 달성하려고 하면 반드시 문제가 생긴다. 뇌세포는 쓰지 않으면 없어진다. 게으른 뇌세포는 다른 뇌세포와의 연결을 잃는다. 연결이 '없어지는' 것이다.

정상적으로 뇌세포는 다른 뇌세포와 연결되어 신호를 주고받는다. 이를 '시냅스 연결'이라고 한다. 활발하게 사용하는 동안에는 시냅스 연결이 건강한 상태를 유지한다. 하지만 뇌세포가 다른 뇌세포와 더이상 신호를 주고받지 않으면 연결이 끊어진다. '쓰지 않으면 없어진다'는 원칙에 따라 연결이 끊어진 뇌세포는 수상돌기가 없어진다. 수상돌기란 뇌세포에서 뻗어나와 다른 뇌세포와 연결되는 나뭇가지 모양의 돌기다. 나뭇가지라는 비유에 걸맞게 수상돌기가 없어지는 현상을 '가지치기'라고 한다. 결국 학습된 비사용 상태란 게으른 뇌세포의 수상돌기에 가지치기가 일어나 다른 뇌세포와의 연결이 끊어진다는 뜻이다.

✅ 학습된 비사용이 뇌졸중보다 더 무섭다

학습된 비사용이 일어나면 뇌졸중에 의해 뇌세포가 죽은 것보다 더 나쁜 일이 벌어진다. 경계영역 전체가 게으른 상태에 빠져 뇌졸중의 영향이 점점 커지는 것이다. 거기서 끝이 아니다. 더 나쁜 일이 기다리고 있다. 이제 신경 연락 기능 해리$_{diaschisis}$라는 현상이 일어난다.

✅ 신경 연락 기능 해리 - 뇌졸중의 확장판

동훈 씨는 테니스 광이었다. 어느 날 뇌졸중이 생겼다. 그 후로 한동안 테니스를 칠 엄두조차 내지 못했다. 테니스를 칠 능력만 잃은 것이 아니었다. 관련된 많은 기술을 함께 잃어버렸다. 더이상 테니스를 치지 않기 때문에 테니스를 치기 위해 뇌가 수행해야 하는 모든 기능이 한꺼번에 사라진 것이다. 예컨대 테니스를 칠 때는 많은 시각 정보를 매우 빨리 처리해야 한다. 공이 날아오는 속도와 회전, 상대편의 움직임, 라켓의 각도, 테니스 코트의 경계선, 가운데를 가르는 네트 같은 것들이다. 테니스라는 운동은 뇌에서 많은 시각 정보를 처리해야만 가능하다. 그런데 뇌졸중 때문에 이제 동훈 씨는 더이상 테니스를 즐길 수 없다.

지금까지 읽은 독자라면 그의 뇌 시각 영역에 무슨 일이 일어났는지 짐작할 것이다. 여기서도 '수상돌기의 가지치기'가 진행된다. 이 과정을 신경 연락 기능 해리라고 한다.

간단히 요약하면,
- **뇌졸중** – 뇌졸중이 생기면 뇌 속의 작은 부위(손상중심영역)가 죽어 영원히 기능을 잃는다.
- **학습된 비사용** – 손상중심영역을 둘러싼 경계영역을 오래 사용하지 않으면 평생 아무런 기능을 수행하지 않는 상태에 머물게 된다.
- **신경 연락 기능 해리** – 뇌졸중과 학습된 비사용의 부정적 영향이 뇌 속 먼 부위까지 퍼진다.

거듭 강조하지만 회복의 열쇠는 뇌졸중 때문에 뇌가 제대로 작동할 수 없다고 생각하지 않는 것이다. 뇌에서 최대한 많은 부분을

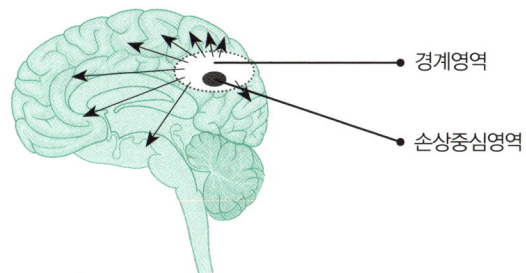

┃ 손상중심영역의 뇌세포가 죽을 뿐 아니라, 학습된 비사용으로 인해 경계영역과 기타 뇌의 많은 부위가 함께 손상된다(신경 연락 기능 해리).

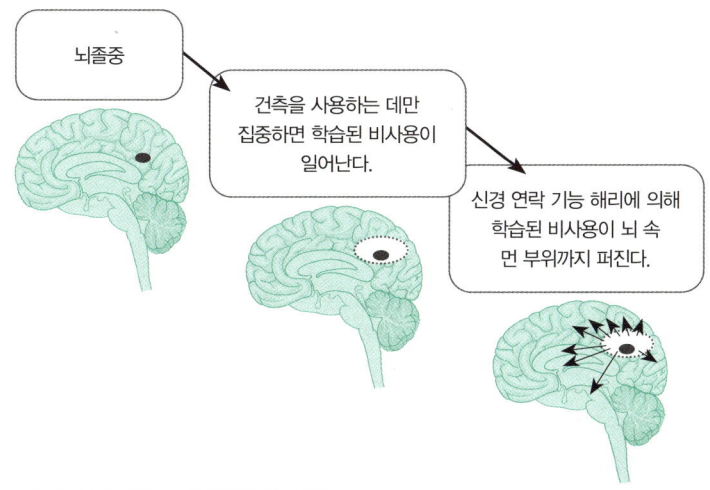

┃ 학습된 비사용의 연쇄반응은 이렇게 진행된다.

지키는 전략은 학습된 비사용을, 뭐랄까, 학습하지 않는 것이다. 이를 위한 최선의 방법은 (아급성기에) 경계영역이 '온라인' 상태로 돌아오자마자 뇌 기능에 참여시키는 것이다.

아급성기가 끝나면 만성기가 시작된다. 경계영역의 모든 뇌세포가 '부지런한' 또는 '게으른' 상태 중 한 가지로 확실히 결정되는 순간이 만성기의 시작이다. 이제 더이상 자발적 회복은 일어나지 않는다. 만성기의 시작을 알아차리기는 어렵지 않다. 더이상 회복되지 않기 때문이다. 이때를 **정체기**라 한다. 경제적 사정, 시간적 여유, 보험 등의 문제로 인해 치료자는 정체기에 접어든 생존자에게 많은 신경을 써주기 어렵다. 그들은 이렇게 생각한다. '더 이상 회복되지 않는군. 계속 치료하면서 돈만 쓸 필요가 있을까?' 생존자 역시 정체기에 접어들면 스스로 그 상태에 만족하려고 한다.

그러나 정체기는 결코 영원히 그 상태에 머물러야 한다는 의미가 아니다. 정체기를 극복하는 방법은 두 가지다.

- 게으른 뇌세포가 다시 일하게 한다.
- 다른 뇌세포를 동원해 뇌졸중으로 상실된 기능을 대신한다.

✓ 게으른 뇌세포가 다시 일하게 하려면

게으른 뇌세포가 다시 일하게 만드는 과정을 '**학습된 비사용의 역전**'이라 한다. 기본 개념은 게으른 뇌세포가 주변의 다른 뇌세포와 새로 연결되도록 **강제하는 것**이다. 여기서 '강제'란 실천적인 말이다. 건측 팔다리를 움직이지 못하게 해 환측을 '**강제로 사용**'한다는 뜻이다. 바로 **건측제한치료**다. 건측 팔다리를 쓰지 못하게 함으로써 환측 팔다리로 어렵고 불편한 동작을 수없이 반복하는 치료다. 동작이 어렵고 불편한 이유는 뇌세포가 연결되지 않았기 때문이다. 뇌세포를 재연결하려면 어렵고 불편한 동작을 반복하는 수밖에 없다. 뇌세포 연결을 다른 말로 학습이라고 한다. 외국어를 익히거나 피아노를 배우는 것이 모두 뇌세포 연결 과정이다. 그 과정은 항상 어렵다. 핵심 전략은 어려운 일에 반복해서 도전하는 것이다. 그래야 '게으른' 뇌세포가 다른 뇌세포에 수상돌기를 뻗어 새로운 연결이 맺어지고, 다시 일할 수 있다. 이것이 만성기의 중요한 회복 전략 중 하나다.

✅ 다른 뇌세포를 동원해 상실된 기능을 대신하게 하려면

뇌에는 '가소성'이 있다. 가소성이란 스스로를 물리적으로 변화시키는 능력이다. 대표적인 가소성 물질이 플라스틱이다. 플라스틱으로 물병이나 자동차 부품을 만들려면 열을 가해야 한다. 그러나 뇌를 가소성에 의해 변화시키려면 열 대신 어려운 동작을 반복해야 한다. 예를 들어보자.

혜선 씨는 뇌졸중을 겪기 전에 피아니스트였다. 뇌졸중 후 왼손을 쓰지 못해 뇌 영상을 촬영했다. 당연한 일이지만 왼손을 움직이려고 해도 뇌에 아무런 변화가 없었다. 한 부분도 '불이 켜지지' 않았다. 그녀는 포기하지 않고 억지로 왼손을 움직이려는 노력을 반복하고 또 반복했다. 어느날 왼손이 아주 조금 움직였다. 다시 뇌 영상을 촬영했다. 그러나 '불이 켜진' 곳은 예상과 달랐다. 뇌와 몸은 반대로 연결되어 있다. 오른쪽 뇌는 몸의 왼쪽을, 왼쪽 뇌는 몸의 오른쪽을 지배한다. 혜선 씨가 뇌 영상을 촬영하면서 왼손을 움직였을 때, 의사들은 당연히 오른쪽 뇌에 밝게 빛나는 부분이 나타나리라 예상했다. 하지만 엉뚱하게도 왼쪽 뇌에 불이 켜졌다. 혜선 씨는 왼손을 움직이기 위해 오른손의 움직임을 담당하는 뇌세포들을 '빌려왔던' 것이다.

어떤 기능을 수행할 때 그 기능을 담당하는 뇌세포가 아예 없다면 어떻게 할까? 뇌의 다른 영역에서 전에 한 번도 그 일을 해본 적 없는 뇌세포를 끌어다 일을 시킬 수 있다. 이것이 가소성의 힘이다. 만성기에 접어든 생존자는 가소성의 힘을 이용해야 한다. 열쇠는 어렵고 불편한 동작을 반복하는 것이다. 자꾸 반복하면 뇌 속에서 전혀 관련 없는 뇌세포가 뇌졸중으로 상실된 기능을 떠맡는다.

✅ 만성기 회복 전략

다음은 만성기 회복 전략의 일반 원칙이다. 또한 책 곳곳에 만성기에도 계속 회복할 수 있는 전략을 소개했다.

- 스스로 집중하라!

  언젠가는 치료자가 자주 만나서 세세한 것까지 챙겨줄 수 없는 시기가 온다. 물론 만성기에도 치료자를 만나지만 6개월이나 1년에 한 번 정도 띄엄띄엄 볼 뿐이다. 치료자는 그간 어떻게 지냈는지 묻고 회복을 위해 노력할 점을 일러줄 것이다. 사실 만성기에는 치료자가 반드시 필요하지는 않다. 일단 아급성기가 지나면 생존자 스스로 회복을 책임지게 되고, 그래야 한다. 이 시기의 회복은 자신의 판단하에 어려운 동작을 수없이 반복하는 과정이기 때문이다. 정작 필요한 것은 '회복의 상승곡선'을 시작하고 유지하려는 전략이다. 협응능력에서 심폐 기능까지 생활에 필요한 모든 활동을 회복의 추진력으로 삼아야 한다. 이 책에서 제안하는 모든 방법도 실생활에 도움을 주기 위한 것이다. 근력훈련에서 연상훈련에 이르기까지 자신에게 맞는 방법을 선택해 되도록 많은 전략을 시도하고 꾸준히 실행해보자.

- **정체기는 잊어라. 그런 것은 없다!**

정체기란 기능이 더이상 향상되지 않는 시기다. 전통적으로 회복 중에는 언젠가 정체기가 찾아오게 마련이며, 아급성기 말기가 그때라고 생각했다. 하지만 최근 들어 정체기를 극복할 수 있음이 끊임없이 입증되었다. 만성기에 접어들면 수시로 찾아오는 정체기를 극복하는 것이 곧 회복의 길이다. 정체기를 극복하는 방법은 1장 '정체기를 거부하라'를 참고한다.

- **전반적인 건강을 유지하라!**

누구나 늙는다. 나이가 들면 몸매와 체력을 유지하는 것이 중요하다. 전반적인 건강을 유지해야 좋아하는 일을 계속할 수 있다. 뇌졸중 생존자는 일상 생활을 하는 데만도 보통 사람보다 훨씬 힘이 든다. 옷을 갈아입고, 걸어다니는 등 기본적인 활동에도 두 배의 에너지가 필요하며, 회복을 위해 노력하려면 정신력과 함께 엄청난 체력이 필요하다. 심폐기능과 근력의 중요성, 어떻게 이런 능력을 기르고 유지할 것인지에 대해서는 5장의 '들어올려라!'와 '활력을 늘리자'를 참고한다.

- 연조직의 길이를 유지하라!

  근육 단축 등 연조직의 길이가 짧아지면 움직임을 회복하기가 매우 어렵거나 아예 불가능하다. 아무리 노력해도 근육을 뻗을 수 있는 범위까지밖에 움직일 수 없는 것은 당연하다. 특히 팔꿈치, 손목, 손가락은 연조직이 짧아지기 쉽다. 하체에서는 종아리 근육이 문제다. 종아리에 경직이 나타나면 발끝이 아래로 내려간 상태로 고정된다. 그 상태로 시간이 지나면 종아리 근육이 짧아진 채 굳어버린다. 물론 다른 근육에도 똑같은 현상이 나타날 수 있다. 근육 등 연조직의 길이가 왜 중요한지, 어떻게 길이를 유지할 수 있는지에 대해서는 3장 '단축을 막아라'를 참고한다.

✅ 단계별 회복

뇌졸중 후 회복 전략에는 크게 세 가지가 있다.

- 힘을 기른다

  근력과 심폐기능을 늘린다.

  – 힘을 기르는 전략은 아급성기와 만성기에 중요하다.

- 초급성기와 급성기에 근력과 심폐기능을 향상시키려고 하면 오히려 해롭다.
- **경계영역을 보존하라**

    아급성기에는 경계영역의 뇌세포들이 재연결되어 기능을 되찾는다.
- **뇌세포를 재연결하라**

    만성기에 뇌의 가소성을 이용하면 새로운 뇌 영역을 동원해 잃어버린 기능을 회복할 수 있다.

	심폐기능과 근력 및 지구력	경계영역 보존	뇌세포 재연결
아급성기	√	√	
만성기	√		√

회복은 언제 끝나는가?

'더이상 회복되지 않는 시점을 어떻게 알 수 있나요?' 당연한 질문이지만 대답하기는 어렵다. 내가 아는 사람 중 가장 집념이 강한 생존자에게 물어보았다.

저는 회복이 중단되리라 생각하지 않습니다. 다른 생존자에게도 뇌의 가소성을 이용하는 한, 스스로 포기하거나 죽지 않는다면 회복은 계속된다고 말합니다. 저는 지금도 끊임없이 노력합니다. 옛날만큼은 아니지만요. 하루도 빠짐없이 2년 넘게 회복 노력을 기울인 후에야 정상적인 삶을 살 수 있다는 생각이 들었습니다. 타이핑, 글씨 쓰기, 피아노 치기 등 운동기능은 모두 만족스러웠지요. 그러나 더 열심히 했다면 더 좋아졌을 거라고 생각합니다. 한때는 악력기를 차 안에 두고 운전할 때도 손을 쥐었다 폈다 하며 손가락의 근력을 키우려고 노력했지요. 이제 손가락 훈련은 더 안 해도 됩니다. 귀걸이나 목걸이를 착용하거나 조깅, 점핑 등 모든 걸 할 수 있으니까요. 옛날처럼 모든 동작에 주의를 집중하지도 않아요. 참, 질문에 답하자면 회복을 위해 따로 노력하는 것이 최우선순위가 아닌 시기가 반드시 옵니다! 물론 계속 노력할 필요는 있지만 모든 일을 잘할 수 있다면 아주 열심히 할 필요는 없겠지요. 저는 회복에 끝이 있다거나 시간 낭비라고는 말하지 않을 것 같아요.

아급성기 - 회복 전략의 핵심

먼저 몇 가지 용어를 정리해보자.

- **경계영역**

  뇌졸중에 의해 완전히 죽어버린 손상중심영역 주변에 살아남은 뇌세포들이 존재하는 부위. 경계영역은 손상중심영역보다 훨씬 넓으며, 수십억 개의 뇌세포가 존재한다. 이 뇌세포들은 뇌졸중을 견디고 살아남았지만 정상적인 기능을 회복할지는 아직 알 수 없다. 그것은 아급성기에 어떤 노력을 기울이느냐에 따라 크게 달라진다.

- 뇌세포 – 우리의 사고와 행동을 결정하는 뇌를 구성하는 세포.
- 뇌세포의 온라인과 오프라인 상태
  - 온라인 뇌세포가 살아 있으며 정상 기능을 수행하는 상태.
  - 오프라인 뇌세포가 살아 있으나 정상 기능을 수행하지 못하는 상태.
- 아급성기 – 경계영역의 뇌세포들이 온라인 상태로 회복되는 시점.
- 자발적 회복 – 노력을 거의 기울이지 않고도 일어나는 회복.
- 강도 – 재활치료에 쏟아붓는 에너지와 힘, 집중력 및 시간을 가리키는 말.

아급성기는 뇌졸중 후 회복에 가장 중요한 시기다. 이때 어떤 노력을 얼마나 하느냐에 따라 많은 부분이 잘될 수도 있고, 잘못될 수도 있다.

- 잘될 수 있는 부분 – 뇌졸중을 견디고 살아남은 뇌세포를 많이 사용하면 점차 기능을 회복해 유용한 세포가 된다.
- 잘못될 수 있는 부분 – 뇌졸중을 견디고 살아남은 뇌세포를 사용하지 않으면 완전히 기능을 잃고 쓸모 없는 세포가 된다.

이것을 결정하는 데 가장 중요한 부분이 **경계영역**이다. 아급성기에는 경계영역에 있는 뇌세포를 사용하려고 노력해야 한다.

- 뇌졸중을 겪기 전에 이 뇌세포들은 주먹을 쥐었다 폈거나, 말할 때 입과 혀의 근육을 조절하는 활동을 했을 것이다. 뇌세포에 뇌졸중을 겪기 전에 했던 일을 시키면 쉽게 반응을 보이고 기능을 회복한다.
- 주변 세포와 연결이 끊긴 채 고립된 뇌세포는 살아있지만 아무런 기능도 수행하지 않고 결국 쓸모 없는 상태가 된다. 우리가 말하고 움직이고 생각할 때 뇌세포들은 하나의 커다란 집단 속에서 각자 맡은 기능을 수행한다. 그러나 고립된 뇌세포는 기능을 수행하는 데 아무런 도움이 되지 않는다.

경계영역은 '쓸모 있는 상태'로 회복될 수도 있고, '쓸모 없는 상태로' 전락할 수도 있다. 경계영역을 쓸모 있는 상태로 회복시키기에 가장 좋은 시기가 아급성기다. 이때 잘 하면 기대보다 훨씬 높은 수준으로 기능을 회복할 수 있다. 가장 많은 노력을 기울여야 하며, 노력에 대한 결실이 가장 큰 시기다. 그야말로 회복의 분수령이다.

아급성기를 그냥 흘려보내면 뇌졸중의 후유증이 훨씬 커지고, 스스로 할 수 있는 일이 매우 적어진다. 반대로 열심히 노력하면 남은 잠재력을 최대한 발휘할 수 있다. 경계영역의 뇌세포를 회복시키는 데 가장 중요한 핵심은 두 가지다.

- 경계영역의 뇌세포를 최대한 많이 사용한다.
- 경계영역의 뇌세포를 적절한 시기에 사용한다.

경계영역의 뇌세포들이 재연결되어 온라인 상태가 되면 이들을 사용하는 것이 회복의 지름길이다. 사용하는 시기 역시 중요하다. 너무 일찍(초급성기나 급성기) 무리하게 사용하면 오히려 회복에 방해가 된다. 너무 늦게(만성기) 사용해도 회복에 방해가 된다.

✅ 어떻게 해야 할까

용준 씨는 뇌졸중 생존자다. 급성기를 지나 안정 상태에 접어들었다. 본인은 물론 보호자와 치료자 모두 많은 노력을 기울이지 않아도 조금씩 움직임이 회복되고 있음을 안다. 그 의미는 명확하다. **경계영역의 뇌세포들이 온라인 상태로 돌아오고 있는 것이다.** 노력하지 않아도 움직임이 돌아오는 이런 식의 회복을 자발적 회복이라고 한다. 자발적 회복은 아급성기가 시작되었다는 뜻이다.

자발적 회복이 관찰되면 '달리는 말에 채찍을 가해야 한다'. 가장 뼈아픈 것은 자발적 회복이 관찰되는데도 '아급성기'에 접어들었음을 모르는 것이다. 모든 뇌졸중은 서로 다르며, 각 생존자가 처한 상황 역시 다르다. 모든 회복도 서로 다르다. 아급성기가 시작되었는데도 '급성기 치료'를 받는 사람이 너무 많다. 생존자, 보호자, 의료인이 가장 눈여겨 볼 것은 자발적 회복 여부다. 자발적 회복은 아급성기가 시작되었다는 신호이며, 이때부터 재활치료에

진지한 노력을 기울여야 한다.

유감스럽게도 아급성기의 치료를 방해하는 몇 가지 요소가 있다.

- 급성기 중 치료자들은 주치의로부터 엄격한 지시를 받는다. 집중적인 치료를 하지 말라는 것이다. 오히려 해로울 수 있기 때문이다. 인간 연구와 동물 연구에서 입증된 사실이다. 문제는 아급성기에 접어들었는데도 아직 급성기라고 잘못 판단하는 것이다. 두 시기의 치료 원칙은 완전히 반대다.
  - 급성기 – 치료를 너무 집중적으로 많이 해서는 안 된다.
  - 아급성기 – 재활치료의 강도와 시간을 늘려야 한다.

  자발적 회복을 잘 관찰해 아급성기의 시작을 놓치지 말아야 한다. 자발적 회복은 이제 정말 진지한 노력을 기울여야 할 때임을 알리는 지표다.
- 치료자가 보험, 시간, 일정 등에 의해 마음대로 치료를 할 수 없다.

뇌졸중 치료는 무엇보다 안전하고, 기능적이며, 빨리 생활에 복귀해야 한다. 어느 하나 소홀히 할 수 없다. 세 가지를 동시에 만족시키는 가장 편한 방법이 **보상 전략**이다. 건측 팔다리만 쓰는 것이다. 이렇게 하면 건측을 담당하는 뇌는 점점 활성화되지만, 환측을 담당하는 뇌는 계속 비활성화된다. 뇌를 쓰지 않으면 근육과 마찬가지로 기능이 점점 떨어진다. 학습된 비사용이 일어난다. 건측을 사용해 생활 기능을 회복하려는 노력은 환측을 악화시킬 뿐이다. 건측은 점점 강해지지만, 환측은 점점 약해진다. 우리가 바라는 것과 정반대다.

아급성기를 최대한 이용하려면 환측에 집중해 더 긴 시간 동안 더 강도 높은 연습을 해야 한다. 당장 힘들어도 자꾸 환측을 사용해 기능과 근력을 회복해야 한다. 그런데 연습하는 내내 치료기관에 머물 수는 없다. 다행히 항상 치료자가 옆에 있어야 하는 것은 아니다. 할 수 있는 동작을 반복하는 것, 연상훈련, 주변 사람과 자꾸 대화하고 사회적 상호작용을 주고받는 것('풍부한 환경'), 기타 많은 기법이 치료자가 없어도 안전하게 시도할 수 있다. 이런 노력을 반복하면 손상된 뇌 영역이 점차 강해진다. 동작을 수행하기도 점점 쉽고 자연스러워진다.

자발적 회복이 시작된 것을 어떻게 알 수 있을까? 아급성기에는 어느 정도 강도로 훈련을 해야 할까? 질문과 답변을 통해 정리해보자.

Q 아급성기는 언제 시작되나요?
A 자발적 회복이 관찰될 때가 아급성기의 시작입니다.

Q 자발적 회복이 뭔가요?
A 별다른 노력을 기울이지 않아도 움직임이 회복되는 현상을 말합니다.

Q 어떻게 별다른 노력을 기울이지 않는데도 움직임이 회복되나요?
A 경계영역의 뇌세포들이 온라인 상태가 되어 다시 기능을 수행하기 때문입니다.

Q 자발적 회복이 시작된 것을 어떻게 알 수 있나요?
A 전날까지 불가능했던 동작을 할 수 있거나, 느끼지 못했던 감각을 느낀다면 자발적 회복이 시작된 것입니다.

Q 동작이나 감각 말고도 자발적으로 회복되는 기능이 있나요?
A 갑자기 말을 할 수 있거나, 기억나지 않던 전화번호가 떠오르는 등, 할 수 없던 일을 갑자기 할 수 있다면 자발적 회복으로 봅니다.

Q 움직임이 자발적으로 회복되는 예를 들어줄 수 있나요?
A 월요일에는 발목을 중심으로 발을 전혀 움직일 수 없었는데, 화요일에는 발끝을 위아래로 움직일 수 있다면 자발적 회복입니다.

Q 자발적 회복은 누가 알게 되나요?
A 생존자 스스로 느끼거나, 보호자가 관찰하는 경우가 가장 많습니다. 물리치료사, 작업치료사, 언어치료사, 의사나 간호사가 관찰하는 일도 있습니다.

Q 자발적 회복을 느꼈다면 어떻게 해야 하나요?
A 모든 사람에게 알리십시오. 물론 치료자에게 알리는 것이 가장 중요합니다.

Q 자발적 회복이 너무 미약해 관찰하기 어려운 경우도 있나요?
A 예. 그러니 아무리 작아도 변화를 느끼면 즉시 치료자에게 알리십시오. 치료자는 아주 작은 움직임이나 근력 변화도 측정할 수 있습니다.

Q 아급성기에 접어든 것이 확실하다면 어떻게 해야 하나요?
A 보다 강도 높은 회복 계획을 세우고, 노력을 서서히 늘려야 합니다.

Q 왜 강도와 시간을 서서히 늘려야 합니까?
A 두 가지 이유가 있습니다. 첫째, 아직 뇌가 손상받기 쉬울 수 있습니다. 강도를 서서히 늘리면 뇌가 적응하는 데 도움이 됩니다. 둘째, 뇌졸중 자체와 그 결과(약물 복용, 움직이거나 의사소통이 어려움 등)로 인해 생존자가 회복에 쏟을 수 있는 에너지가 많이 떨어져 있기 때문입니다. 강도와 시간을 서서히 늘리면 에너지가 점점 늘어 더 많은 시간과 노력을 기울일 수 있습니다.

Q 경계영역의 뇌세포가 완전 회복되는 데 가장 큰 장애물은 무엇인가요?
A 아급성기에 충분한 에너지와 힘, 집중력, 시간과 노력을 기울이지 않는 것입니다.

Q 치료자를 자주 만나지 못해도 제대로 훈련하고 있는지 알 수 있을까요?
A 경계영역에 충분한 자극을 주고 있음을 가장 잘 아는 사람은 생존자 자신입니다. 어떤 동작이나 훈련이 쉽고 자연스럽지 않고 집중해서 노력해야 한다면 경계영역을 충분히 자극하고 있는 것입니다.

Q 경계영역을 자극하는 훈련을 생존자가 가장 잘 할 수 있다고 하셨는데, 구체적으로 어떤 방법을 쓸 수 있을까요?
A 다음 절 '치료 반경을 넓혀라'를 참고하십시오.

✓ 주의할 점은 없을까?

경계영역의 잠재력을 최대한 끌어내려면 집중적으로 열심히 훈련하는 것이 가장 중요하다. 그러나 이 시기의 뇌는 신체의 다른 부분과 마찬가지로 아직 취약하다. 어느 정도까지 노력하는 것이 안전한지 의사나 간호사, 치료자의 말에 충실히 따라야 한다.

치료 반경을 넓혀라

회복하는 데는 많은 시간이 필요하다. 그 동안 내내 치료자가 곁에 있을 수는 없다. 그 시간을 긴 여행이라고 생각해보자. '회복을 향한 여정'은 뇌졸중의 첫 증상이 나타난 순간부터 최고 수준의 회복을 달성한 때까지다. 이 긴 시간 동안 치료자가 곁에 없는 시간이 훨씬 길다는 것은 두말할 필요도 없다. 물리치료사나 작업치료사와 함께 보내는 시간은 극히 일부다. 그렇다면 두 가지를 생각해 볼 필요가 있다.

- 치료를 받는 중에도 치료자와 함께 할 수 있는 시간은 기껏해야 하루 몇 시간에 불과하다. (혼자 있는 시간에는 무엇을 해야 할까?)
- 만성기에 접어들면 대개 치료가 끝난다. (긴 여생 동안 무엇을 해야 할까?)

치료자가 항상 옆에 있을 필요는 없다. 스스로 어떤 노력을 기울이느냐가 회복에 더 중요하다. 생존자는 스스로 신경계를 통제할 수 있으며, 신경계는 생존자의 노력에 반응하기 때문이다. 노력을 치료자가 대신해줄 수는 없다. 치료자는 코치다. 방향을 알려줄 뿐이다. 그 방향에 따라 노력을 기울여 회복을 달성하는 것은 생존자의 몫이다.

🌿 어떻게 해야 할까?

치료자가 옆에 없을 때 생존자 스스로 치료를 위해 할 수 있는 일은 얼마나 될까? 아주 많다. 나는 이런 개념을 '스스로 치료 반경을 넓히는 일'이라고 부른다. 배운 것을 스스로 계속 실천한다는 뜻이다. 회복의 개념은 매우 간단하다. 간단한 개념을 오랜 기간 계속 반복하는 것이야말로 가장 빨리 회복하는 길이다. 치료자의 보람은 환자가 회복되는 모습을 보는 것이다. 결국 스스로 노력할수록 생존자와 치료자가 모두 보람을 느끼게 된다. 이제 치료 반경을 넓히는 방법들을 소개한다.

🌿 전기자극

전기자극은 생존자 혼자서도 쉽게 할 수 있는 DIY 회복 방법이다. 전기자극은 다양한 목적으로 사용할 수 있다.

- 일시적으로 경직을 감소시켜 경직성 근육을 스트레칭한다.
- 환측의 감각을 회복하는 데 도움이 된다.
- 뇌졸중으로 약해진 근육을 수축시켜 근육 크기(근육량)를 유지한다.
- 종아리 근육에 혈전(심부 정맥 혈전)이 생길 가능성을 감소시킨다.

또 한 가지 중요한 용도는 어깨 관절 탈구를 줄이는 것이다. 뇌 뇌졸중을 겪고 나면 어깨 근육이 약해져 어깨 관절이 팔의 무게를 감당하지 못할 수 있다. 결국 어깨 관절이 자꾸 빠진다(3장 '어깨를 보살피자'와 4장 '어깨 탈구는 전기 충격으로' 참고).

물리치료사, 작업치료사, 심지어 언어치료사까지도 수십 년간 전기자극을 사용해왔다. 뇌졸중 후 전기자극은 통증 감소부터 근육 형성에 이르기까지 쓰임새가 매우 다양하다. 그러나 생존자에게 가장 중요한 용도는 뇌를 변화시키는 것이다. 최근 뇌 스캔 연구에 의하면 전기자극은 전혀 근육을 움직일 수 없을 때도 뇌에 영향을 미친다. 전기자극을 이용해 뇌가 근육 조절 기능을 회복하도록 '시동을 걸 수' 있다. 전혀 움직이지 못하는 상태와 약간 움직이는 상태 사이를 이어주는 다리 역할을 하는 것이다. 전혀 움직이지 못하는 것과 약간 움직이는 것의 차이는 엄청나다. 약간이라도 움직일 수 있다면 그 움직임을 이용해 점점 더 많이 움직일 수 있다. 이제 그 방법을 알아보자.

✓ '비기능적' 운동을 이용하라

'비기능적' 운동이란 실생활에 전혀 도움이 되지 않는 동작을 말한다. 주먹을 쥐었다가 펴는 동작을 약간은 할 수 있지만 아무것도 집지 못한다면 비기능적 운동이다. 즉, 너무 작거나, 너무 약하거나, 조화롭지 않아서 실생활에 필요한 일을 하는 데 전혀 도움이 되지 않는 움직임이다. 이런 비기능적 운동도 회복에 도움이 된다. 사실 생존자는 물론 의료인조차 비기능적 운동을 대수롭지 않게 생각하곤 한다. '그 정도 움직여서는 아무것도 못 하는데 왜 반복한단 말인가?' 큰 실수다. 뇌가 근육 조절 능력을 회복하려면 일단 근육이 움직여야 한다. 생활에 도움이 되지 않는다고 근육의 작은 움직임을 무시한다면 뇌가 어떻게 움직이는 방법을 배우겠는가?

치료를 받지 않을 때 혼자 비기능적 운동을 하면 큰 도움이 된다. 약간 어려운 동작을 반복하는 것이 가장 중요하다. 움켜쥔 손을 아주 약간 펼 수 있다고 해보자. 그 미세한 운동을 자꾸 반복하면 조금씩 운동 범위가 늘어난다. 아주 조금이라도 운동 범위를 늘리는 데 집중해야 한다. 지금 작은 조약돌을 손에 쥘 수 있다면 탁구공을 쥘 수 있을 때까지 계속 연습해야 한다. 뇌의 근육 조절 능력을 회복하기 위해 이런 단순한 운동을 반복하는 데는 혼자 있는 시간이 나을 수도 있다. 혼자 연습하는 것이 생활화되면 다음과 같이 윈-윈-윈-윈 상황이 된다.

- 움직임을 약간 늘리자고 귀중한 치료 시간을 단순 반복에 쓰지 않아도 된다.
- 치료자는 생존자가 성취한 결과를 바탕으로 치료 중에 더 다양한 시도를 할 수 있다.
- 치료자는 생존자가 성취한 결과를 바탕으로 더 많은 치료를 할 수 있다.
- 스스로 회복하는 법을 익힐 수 있다. 치료자에게 배운 것을 바

탕으로 치료자가 곁에 없을 때도 회복에 도움이 되는 훈련을 계속할 수 있다.

✅ 가정운동 프로그램 – 즉시 시작하고 꾸준히 계속하라

가정운동 프로그램을 마련해야 한다는 생각은 뒤늦게야 떠오르게 마련이다. 치료 중 더이상 회복되지 않는다고 판단했을 때에야 비로소 준비를 시작한다. 그러나 가정운동 프로그램은 그 자체로서 매우 효과적인 회복 방법이다. 가정운동 프로그램을 시작할 때 가장 흔히 부딪히는 두 가지 문제와 해결책은 다음과 같다.

(문제) 가정운동 프로그램을 치료가 끝날 때에야 마련한다. 생존자가 퇴원하거나 치료를 마칠 때 마지막으로 해결할 문제라고 생각한다.

해결책: 치료를 시작하면서 가정운동 프로그램을 계획한다. 뇌졸중을 겪고 난 지 얼마 안 된 급성기에도 체계적인 운동을 실천하면 큰 이익을 얻는다. 가정운동 프로그램은 단순한 운동 프로그램이 아니다. 치료자가 곁에 없을 때도 스스로 회복에 도움이 되는 일을 할 수 있게 해준다. 예컨대 연상훈련이나 대화 참여, 수면의 중요성 등을 포함시킬 수 있다.

(문제) 가정운동 프로그램은 치료 중 회복한 기능을 유지하는 데 초점을 맞춘다. 즉, 새로운 기능을 습득하는 데 도움이 되

는 방향으로 구성하지 않는다.

해결책: 가정운동 프로그램은 정체기를 유지하기 위한 것이 아니다. 끊임없이 새로운 기능을 습득하고 강화하는 방향으로 구성해야 한다.

✅ 음악을 들어라

좋아하는 음악을 들으며 치료받으면 결과가 훨씬 좋다. 뇌졸중 생존자가 음악을 들었을 때 얻는 이익은 다음과 같다.

- **음성 기억력이 좋아진다**(실어증에 도움이 된다).
- **집중력이 향상된다**(회복의 모든 측면에 도움이 된다).
- **기분이 좋아진다**(생존자의 50퍼센트가 우울증을 앓는다).

최선의 결과를 얻으려면 뇌졸중 후 10일 이내에 음악을 듣기 시작해야 한다. 좋아하는 음악은 뭐든 좋다. 얼마나 들어야 할까? 연구에서는 뇌졸중 후 5~8일 사이에 음악을 듣기 시작해 첫 두 달간 하루 1시간 이상 음악을 들었다.

✅ 잠을 잘 자야 한다

적절한 수면은 모든 면에서 회복에 도움이 된다. 인간 연구와 동물 실험 결과가 일치한다. 잘 자는 방법은 5장 '가장 편한 재활 - 잘 자야 회복도 빠르다'를 참고한다.

✅ 주변 환경을 풍부하게 한다(환경 강화)

환경 강화가 모든 면에서 뇌졸중 회복에 도움이 된다는 사실은 수많은 동물 실험에서 입증되었다. 인간 연구도 점점 많이 수행되고 있으며 결과는 같다.

그런데 환경을 강화한다는 말이 정확히 무슨 뜻일까? 좋은 소식이 있다. **재미있는 일일수록 환경 강화 효과가 좋다!** 환경을 강화하는 활동은 예컨대 이런 것이다.

- 신체적 활동
- 정서적 자극
- 대화
- 사회적 교류
- 게임

뇌졸중 생존자에서 환경 강화의 효과는 다음과 같다.

- 운동 기능 회복에 도움이 된다.
- 사고 능력을 향상한다.
- 뇌의 신경가소성(뇌세포 재연결)을 촉진한다.
- 뇌졸중 생존자뿐 아니라 모든 사람에서 노화에 따른 뇌 위축을 줄인다.

✅ 연상훈련을 이용하라

뇌졸중 후 운동과 기능을 회복하는 데는 꾸준한 연습이 중요하다. 치료자와 함께, 또는 혼자서 몸을 움직여가며 하는 연습을 **실제 연습**이라고 한다. 연상훈련을 통해 실제 연습의 효과를 올릴 수 있다. 연습하는 동작이나 기능을 상상하기만 하면 된다. 연상훈련을 어떻게 시작하는지, 어디에 이용하는지는 4장 '연상하라!'를 참고한다.

연상훈련은 어렵지 않다. 뇌졸중을 겪기 전에 어떻게 했는지 하나하나 머리속에 그려보면 된다. 조용한 곳에서 마음을 차분히 가라앉히고 하면 좋다. 에너지를 소모하지 않으며, 치료자가 없어도 되므로 치료 반경을 넓히는 완벽한 전략이다.

✅ 주의할 점은 없을까?

치료 반경을 넓힐 때 주의할 점은 치료에 따라 다르다. 시작할 때는 항상 전문가의 조언을 얻는 것이 좋다. 안전하고 효과적으로 훈련하는 방법을 알려줄 것이다.

다양한 치료 원칙을 활용하라

같이 하면 더 좋은 것들이 있다. 와인과 치즈, 야구와 맥주, 좋은 친구들. 한 번에 하나씩 차근차근 하는 전략이 잘 통할 때도 있지만, 다양한 옵션을 더하면 서로 보완해 효과가 극대화되기도 한다. 뇌졸중 회복도 마찬가지다. 다음 치료 전략을 함께 적용하면 좋은 효과를 얻는 경우가 있다.

- 다양한 치료 기법
- 중재술
- 운동
- 첨단 테크놀로지
- 기타 회복을 위한 노력

어떻게 해야 할까?

회복을 위한 노력을 조화시키는 것은 요리와 비슷하다. 요리할 때는 중간에 간을 본다. 마찬가지로 어떤 방법을 더하거나 중단할 때는 중간에 그 효과를 잘 관찰해야 한다.

새로운 방법을 추가하면 우선 지루하지 않고, 잘 되면 회복 효과를 극대화할 수 있다. 기본 원칙은 새로운 요소를 추가하고, 그 효과를 정확히 평가하는 것이다. 여러 가지 방법을 한꺼번에 적용하려면 과학과 기술과 직관과 경험이 필요하다. 정해진 원칙이나 흐

름도 따위는 없다. 그러나 다음과 같은 것을 고려할 수 있다.

- **용량** – 보통 약물에 쓰는 용어지만 여기서는 회복 노력을 '얼마나 많이' 기울이느냐는 뜻이다. 용량은 다음과 같이 정의할 수 있다.

    시간: 하루에 몇 시간, 일주일에 며칠이나 할 것인가? 경직을 줄이는 데 전기자극을 쓴다면 얼마나 오래, 얼마나 자주 전기자극을 가할 것인가?

    강도: 얼마나 센 전기자극을 가할 것인가(보통 밀리암페어로 측정)?

- **뇌졸중 유형** – 허혈성 뇌졸중에는 안전하고 효과적인 방법이 출혈성 뇌졸중에는 그렇지 않을 수 있다.
- **부위** – 뇌의 어떤 부위가 손상되었는가? 주로 쓰는 쪽이 침범되었는가? 환측이 평소에 쓰지 않았던 쪽이라면 글씨 쓰기를 반복 연습해도 회복에 크게 도움이 되지 않을 수 있다.
- **뇌졸중을 겪은 지 얼마나 되었는가** – 어떤 방법은 뇌졸중 직후에 시도해야 효과가 있다. 반면 만성기(수개월~1년 후)에 시도해야 효과적인 방법도 있다.
- **경직이 얼마나 심한가** – 경직이 아주 심하다면 다른 방법을 시도하기 전에 우선 경직을 감소시키는 치료에 주력하는 것이 더 현명할 수 있다.
- **뇌졸중 관련 문제** – 시력, 감각상실, 근육 경직, 언어상실증 등

- 뇌졸중과 관련 없는 문제 – 당뇨병, 심장병, 우울증 등
- 얼마나 적극적인가 – 어떤 방법은 엄청난 집중력이 필요하다. 여러 가지 사정으로 불가능하다면 그 방법에만 매달릴 필요는 없다.
- 얼마나 움직일 수 있는가 – 거의 완벽하게 움직이는 사람에게 도움이 되는 방법이 환측을 거의 움직일 수 없는 사람에게는 도움이 되지 않을 수 있다.

그밖에도 고려해야 할 점이 많기 때문에 모든 생존자에게 일률적으로 적용할 수 있는 완벽한 시스템은 없다. 그런 시스템이 있다고 해도 새로운 연구와 기법과 테크놀로지가 계속 개발되기 때문에 어차피 계속 변경해야 한다. 가장 좋은 방법은 항상 새로운 지식을 얻고 변화를 규칙적으로 정확하게 평가하는 것이다.

- **현재 수준에서 조금 더 어려운 동작에 도전한다.**
  잘 하는 동작만 반복해서는 나아지지 않는다. 잘 못하는 동작에 도전해야 회복을 성취할 수 있다.
- **첨단기술을 고려하라.**
  재활치료의 미래는 첨단기술에 있다. 전 세계적으로 뇌졸중 생존자가 5,000만 명에 이르러 강력한 이윤 동기를 부여하기 때문이다. 지금도 뇌졸중 회복 연구에 엄청난 돈이 투자되므로 새로운 기술에 관심을 가져야 한다.

- 좋아하는 일을 한다.

  가장 회복하고 싶은 기능에 집중하면 강력한 동기가 부여된다.
- 항상 유산소(심폐기능) 운동을 포함시킨다.
- 임상시험을 통해 입증된 방법을 찾는다.
- 혼자 집에서도 안전하게 할 수 있는 방법을 선택한다.

주의할 점은 없을까?

완벽하게 안전한 방법도 두 가지 이상 함께 시도하면 위험할 수 있다. 수중 운동 치료와 트레드밀을 선택했다고 하자. 각각 평소에 안전하게 했더라도, 함께 하면 적어도 단기적으로 근육에 큰 부담을 줄 수 있다. 수중 운동 치료를 끝내자마자 운동복으로 갈아입고 트레드밀에 오르면 팔다리가 피로에서 회복되지 않은 상태에서 넘어질 수 있다. 여러 가지 방법을 함께 시행할 때는 사전에 의사와 상의해야 한다.

생활이 곧 치료가 되도록 하라

회복하기 위해 노력하는 동안에도 해야 할 일은 생긴다. 은행에도 가야 하고, 장도 봐야 하고, 이런저런 일을 하다 보면 하루가 금방 지나간다. 이런 일을 치료에 도움이 되는 방향으로 할 수 있다면 좋을 것이다. 시간은 걸리겠지만 어차피 할 일을 하면서 치료에도 도움이 된다면 얼마나 좋은가?

회복 노력을 생활의 자연스러운 리듬에 통합해보자. 안전하기만 하다면 계단으로 오르내리고, 슈퍼까지 걸어가고, 신문이나 책을 넘길 때는 환측 손을 이용한다. 옷을 개는 것은 양측성 훈련에 가장 도움이 된다(4장 '양측성 훈련' 참고). 숟가락과 젓가락을 치우는 일은 주먹을 쥐었다 펴는 동작을 반복 연습하는 데 그만이다. 환측 팔다리에 주의를 기울이며 간단한 일을 자꾸 하면 전반적인 협응 능력, 기술, 근력, 기능적 능력이 향상된다. 일상적인 일을 적극적으로 하는 것이 얼마나 회복에 도움이 되는지 알면 깜짝 놀랄 것이다. 모든 회복 전략은 세 가지 단어로 요약할 수 있다.

- **반복** – 익혀야 할 동작을 수없이 반복한다.
- **목표 지향적** – 실생활에 필요한 기능을 수행하는 데 집중한다 (도움 받지 않고 식사하기, 혼자서 옷 입기 등).
- **약간 어려운 일** – 항상 안전을 염두에 둔다. 안전한 범위 내에서 약간 어려운 동작을 반복하는 것이 가장 좋다.

✅ 어떻게 해야 할까?

두말할 것 없이 뇌졸중 후 보행을 향상시키는 가장 좋은 방법은 많이 걷는 것이다(8장 '더 잘 걷는 법' 참고). 그렇다면 상점이나 주민센터, 교회까지 걸어보면 어떨까? 차를 타고 가면 더 빠르고 편하지만 치료에는 도움이 되지 않는다. 걷는 것은 그 자체로 치료 효과가 있다. 걷기는 훌륭한 운동이며, 생활 속에서 자연스럽게 실천할 수 있다. 장보기도 신체의 균형을 잡고, 주먹을 쥐었다 펴는 동작을 연습하는 데 매우 좋다. 엘리베이터를 타지 않고 계단을 올라가면 발목을 들어올리는 연습에 큰 도움이 된다. 그림 그리기도 손목, 팔꿈치, 어깨를 움직이는 데 큰 도움이 된다. 환측 손으로 붓을 잡을 때 건측 손의 도움이 필요하다고 해도 그렇다. 정서적으로나 자신감을 회복하는 데도 큰 의미가 있다. 자신에게 의미 있는 행동일수록 회복에 좋은 효과가 있다. 걷기, 식사하기, 샤워하기 등은 모든 사람에게 의미 있는 행동이다. 취미나 기호에 따라 악기를 연주하거나, 골프를 치거나, 그림을 그리는 것도 큰 의미를 갖는다.

요령은 어떤 동작이든 시간을 충분히 두고 느긋하게 움직이며 최대한 환측 팔다리를 쓰는 것이다. 이렇게 하면 더 안전하기도 하다. 서둘러서는 안 된다. 협응능력에서 균형감에 이르기까지 모든 측면에서 해롭다. 마음을 느긋하게 먹고 안전을 염두에 두면서 하나하나의 동작을 되도록 완벽하게 하려고 노력해보자.

✅ 주의할 점은 없을까?

뇌졸중 생존자는 생활 속에서 필요한 일을 도전으로 삼아야 한다. 그러나 아주 간단한 일도 안전부터 생각한다. 짧은 거리를 걸어도 쉽게 지치거나 자꾸 넘어지면 좌절할 수 있다. 선반에 놓인 컵을 집는 것은 손을 쥐고 펴는 동작과 균형감, 협응능력을 기르기에 좋다. 그러나 자칫 균형을 잃고 넘어질 위험도 있다. 회복하려면 항상 한계에 도전해야 하지만, 균형을 잃거나 넘어지거나 혈압이 갑자기 오르는 등 위험도 따른다는 점을 한시도 잊어서는 안 된다.

연습일정

입원 상태에서 대부분의 뇌졸중 생존자는 하루 한 시간 조금 넘게 회복을 위한 노력을 기울인다. 퇴원한 후 전문 클리닉에 다니며 재활치료를 계속해도 비슷하다. 뇌세포를 재연결하려면 훨씬 많은 시간을 투자해야 한다. 예컨대 확실한 회복 효과가 입증된 건측제한치료는 하루에 6~8시간을 연습한다! 어떤 방법이든 긴 시간 연습해야 더 좋은 효과를 거둔다. 뇌세포 재연결은 비교적 짧은 기간(1~10주)에도 가능하지만, 견딜 수 있는 최대한의 시간을 회복에 투자해야 한다.

✅ 어떻게 해야 할까?

간단한 테스트를 해보자. 건강했을 때 어떤 기능을 익히려면 얼마나 시간이 걸렸는가? 대부분의 기술이나 능력은 일정 수준에 도달하는 데 몇 년씩 열심히 연습해야 한다. 오랜 연습 끝에 새로운 기술을 익혔을 때 얼마나 행복했는지 떠올려보자. 뇌졸중 회복의 문제는 새로운 기술을 익히는 것이 아니라는 데 있다. 한때 노력하지 않고 너무나 자연스럽게 할 수 있었던 일을 처음부터 다시 배운다고 생각하면 화가 치밀고 절망감을 느낄 수밖에 없다. 일단 충분한 시간과 노력을 들일 마음을 먹어야 한다. 멀리 내다볼 필요는 없다. 당장 눈앞에 있는 작은 일만 생각하자. 성취하는 즐거움이 쌓이면 회복을 위해 도전하는 과정도 충분히 즐겁다.

어떤 방법에 어느 정도 시간을 들여야 하는지는 뇌졸중 회복 연구의 가장 큰 관심사다. 정확히 얼마나 시간이 필요한지 알기는 쉽지 않다. 그러나 어떤 방법을 쓰든 이것만은 분명하다. 회복은 파트타임이 아니라 풀타임으로 노력해야 한다.

어떤 일이든 하루에 8시간을 한다는 것은 말만 들어도 질린다. 따라서 회복 계획 속에 신체적으로 힘든 일과 연상훈련(4장 '연상하라!' 참고)처럼 휴식을 제공하는 일을 적절히 안배해야 한다. 힘든 일과 휴식, 도전과 안전 사이의 균형을 항상 염두에 두어야 한다. 한 가지 치료를 오래 계속 할 필요는 없다. 비교적 짧은 기간(2~3주) 동안 집중적으로 한 후에 다른 치료로 옮겨가는 식으로 다양한 치료를 하는 편이 낫다. 물론 장기간 똑같은 치료를 해도 계속 효과가 있고, 지루하지 않다면 굳이 바꿀 필요는 없다. 그러나 점점 효과가 없어지거나, 짧은 기간 동안 집중해도 효과가 나타나지 않으면 바꿔야 한다. 자신에게 맞는 치료는 대개 즉시 효과가 나타난다. 물론 결과를 객관적으로 측정해 효과를 평가해야 한다(1장 '기록 향상 측정' 참고).

생존자들은 효과가 보장되지 않으면 시간을 들이지 않으려고 한다. 그러나 어떤 방법도 해보지 않고는 효과를 알 수 없다. 엄청난 노력을 기울여도 효과가 쉽게 나타나지 않는 수도 많다. 회복은 강력한 신념을 갖고 시간과 노력을 바치는 과정이다. 조금 지나친 표현이지만 맹신에 가깝다. 사실 삶에서 진정 가치있는 것, 자식을 키우거나 오랫동안 교육받는 것이 모두 그렇다. 신념을 갖고 헌신하지 않는 한 충만한 삶을 살기 어렵다. 회복도 마찬가지다.

✅ 주의할 점은 없을까?

회복을 위해 얼마나 시간을 할애해 어느 정도 노력해야 하는지는 생존자와 의사가 함께 결정해야 한다. 의사는 어느 정도가 안전한지 평가하는 데 전문가다. 한계에 도전하는 것과 안전성 사이의 균형이 가장 중요하다. 지나친 노력을 기울인 나머지 지쳐버리면 위험할뿐더러 회복 효과도 줄어 결국 포기하게 된다.

몰입하라

어린 시절 생생하게 기억하는 일이 있는가? 아주 좋았던 일이나 나빴던 일은 오래 기억에 남는다. 처음 키스한 순간이나 손목이 부러졌던 기억 등은 어제처럼 생생하다. 이런 경험은 매우 강렬해 문자 그대로 뇌에 '각인'된다. 장면, 소리, 감정까지 떠오른다. 사실 이렇게 강렬한 기억은 물리적인 것이다. 특정 뇌세포들이 연결되어 특정한 순서로 활성화되기 때문에 생긴다. 재활치료도 비슷하게 생각해보면 어떨까? 회복을 위한 노력이 강렬한 경험이 된다면 실제로 아주 빨리 뇌졸중에서 회복된다.

✅ 어떻게 해야 할까?

온 신경을 집중해, 온 정성을 다해 어떤 동작을 시도하면 훨씬 빨리 익힐 수 있다. 강렬한 감정과 함께 깊은 수준으로 그 순간을 경험하면, 경험이 뇌에 '각인'되어 회복을 촉진한다. 뇌졸중 회복 연구의 첨단에 있는 의사들은 일부 생존자가 회복을 향해 '자기 신경계를 조종한다'고 한다. 어떻게 뇌세포를 조종하는 일이 가능할까?

- 회복을 위한 노력은 자발적이고 열정적이며 자신에게 의미가 있어야 한다. 회복을 도전적인 통과의례로 생각하라.
- 정성을 기울여 노력할 때마다 뇌가 조금씩 회복되는 방향으로 변한다.
- 노력은 신체적, 정신적으로 힘과 정성을 집중한다는 뜻이다.
- 운동선수나 음악가들도 똑같이 말한다. 그 순간 자신의 모든 것을 집중해야 한다.
- 안전한 범위 내에서 최대한 강렬한 경험이 되어야 한다.

깊은 경험을 계기로 삶을 바꾸는 데는 여러 가지 방법이 있다. 예컨대 훈련 캠프나 명상 체험은 짧은 시간에 심오한 방식으로 사람을 변화시킨다. 두 가지 경우를 생각해보자.

- 김 군은 1년간 매주 토요일마다 두 시간씩 농구 연습을 했다.
- 박 군은 2주간 농구 캠프에 참여해 하루 일곱 시간 동안 집중 연습을 했다.

'주말의 전사' 김 군의 총 연습 시간은 104시간이고, '집중 캠프 참여자' 박 군은 98시간이다. 누가 실력이 더 향상되었을까? 연구자들은 집중적인 경험을 한 박 군의 실력이 훨씬 나아진다고 믿는다. 짧은 기간 풍부한 감정과 경험을 통해 기술이 뇌에 각인된 것이다.

✅ 주의할 점은 없을까?

마라톤이든 뇌졸중 회복이든 신체적으로 힘든 일을 열심히 할 때 주의할 점은 항상 똑같다. 안전한 범위 내에서 하라. 클린트 이스트우드가 말했듯 '사람은 분수를 알아야 하는 법'이다. 뇌졸중에서 회복하고 싶다면 강렬하고 진지한 연습에 몰입해야 하지만, 더 중요한 것은 안전이다. 조금이라도 의심스럽다면 의사와 상의한 후에 시작해야 한다.

핵심가치에 집중하라

이 책의 내용은 그때그때 변하는 것이 아니다. 다 읽은 후에도 손 닿는 곳에 두고 필요할 때마다 참고하기 바란다. 그러나 기본적인 원칙은 외워야 한다. 아니, 아예 삶의 일부가 되어야 한다. 회복은 결코 저절로 일어나지 않지만, 이런 원칙들이 뇌와 근육에 깊숙히 배어 어떤 동작을 떠올리면 그때의 느낌과 감정까지 생생하게 기억할 정도가 되어야 한다. 사실 새로운 기술을 한번이라도 배워본 적이 있는 사람은 이미 회복 과정을 아는 셈이다. 뇌졸중을 겪었든 겪지 않았든 누구나 뇌를 근본적으로 변화시킬 수 있다. 뇌졸중 후에도 예전에 새로운 기술을 익혔을 때를 상기하면서 뇌의 변화를 유도할 수 있는 것이다. 항상 핵심가치를 상기하면 회복에 큰 도움이 된다.

어떻게 해야 할까?

뇌졸중에서 회복하기 위한 기본 요소들은 너무나 단순하다. 뇌졸중 재활치료의 핵심가치를 간단히 요약해보았다.

- 계획을 세워라
- 더이상 회복되지 않는다는 생각을 버려라
- 새로운 회복 방법이 있는지 끊임없이 알아보라
- 회복을 위한 노력 속에 자신에게 의미있는 활동을 포함시켜라

- 환측 팔다리를 최대한 많이 사용하라
- 항상 운동하라
- 근력을 강화하라
- 심폐기능을 강화하라
- 스트레칭을 자주 하라
- 체중을 조절하라
- 회복을 위한 노력을 직업이라고 생각하라
- 많이 걸어라
- 낙상을 방지하는 데 모든 노력을 기울여라
- 항상 안전한 범위 내에서 하기 어려운 일에 도전하라
- 향상을 측정하라
- 회복 과정을 사랑하라

주의할 점은 없을까?

상식에 따라 행동하고 의사와 상의하라.

열심히, 그러나 안전하게

회복 노력은 현재 능력을 넘는 일에 도전하는 동시에 안전해야 한다. 둘 사이에 균형을 잡기는 그리 어렵지 않지만 의사 및 치료자들과 상의해 약간의 계획을 세워야 한다. 어떤 방법을 쓰든 안전

한지, 나의 능력을 약간 넘어서는지 자문해본다. 안전해도 자기 능력을 약간 넘지 않으면 좋은 결과를 낼 수 없다. 반대의 경우라면 다칠 위험이 있다. 위험하지 않으면서 신체적으로 약간 어려운 방법을 선택하는 것이 중요하다.

✅ 어떻게 해야 할까?

위험이 따르는 치료는 약간 변형해 안전하게 만들 수 있다. 심폐기능 운동에는 수영, 자전거 타기, 빨리 걷기 등이 있다. 건강한 사람에게는 더없이 좋지만, 뇌졸중 후에는 어느 정도 위험이 따른다. 안전한 방향으로 바꿀 수는 없을까? 수영 대신 수중 에어로빅을 할 수 있다. 모두 물의 저항을 이용하므로 효과는 비슷하지만 수중 에어로빅이 훨씬 안전하다. 자전거도 등을 기대고 앉아 페달을 밟는 실내 운동용 자전거가 있다. 걷기는 가장 좋은 심폐운동 중 하나다. 그러나 넘어질 위험이 크거나 아예 걸을 수 없다면 앉은 자세에서 심폐운동을 해보자. 어떻게? 몇 가지 방법이 있다. 우선 에르고미터ergometer(팔이나 다리를 이용해 운동하는 실내용 자전거)가 있으며, 등을 대고 누운 자세에서 다리 운동을 하는 스텝퍼stepper도 있다. 걷지 않고도 다리를 써서 심폐운동을 할 수 있는 기계들을 9장에 자세히 정리했다.

일어설 수 있다면 체중을 받쳐주는 기구를 사용하거나, 양쪽에 손으로 잡는 지지대가 설치된 트레드밀에서 보행연습을 할 수 있다. 최악의 선택은 안전하게 걸을 수 없다고 포기하는 것이다. 어떤 기능이든 포기해버리면 그 기능을 잃는 데서 그치지 않고, 다른 기능까지 점점 나빠지는 수가 많다. 스스로 기대를 낮추면 활동이 줄고, 활동이 줄면 근력과 지구력이 떨어져 기대 수준이 더욱 낮아지는 악순환이 시작된다. 심폐지구력과 근력을 동시에 키우는 운동을 통해 안전하게 걷는 데 필요한 기초를 얼마든지 다질 수 있다. 첨단기술과 기구를 이용해 '보행예비단계 preambulation'를 준비하는 기법도 발달하고 있다. 예컨대 기계를 이용해 체중의 일부를 지탱해주는 보행 시스템이 이미 출시되어 있다(NeuroGym® Bungee Walker, Biodex Unweighing System 등). '**열심히, 그러나 안전하게**'라는 개념은 재활치료는 물론 재활연구의 기초다.

- 도전적으로 열심히

모든 회복은 도전에서 얻어진다. 종종 '강제적'이라고도 할 수 있다. 달성할 가능성이 거의 없는 목표를 설정하고 온 힘을 다해 **도전하는 과정 속에서 회복이 이루어진다**. 역설적이지만 뇌졸중에 의해 생긴 장애가 곧 회복에 필요한 도전이다. 생존자와 치료자 모두 도전의 기회가 되는 장애를 없애려고 노력한다. 가장 슬픈 상황은 도전의 중요성을 이해하지 못한 채 스스로 포기하거나, 이완성 마비가 너무 심해서 도전해보지도 못하는 것이다. 손가락(손목, 발 등 어디든)을 움직여보라고 하면 전혀 움직일 수 없다고 하는 경우가 있다. 의사들은 격려한다. '에이, 그러지 말고 한번 해봐요.' 생존자가 움직일 수 있기 때문에 그런 말을 하는 것이다. 생존자는 만족하지 못하겠지만 조금이라도 움직일 수 있다면 반복 연습을 통해 뇌세포를 재연결하고 회복의 상승곡선에 시동을 걸 수 있다. 도전만이 회복을 부른다. 회복은 도전을 먹고 자란다.

- **안전하게**

    안전을 강조하는 데는 두 가지 이유가 있다.
    - 누구나 알듯 손상을 피해야 한다. 미끄러져 넘어지기만 해도 뼈가 부러져 병원에 입원하고, 잘못하면 욕창이 생기며, 심지어 죽을 수도 있다.
    - 다치면 회복이 중단된다. 가볍게 다쳐도 회복 노력은 계속할 수 없는 경우가 많다. 근육이 당기거나, 허리가 아프거나, 멍만 들어도 필요한 만큼 반복 운동을 할 수 없다.

✅ 주의할 점은 없을까?

효과적인 재활프로그램에 가장 중요한 요소는 새롭고 도전적인 동작을 반복하는 것이다. 뇌졸중 생존자는 물론 운동선수, 음악가, 무용가 등 몸을 움직여 자신을 표현하고, 열정을 추구하고, 생계를 유지하는 사람은 모두 마찬가지다. 생존자에게 특히 중요한 것은 도전적인 운동을 통해 회복 효과를 얻으면서도 안전을 유지하는 것이다. 의사를 비롯해 치료자들과 충분히 상의하면 안전과 도전 사이에 바람직한 균형을 잡을 수 있다.

어떻게 먹어야 할까

식습관은 다음과 같은 면에서 모든 사람에게 영향을 미친다.

- 당뇨병, 심장질환, 혈관질환 등의 질병의 발생과 회복
- 면역기능
- 정신적 능력
- 삶의 질

뇌졸중 생존자는 훨씬 큰 영향을 받는다. 식습관이 활력, 신체 능력, 기분, 심혈관 건강(뇌졸중 자체가 심혈관질환이다), 근력 등 회복에 관련된 많은 부분에 영향을 미치기 때문이다. 체중에도 절대적인 영향을 미친다. 몸이 가벼울수록 움직이기 쉽다! 근육이 체중을 감당하지 못해 움직이기 어렵다면 회복 자체가 어렵다. 유감스럽게도 뇌졸중 생존자는 체중이 늘기 쉽다. 결국 다음과 같은 악순환을 밟는다.

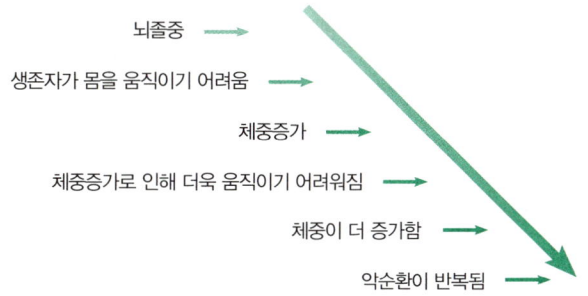

✅ 어떻게 해야 할까?

뇌졸중 회복에 좋은 식습관은 정확히 어떤 것일까? 한 마디로 말하기 어렵지만 책이나 인터넷, 의료인들을 통해 자신에게 필요한 식단이나 식습관을 알아볼 수 있다. 뇌졸중 생존자는 물론 신체적 능력을 향상시키려는 모든 사람에게 도움이 되는 몇 가지 기본적인 원칙은 다음과 같다.

- 정상 체중을 유지한다.

  한쪽 팔이 15킬로그램인 것보다 10킬로그램인 편이 팔을 들어 올리기 쉽다. 의사에게 자신의 정상 체중이 얼마인지 물어보자. 과체중이 되면 회복에 필요한 운동을 하기가 점점 힘들어진다. 그렇지 않아도 몸이 자유롭지 못한데, 무거운 몸을 들고, 움직이고, 지탱해야 하기 때문이다. 지방조직 속에도 혈관이 생긴다. 그 혈관에 혈액을 공급하려면 심장이 더 열심히 일해야 하므로 심장에도 부담이 된다.

- 양질의 탄수화물을 섭취한다.

  나쁜(가공된) 탄수화물과 좋은(가공되지 않은) 탄수화물이 있다.
  - 백미, 감자칩, 흰빵, 백설탕, 사탕, 청량음료 등 가공된 탄수화물(정제 또는 단순 탄수화물)은 빠른 속도로 소화 흡수되어 급격히 혈당치를 올린다. 혈당 조절에 관여하는 장기가 췌장이다. 혈당이 급격히 올라가면 췌장에서 많은 양의 인슐린을 분비한다. 그러면 거꾸로 혈당이 급격히 낮아진다. 혈당이 낮아지면

힘이 없고 배가 고파 다시 먹게 되는데, 단순 탄수화물을 좋아하는 사람은 비슷한 음식을 찾는다. 이런 식으로 혈당이 하루에도 몇 번씩 급격한 상승과 하강을 반복하면 결국 췌장이 지쳐 인슐린을 제대로 만들지 못한다. 당뇨병이 시작되는 것이다.
- 통곡물로 만든 빵, 현미, 과일 등 가공되지 않은 탄수화물(비정제 또는 복합 탄수화물)은 위장관에서 천천히 소화되므로 혈당이 천천히 상승한다. 몸에서 혈당을 이용하고, 흡수하고, 저장하기가 훨씬 쉬우므로 건강에 도움이 된다.

- **나쁜 지방을 멀리한다.**
  - 나쁜 지방이란 수소화hydrogenated 또는 부분 수소화 지방을 말한다. 수소화 지방은 실온에서 고체 상태가 된다. 부분 수소화 지방은 실온에서 고체와 액체의 중간 상태를 유지한다. 수소화 및 부분 수소화 지방은 기름에 튀긴 음식과 패스트푸드, 패스트리, 칩, 쿠키, 크래커, 머핀, 도너츠, 사탕 원료로 널리 사용된다. 식품 포장의 성분표에 식물성 경화유, 식물성 부분 경화유, 쇼트닝 등으로 표기된 것은 모두 나쁜 지방이다.

- **좋은 지방을 섭취하라.**
  - 좋은 지방이란 신선한 올리브유, 생선기름, 간유, 견과류 기름, 아마씨유, 카놀라유 등이다. 특히 아이코사펜타엔산EPA, 도코사헥사엔산DHA, 알파리놀렌산ALA 등 세 가지 중요한 지방산이 완벽한 비율로 함유된 생선기름은 두 가지 점에서 뇌졸중 생존자에게 도움이 된다.

- DHA와 EPA는 뇌졸중 후 뇌부종을 줄이는 데 도움이 된다.
- 신경계의 전반적 기능을 향상하고, '신경 보호' 효과가 있다고 생각된다.
- 좋은 지방은 몸 속에서 나쁜 지방을 낮춘다. 뇌졸중을 겪기 전에 좋은 지방을 많이 섭취했던 사람은 뇌졸중이 생긴 후에도 기억력 감소와 신체적 장애가 덜하다.

- 신선한 과일과 야채를 많이 먹는다.

과일과 야채에는 비타민과 미네랄, 아미노산이 듬뿍 들어있다. 최대한 가공하지 않은 상태로 먹어야 한다. '가공'이란 조리는 물론, 잘게 자르거나 다른 성분을 섞는 것도 포함한다. 과일이나 야채를 조리하면 영양소가 파괴된다. 썰거나 자를 때도 영양소가 풍부한 과즙이 빠져나간다. 과일이나 야채는 허기를 달래는 데도 도움이 되므로 건강에 좋지 않은 식품을 덜 먹게 된다.

건강한 식습관에 중요한 요령 한 가지는 식품 성분표를 보는 것이다. 성분표를 보면서 이런 점을 따져보자.

- 이 식품의 성분은 무엇인가
- 왜 이런 화학물질이 들어있는가
- 가공되지 않은 식품과 어떻게 다른가

이런 질문을 통해 식품에 대한 정보를 얻고, 왜 그 음식을 먹는지 다시 한 번 생각하면 더 나은 선택을 할 수 있다.

뇌졸중이 생기는 원인은 동맥벽에 노폐물이 쌓이는 것이다. 이런 노폐물을 경화반이라 한다. 몸 속에 호모시스테인이라는 물질이 많으면 동맥경화반이 잘 생긴다. 뇌졸중 생존자는 혈중 호모시스테인 수치가 높은 경향이 있다. 사실 이 문제는 쉽게 해결할 수 있다. 비타민 B12를 섭취해 호모시스테인 수치를 낮추는 방법에 대해 의사와 상의해보자. 호모시스테인 수치가 높으면 뇌졸중 후 장애가 생길 가능성도 더 높아진다.

뇌졸중이 생기면 맛을 느끼는 능력도 떨어진다. 음식 맛이 이상하거나, 고약하거나, 아무 맛이 느껴지지 않기도 한다. 의학용어로는 미각이상증이라고 한다. 소금이나 강한 양념을 넣거나, 튀겨서 조리하면 도움이 된다. 이런 조리법은 건강에 해로우므로 적당한 균형을 잡아야 한다.

✅ 주의할 점은 없을까?

스스로 생각하기에 건강에 좋은 식품이라도 식단에 큰 변화가 생겼을 때는 반드시 의사에게 알려야 한다. 예컨대 채식은 일반적으로 건강에 좋다고 생각되지만, 뇌졸중에서 회복하느라 많은 에너지가 필요한 사람에게는 맞지 않을 수 있다.

동영상을 찍자

회복 과정을 동영상으로 찍어두면 매우 귀중한 정보가 된다. 연구자나 치료자는 뇌 영상에서 관절 각도를 컴퓨터로 측정하는 데 이르기까지 온갖 비싸고 정교한 방법을 동원해 치료 효과에 대해 정확한 데이터를 얻으려고 한다. 하지만 종종 첨단 검사보다 집에서 찍어온 3분짜리 동영상에 훨씬 많은 정보가 담겨 있다. 왜 그럴까? 우리 인간은 시각적 정보에 민감해 무엇이든 눈으로 보았을 때 가장 잘 이해하기 때문이다.

동영상을 통해 회복을 다양한 측면에서 종합적으로 평가할 수 있다. 동영상을 보면서 다음 질문을 떠올려보자.

- 움직임이 질적으로 향상되었는가?
- 협응능력을 유지하면서도 전보다 빨라졌는가?
- 걷는 모습은 더 자연스럽고 균형이 있는가?
- 떨림은 감소했는가?
- 표적접근(목표 쪽으로 신체를 움직이는 능력)은 향상되었는가?
- 움직임이 전보다 대칭적인가?
- 더 자연스럽고 능숙하게 목표를 수행하는가?
- 전보다 목표를 더 잘 수행하는가?
- 이상하게 느껴지는 동작은 없는가?
- 움직일 때 위태로워 보이는가? 넘어져 다칠 위험은 없을까?

동영상은 자세, 동작의 타이밍, 지속 시간, 자연스러움 등에 귀중한 피드백을 제공한다. 자신이 움직이는 모습을 동영상으로 찍은 뒤 어떻게 하면 더 잘할 수 있을지 생각해보자. 운동선수들은 항상 동영상을 이용한다. 골프선수는 스윙하는 모습을 동영상으로 찍어 몇 번이고 돌려 보면서 작은 부분까지 놓치지 않으려고 노력한다. 즉각적인 피드백을 얻는 것이다. 거울을 보면서 연습해도 비슷한 효과를 얻을 수 있지만 동영상을 보는 것이 훨씬 객관적으로 모든 움직임을 관찰할 수 있다.

동영상은 장기적 피드백도 제공한다. 뇌졸중 회복 과정은 매우 느리게 진행된다. 처음에 어땠는지 정확히 기억하지 못하면 오랜 시간에 걸쳐 서서히 일어나는 변화를 객관적으로 볼 수 없다. 하지만 동영상을 보면 불과 며칠 전까지 불가능했던 동작을 드디어 할 수 있게 된 순간을 눈으로 확인하고 자신도 모르게 감탄이 터진다. 이렇게 향상을 눈으로 확인하면 더 노력해야겠다는 강력한 동기가 부여된다.

말하는 능력을 평가할 때는 녹음을 해보면 좋다. 뇌졸중 생존자는 단어를 발음하기 위해 입 모양을 다양하게 변화시킨다. 이런 모습은 부자연스럽지만 발음을 향상해 듣는 사람이 쉽게 이해할 수 있다. 녹음이 동영상보다 좋은 이유는 입 모양을 보지 않고 발음에 집중할 수 있기 때문이다. 반대로 입 모양을 관찰해야 할 때도 있다. 뇌졸중 후 언어와 관련되어 생기는 문제는 크게 **언어상실증**과 **구음장애**가 있다. **언어상실증**은 뇌에서 단어를 처리하는 능력이 손상된 것이다. **구음장애**는 뇌에서 입의 움직임을 조절하는 부위에 문제가 생긴 것이다. 구음장애가 생긴 사람은 자기 입과 입술과 혀가 움직이는 모습을 동영상으로 확인하면 도움이 된다.

● 어떻게 해야 할까?

동영상 촬영은 어렵지 않다. 스마트폰만 있으면 된다. 저렴한 소형 디지털 카메라도 좋다. 대부분의 컴퓨터에 카메라가 달려 있으므로, 컴퓨터 앞에서는 언제든 촬영할 수 있다. 어떤 방식으로 촬영했든 업로드한 후 컴퓨터로 편집하거나 정리할 수 있다.

동영상을 찍을 때는 정면, 측면, 후면 등 다양한 각도에서 찍는다. 촬영한 영상은 일시를 정확히 기록해 파일로 보관한다. 나중에 찍을 동영상과 비교하기 위해 비슷한 환경에서, 비슷한 신발을 신고, 비슷한 동작을 찍는 것이 좋다. 촬영 중 속도가 중요하지 않은 동작이라면 빨리 움직이기보다 자연스럽게 움직이려고 노력해 보자. 연구자들은 빨리 움직일 때의 동작과 가장 편한 속도로 움직일 때의 동작 등 두 가지를 관찰한다. 그러나 어떤 속도든 연구자나 치료자가 관심을 갖는 부분은 생존자가 최선을 다해 움직였을 때 어떻게 움직이느냐이다. 궁극적인 목표는 뇌졸중을 겪지 않은 것처럼 움직이는 것이다. 따라서 뇌졸중을 겪지 않은 사람이 움직이는 모습을 먼저 찍고, 생존자가 똑같은 동작을 취하는 모습을 찍으면 큰 도움이 된다. 동작을 분석하기 쉽고 차이점이 금방 드러나기 때문이다.

✓ 주의할 점은 없을까?

동영상을 찍는 데 정신이 팔려 안전성을 잊지 않도록 주의한다. 찍어줄 사람이 따로 없다면 필요한 전선이나 스탠드, 기타 기구 등을 갖추고 촬영한다. 넘어지지 않도록 느긋한 마음으로 움직여야 한다.

건측을 무시하지 말 것

'우는 아이에게 떡 하나 더 준다'는 말도 있지만, 뇌졸중 생존자는 잘 움직이지 않는 환측을 사용하는 데 집중하는 경향이 있다. 물론 회복을 위해 환측에 집중하는 것은 당연하지만, 건측도 함께 움직여야 한다는 과학적 증거가 점점 많아지고 있다.

✓ 어떻게 해야 할까?

건측 운동을 병행해야 하는 이유는 다음과 같다.

- 뇌졸중은 뇌와 몸의 양쪽에 모두 영향을 미친다.
  연구자들은 '건측'이란 말보다 '덜 아픈 쪽'이라는 말을 선호한다. 사실 뇌졸중에서는 신체 양측이 모두 환측이다. 운동과 협응능력 향상 훈련도 양측에 모두 도움이 된다.
- 회복 중에는 건측으로 훨씬 많은 일을 한다.

옷을 입고, 걷고, 차를 모는 데 이르기까지 건측을 훨씬 많이 쓴다. 따라서 건측은 근력과 유연성, 협응능력이 좋아야 한다. 주로 사용하는 쪽(오른손잡이라면 오른쪽)을 잘 움직이지 못하게 되었다면 잘 쓰지 않았던 쪽(왼쪽)이 훨씬 많은 책임을 떠맡아야 한다. 글씨를 쓴다든지, 수염을 깎거나 머리를 빗는 등 정교한 동작이 필요한 경우도 많다. 일상 생활을 계속 하기 위해서라도 덜 아픈 쪽의 협응능력을 향상해야 한다.

- **적어도 단기적으로는 환측으로 불가능한 동작을 건측으로 수행해야 한다.**

심폐기능을 향상하려는데 환측은 거의 움직일 수 없다면 어떻게 해야 할까? 당연히 건측만이라도 움직여 운동해야 한다. 심폐기능을 향상해야 더 많은 회복이 가능하기 때문이다. 건측에만 집중해서는 안 되지만, 단기적으로는 '남아 있는 기능만 이용해서라도' 근력과 심폐운동을 시작하는 편이 더 낫다.

- **양측을 함께 움직이면 환측이 훨씬 빨리 지친다.**

환측은 더이상 움직일 수 없어 휴식을 취할 때도 건측만 움직여 회복 노력을 계속할 수 있다.

회복 중에 생존자는 오히려 전보다 더 건강한 생활습관을 갖게 된다. 건강에 더 신경을 쓰고, 새삼스럽게 몸이 움직이는 방식에 집중한다. 이렇게 몸에 주의를 기울이면 건강을 회복하는 데 큰 도움이 된다. 전반적 건강과 뇌졸중 회복은 결코 별개의 문제가 아니며 밀접하게 연결되어 있다. 서로 의존한다. 건측을 이용해 전반적인 건강을 향상하면 뇌졸중 회복에도 도움이 된다.

✅ 주의할 점은 없을까?

뇌졸중을 겪은 후 처음 열흘 간 환측을 사용하면 회복에 오히려 나쁜 영향을 미친다. 이때는 건측을 쓰는 것이 바람직하다. 뇌졸중을 겪은 후 열흘이 지났다면 이런 전략을 권하지 않는다.

건측을 이용해 활발하게 운동하면 심폐기능이 약한 사람에게는 큰 부담이 될 수 있다. 운동량은 서서히 늘려야 한다. 구체적인 방법은 치료자와 상의하는 것이 좋다.

건측 하체 운동을 하면 환측 다리와 발이 더 긴장하므로 넘어져 다치기 쉽다. 일어선 자세로 신체 균형에 영향을 미치는 운동을 할 때는 항상 이 점을 염두에 두어야 한다.

의사를 이끌어라

움츠러들지 말고 끝까지 밀어붙이라! 뇌졸중의 모든 측면에서 상상할 수 있는 최대한의 회복을 기대하고, 목표에 도달하려고 노력해야 한다. 문제를 끝까지 밀어붙이지 않으면 최대한의 회복은 이루기 어렵다.

의사나 간호사, 치료자는 생존자가 많은 것을 요구하지 않는 데 익숙하다. 그러다 보니 많은 것을 기대하지 않는다고 생각한다. 생존자 스스로 치료자의 기대 수준을 낮추는 일도 많다. 이런 일을 자꾸 겪다 보면 치료자들은 새로운 생존자에게 점점 낮은 기준을 제시하게 된다. 요점은 이렇다. **치료자는 생존자가 얼마나 회복을 원하는지, 왜 꼭 목표에 도달해야 하는지 이해하지 못할 수 있다.** 아급성기 이후에는 더이상 회복되지 않는다고 믿는 의사도 많다. 따라서 끊임없이 목표를 높이고 계속 회복을 추구하면 별난 사람으로 취급당할 수도 있다. 이때는 치료자에게 최대한의 회복을 원한다는 사실을 알리고 의지와 노력을 보여줘야 한다. 생존자가 적극적으로 나서는데 도와주지 않을 치료자는 없다. 양측의 동기가 확고하다면 서로 격려하며 상승작용을 일으킬 수 있다. **치료자와 생존자는 회복을 위한 파트너다.**

✅ 어떻게 해야 할까?

치료자와 이야기를 나눌 때는 짧고 간단하게 하자. 구체적인 문제를 제시하고 자신의 뜻을 설명하라. '몸을 더 잘 움직였으면 좋겠어요' 같은 말은 너무 일반적이고 애매하다. 필요한 기능을 구체적으로 얘기하는 편이 낫다. 예컨대 손에 경직이 생기면 주먹을 쥔 상태에서 펴기 어렵다. 컵을 들어 물을 마시거나, 청소를 하거나, 손톱을 깎기도 어렵다. 쥐는 힘이 너무 강해 손톱이 손바닥을 파고들기도 한다. 이 문제를 적극적으로 제기한다. 손톱이 손을 파고들 정도라고, 손을 펴고 싶다고 말해야 한다. 그러면 치료자는 구체적으로 그 문제를 해결하기 위한 치료를 시작할 것이다.

치료자와 회복에 대해 상의할 때는 항상 두 가지 목표를 염두에 둔다.

- **'문제를 끝까지 밀어붙일' 것임을 확실히 한다.**
  앞으로 나아가기로 결심했으며 옆에서 뭐라고 하든, 어떤 어려움이 있든 노력을 중단하지 않겠다고 말한다. 확고한 의지를 분명히 알리고 도움을 청해야 한다.
- **치료 계획에 포함된 방법의 효과와 안전성에 관해 상의한다.**
  그리고 단기적으로 어떤 목표를 성취하고 싶은지 알려야 한다. 이렇게 단기적 목표에 집중하면 치료자들도 더 열성적으로 관심을 갖고 이끌어줄 것이다.

치료자를 만날 때는 이렇게 해보자.

- 궁금한 점을 적어 간다.
- 목표를 적어 간다.
- 자신을 대변해줄 수 있는 사람(친구, 가족, 보호자)과 함께 간다. 함께 가는 사람에게 무엇을 알고 싶은지, 왜 알고 싶은지 설명해 자신이 잊어버리더라도 빠짐없이 질문하도록 한다.
- 현재 복용 중인 처방약, 일반약 및 보조제(비타민, 건강식품 등)를 적어 간다. 한약을 먹고 싶다면 반드시 사전에 의사와 상의

해야 한다. 현재 복용하는 약물이 회복에 어떤 영향을 미칠 수 있는지 상의한다.

- 메모한다. 종이와 펜을 갖고 간다. 글씨 쓰기가 어렵다면 녹음하는 것도 좋다.
- 작업치료, 물리치료, 언어치료가 도움이 되는지 물어보고 필요하다면 소개를 부탁한다.
- 찾아보았거나, 이야기를 들었거나, 시도해보고 싶은 치료가 있다면 솔직히 상의하고 조언을 부탁한다.

의사를 고를 때는 이런 점을 염두에 둔다.

- **때때로 의사가 회복에 도움이 되는 첨단 치료를 잘 모를 수 있다.**
  반드시 재활의학 전문의를 만나야 한다. 주치의가 재활의학 전문의가 아니라면 믿을 만한 사람을 소개해달라고 부탁한다. 재활의학 전문의는 첨단 회복 기법을 잘 알고 있으며, 회복에 도움이 되는 특수한 지식과 도구들을 갖고 있다.
- **공격적인 치료를 피하는 의사도 많다.**
  최대한 회복하고 싶다는 소망을 이해하지 못하는 의사는 바꿔야 한다. 신경과 전문의나 재활의학 전문의는 회복의 사령탑이므로 적극적인 태도를 가져야 한다.

✅ 주의할 점은 없을까?

끝까지 밀어붙여라!

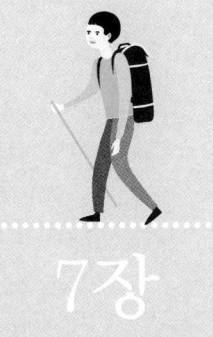

7장

경직의 조절과 극복

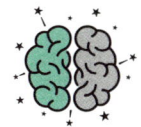

가장 무서운 적

🌱 경직이란 무엇인가?

경직은 너무나 중요한 문제인데도 뇌졸중 생존자가 자세한 설명을 듣는 경우는 드물다. 대개 치료자는 팔다리에 미치는 영향이라는 측면에서 설명한다. '뇌졸중 후에는 손을 펴기가 힘듭니다'라든지, '뇌 손상을 입으면 근육이 단단하게 굳어요'라는 식이다. 이런 설명으로는 경직을 이해할 수 없다. 더 자세하고 체계적인 설명이 필요하다. 무엇보다 경직의 원인을 정확히 알지 못하면 극복할 수 없다. 뇌졸중의 모든 문제가 그렇듯 경직을 줄이려면 스스로의 노력이 가장 중요하기 때문이다. 생존자 자신만이 경직을 줄일 수 있다. 경직은 근육이 아니라 신경계의 문제다. 즉, 뇌가 근육을 제대로 통제할 수 없기 때문에 생긴다. 회복을 향해 '신경계를 몰고 가는 것'은 자신만 할 수 있다.

✅ 어떻게 해야 할까?

약물을 쓰거나 수술을 받지 않고 경직을 줄이거나 극복하려면 어떻게 해야 할까? 유일한 방법은 뇌가 경직에 빠진 근육을 다시 통제하는 것이다. 즉, 뇌의 신경가소성을 이용해야 한다. 경직이라는 현상을 과학적으로 정확히 이해해보자.

- **근육은 어떻게 작동하는가?**

  근육은 장력이 어느 정도 작용하는지 계속 뇌에 보고한다. 장력이 지나치면 찢어지기 때문이다(근육파열). 평소에 뇌와 근육은 몸이 자연스럽게 움직이면서도 근육이 파열되지 않도록 끊임없이 신호를 주고 받는다.

- **뇌졸중을 겪기 전 뇌는 근육을 어떻게 통제하는가?**

  뇌는 근육에 신호를 보내 언제 수축하고(몸을 움직임) 이완할 것인지 알려준다.

- **뇌졸중 후에는 어떻게 될까?**

  - 뇌졸중으로 뇌에서 근육을 통제하는 부위가 손상된다.
  - 손상된 부위는 더이상 근육에서 보내는 신호를 '듣지' 못한다.
  - 뇌는 환측 근육에 언제 수축하고 이완해야 하는지 알려줄 수도 없다.

뇌가 근육을 완전히 통제하지 못하면 왜 근육이 딱딱하게 굳어버릴까? 저절로 그렇게 될까? 아니면 근육에게 딱딱하게 굳으라고 명령을 내리는 무언가가 있을까?

- **척수는 어떻게 경직을 일으킬까?**
  - 평소에 근육은 척수에도 끊임없이 신호를 보낸다. 정상적인 상황이라면 척수는 근육에서 보낸 신호를 뇌로 전달한다.
  - 뇌졸중이 생기면 뇌는 근육이나 척수에서 보내는 신호를 '듣지' 못한다. 근육은 혼란에 빠진다. 통제받지 않으면 운동을 조절하지 못하고 과도하게 늘어나 파열될 수 있기 때문이다. 근육은 쉽게 찢어지므로 이런 상황을 견디지 못한다.
  - 이제 뇌는 근육이 찢어지지 않도록 지켜줄 수 없으므로 척수에서 그 역할을 떠맡는다.
  - 척수는 뇌와 비슷한 점도 있지만, 정교한 조절능력이 없다. 원래 뇌와 근육 사이에서 '전령' 역할을 하도록 만들어졌기 때문이다. 척수는 오직 한 가지 명령만 내린다. "근육이여, 수축하라!" 경직은 물론 나쁜 현상이지만, 척수에서 수축하라는 명령을 내리지 않으면 근육은 이완성 마비에 빠져 축 늘어지고 만다. 이렇게 되면 근육 파열, 어깨 탈구, 어깨손증후군 등 부작용이 뒤따른다.
  - 척수에서 전달되는 명령은 무조건 근육을 움직이지 못하게 해 보호하려고 한다.
    1. 좋은 소식 – 척수는 이완성 마비로 근육이 위험에 빠지지 않게 보호한다.

2. 나쁜 소식 – 척수의 보호로 인해 경직이 발생한다.

3. 좋은 소식 – 경직은 움직이는 데는 물론, 근육과 뼈를 강하게 유지하는 데도 도움이 된다. 약간의 명령이 환측 근육을 통해 전달될 수도 있다.

4. 나쁜 소식 – 경직이 심하면 전혀 움직일 수 없다. 심한 경직에 빠진 근육은 결국 결합조직으로 변해 **구축**을 일으킨다.

척수가 근육을 보호하기 위해 전달하는 신호는 무릎반사와 비슷하다. 의사들은 신경을 진찰할 때 고무망치로 무릎뼈 바로 아래를 친다. 그러면 원하든 원하지 않든 무릎이 저절로 펴지며 아래쪽 다리가 위로 올라간다. 이를 무릎반사 또는 신장반사 stretch reflex라 한다. 신장반사는 즉시 근육 길이를 단축해 근육이 찢어지지 않도록 하려는 반응이다. 의사가 무릎 아래를 치는 동작을 한없이 반복한다면 어떻게 될까? 바로 이것이 경직이 생기는 원리다. 즉, 경직은 반사가 끊임없이 반복되는 것이다.

- 경직이 일어나면 어떻게 될까?
    - 척수가 근육에게 수축하라고 명령한다(근육 길이가 짧아짐).
    - 명령은 바로 경직을 일으킨다.
    - 경직이 며칠간 지속되면 근육 길이가 영구적으로 짧아진다.
    - 짧아진 근육은 길이를 늘이려는 모든 시도를 근육파열 위험으로 간주한다.

- 깜짝 놀란 근육은 강력한 신호를 뇌와 척수로 보낸다. '도와주세요! 찢어질 것 같아요!'
- 뇌졸중으로 손상된 뇌는 응답할 수 없다. 믿을 건 척수밖에 없다. 척수는 뇌처럼 정교하지 않다. 그저 꼼짝도 말라는 신호를 근육으로 보낼 뿐이다.

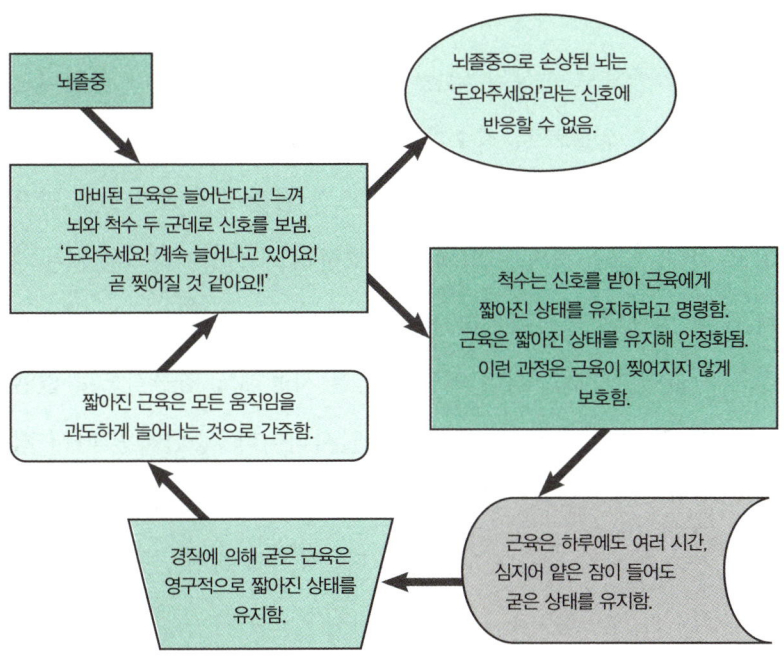

결국 근육은 '도와주세요!'라는 신호를 보내고, 척수는 '수축하라!'고 명령하는 일이 끝없이 반복된다. 경직은 대부분 잠이 들면 감소하지만, 일부에서는 아주 깊이 잠들 때를 빼고는 계속 유지된다.

🟢 신경가소성으로 경직을 이기자

    뇌는 근육을 이용해 몸의 움직임을 통제한다. 근육은 정교한 수축과 이완을 반복해 자연스럽게 움직인다. 뇌졸중이 생기면 뇌와 근육 사이가 단절된다. 환측 근육은 통제받지 않는 상태에 놓이는데, 근육은 이런 상태를 매우 싫어해 척수의 통제라도 받으려고 한다. 경직이 생기는 가장 중요한 이유가 근육과 척수가 연결되는 것이다. 뇌졸중으로 손상된 뇌는 근육이 지나치게 늘어나 파열되는 것을 막을 수 없으므로 척수가 이 일을 맡는다. 척수는 뇌처럼 정교하게 근육을 통제하지 못하고, 무조건 힘껏 수축해 파열을 막으려고 한다. 결국 경직은 신체를 보호하려는 현상이다. 문제는 계속 수축 상태만 유지해서는 제대로 움직일 수 없다는 것이다. 경직은 약물이나 치료, 기타 어떤 방법을 사용해도 영구적으로 없앨 수 없다. 효과가 있는 방법은 모두 일시적이다. 중단하면 다시 경직이 돌아온다. 그러나 희망은 있다. 등잔 밑이 어둡다고 경직이라는 어려운 문제의 답은 매우 단순하다. 경직에 빠진 근육을 반복해서 움직이는 것이다.

✅ 경직 감소를 위한 신경가소성 모델

    경직에 빠진 근육을 회복시키는 것은 우리의 친구 **신경가소성**이다. 뇌졸중으로 근육을 통제하던 부위의 뇌가 죽어버렸다. 이 과정을 되돌릴 수 있다면, 또는 다른 부위의 뇌를 이용해 경직에 빠진 근육을 통제할 수 있다면 어떨까? 이것이 바로 '경직을 줄이기 위한 신경가소성 모델'이다. 원리는 경직에 빠진 근육을 통제하는 데 훨씬 넓은 뇌 부위를 이용하는 것이다. 뇌가 근육에 대한 통제를 회복하면 경직이 줄어든다. 딱딱했던 근육이 부드러워지면서 움직임을 조절하기도 더 쉽다. 움직임을 조절할 수 있으면 운동 범위가 넓어진다. 운동 범위가 넓어지면 뇌에서 더 큰 변화를 끌어낼 수 있다. 뇌가 근육을 더 많이 통제하면 근육은 더 많이 움직일 수 있다. 근육 운동 범위와 뇌의 변화가 계속 상승작용을 일으키는 것이다.

경직에 빠진 근육을 다시 뇌가 통제하도록 하는 방법은 반복 연습이다. 예컨대 건측제한치료를 통해 수없이 반복 연습을 하면 경직이 줄어든다. 단순 반복으로는 부족하고, 반복할 때마다 '한계를 조금이라도 넓히려고' 노력해야 한다. 표준화된 '치료'나 '프로토콜'은 생존자의 능동적인 노력을 강조하지 않는다. 그것이 문제다.

요약하면, **경직에 빠진 근육도 약간 어려운 동작을 계속 반복하면 경직이 줄어든다.** 그 이유는 아래와 같다.

- 반복 연습에 의해 뇌가 다시 근육을 통제하게 된다.
- 뇌가 다시 근육을 통제하면 경직이 줄어든다.

✅ 어떻게 해야 할까?

(악순환의 시나리오)

뇌졸중 → 뇌에서 근육을 통제하는 부위가 손상됨 → 뇌는 근육을 통제할 수도, 보호할 수도 없음 → 척수는 근육을 무조건 수축해 보호하려고 함 → 근육의 길이가 영구적으로 짧아짐 → 근육이 딱딱하게 굳고 길이가 짧아지면 움직이기 어려움

(선순환의 시나리오)

반복 연습에 의해 뇌세포가 재연결됨 → 뇌에서 근육을 다시 통제함 → 척수는 근육의 통제권을 뇌에게 넘김 → 경직성이 줄거나 없어짐 → 움직임이 좋아짐

경직을 영구적으로 줄이거나 없애는 방법은 뇌세포가 재연결되어 근육에 대한 통제를 회복하는 것이다. 뇌세포 재연결을 촉진하는 회복 방법은 모두 경직을 줄인다. 경직이 줄어드는 것과 움직임이 늘어나는 것은 동전의 양면과 같다.

- 경직이 감소하면 움직임이 개선된다.
- 움직임이 개선되면 경직이 조금씩 감소한다.

다시 한 번 분명히 해두자. '경직을 줄이기 위한 신경가소성 모델'은 결국 경직에 빠진 근육을 반복해서 움직이는 것이다. 의료인

들 사이에서는 논란이 있다. 많은 의료인이 경직에 빠진 근육을 사용해서는 안 된다고 배우기 때문이다. 논리는 이렇다. '경직에 빠진 근육을 사용하면 근육의 힘이 세진다. 근육의 힘이 세지면 당기는 힘도 세져 경직이 악화된다.' 이 논리에는 두 가지 문제가 있다.

- 경직에 빠진 근육은 약하다. 그 근육을 강화한다고 반드시 나쁠 것은 없다.
- 뇌가 다시 근육을 통제하면 경직이 감소하지만, 그렇게 되는 방법은 오직 근육을 능동적으로 움직이는 것뿐이다. 경직에 빠진 근육을 반복해서 움직이면 뇌에서 근육을 통제하는 부위가 넓어진다. 바로 이것이 '경직을 줄이기 위한 신경가소성 모델'이다.

경직은 근육을 침범하는 데 그치지 않고, 뇌에 영향을 미친다. 동물연구에서 팔다리를 몸통에 결박해 못 움직이게 하면 팔다리에 관련된 뇌세포 숫자가 줄어든다. 뇌졸중 생존자도 똑같다. 경직으로 근육을 움직이지 못하므로 결박된 것이나 다름 없다. 경직에 빠져 움직이지 못하는 근육을 움직이려면 뇌에서 그 근육에 해당하는 부위가 더 넓어져야 한다. 더 많은 뇌세포가 근육을 통제하면 경직이 줄어든다.

재활의학 전문의나 신경과 전문의는 뇌세포를 재연결해 경직에 빠진 근육을 다시 통제하도록 도울 수 있다. 경직을 줄이는 방법을 전문적으로 배우기 때문이다. 우선 약물이나 다른 치료를 통해 일시적으로 경직을 줄인다. 경직이 줄면 움직이기가 약간 편해진다. 이때를 이용해 특정한 동작을 열심히 반복하면 뇌세포를 재연결할 수 있다.

경직을 줄이는 약물은 두 가지다.

- **국소투여제** – 경직에 빠진 근육이나 척수를 둘러싼 뇌척수액에 투여하는 약물. 특정 근육에만 영향을 미친다.
- **경구투여제** – 신체 모든 근육에 영향을 미친다.

경직을 줄이는 약물을 사용하면 다음과 같은 효과를 기대할 수 있다.

- 몸의 움직임이 개선된다.
- 회복 가능성이 높아진다.
- 뼈와 관절에 문제가 생길 가능성이 줄어든다.
- 통증이 줄어든다.
- 근력이 증가한다.
- 구축이 생길 위험이 줄어든다.
- 신경가소성 변화를 일으키기가 쉬워진다.

그러니 주치의와 상의하자. 물론 약물을 사용한다고 경직의 근본 원인(뇌가 근육에 대한 통제를 잃는 현상)이 해결되지는 않는다. 어떤 약물도 뇌세포를 재연결하는 데 필요한 노력을 대신할 수는 없다. 일시적으로 경직을 줄이는 약물과 치료 방법은 반복 연습 기회를 마련해줄 뿐이다. 이 기회를 이용해 다음과 같이 다양한 노력을 기울여야 한다.

- 건측제한치료
- 반복적, 과제지향적 반복 연습
- 전기자극 치료
- 양측성 훈련
- 연상훈련

치료법은 연구가 계속되면서 점점 늘고 있다. 새로운 연구 결과를 찾아보고 치료자에게 계속 질문해야 한다.

✓ 주의할 점은 없을까?

의사, 치료사, 기타 의료인은 경직을 줄이는 데 최소의 노력으로 최대의 효과를 얻는 방법을 안다. 그러니 되도록 빨리 치료자들과 상의한다.

경직을 줄이는 약물은 신경가소성 변화를 일으키기 위한 기회를 제공하는 것 말고 다른 이유로 사용할 수도 있다. 즉, 움직임을 개선하거나, 통증을 줄이거나, 더 편하게 돌아다니기 위해 약물을 지속적으로 사용할 수 있다.

경직, 근육 긴장, 구축 – 의사도 잘못 아는 것

뇌졸중 후 경직은 종종 근육 긴장이나 구축과 혼동되지만, 세 가지는 분명 다르다.

경직과 근육 긴장을 둘러싼 혼란

경직이란 말은 앞서 언급한 근육 문제와 함께 매우 혼란스럽게 사용되는 경우가 많다. 심지어 의사들조차 그렇다. 그 차이를 아는 것은 다음과 같은 점에서 중요하다.

- 원인이 다르다.
- 진단법도 다르다.
- 치료도 다르다.

어떻게 해야 할까?

- 근육 긴장

  정상 근육에 쓰는 말이다. 근육을 움직이는 데 아무 어려움이 없다. 근전도EMG를 해보면 이완 상태인 '정상' 근육에도 분명 근육 긴장이 존재한다. 측정도 가능하다. 뇌 역시 근육을 통제한다. 고유의 기능을 수행하는 데 아무 어려움이 없다.

- 경직

  근육이 뻣뻣하지만 움직일 수는 있다. 근육을 빨리 움직이면 더 뻣뻣해진다. 흔히 '속도 의존적'이라고 한다. 근육을 빨리 늘일수록, 저항이 커진다는 뜻이다. 경직의 원인은 뇌에 있으며, 경직을 일으킨 뇌 부위는 정상적인 기능을 수행하지 못한다.

- **구축**
근육은 길이가 짧아진 상태로 움직이지 않는다. 경직에 의해 생길 수 있으므로 종종 혼동되지만 구축과 경직은 분명 다르다. 경직은 뇌의 문제다. 반면 구축은 근육 자체가 짧아져서 생기는 문제다.

많은 임상의가 뇌졸중 후 생긴 경직은 계속 악화된다고 생각하지만, 일부 생존자에서 정체기 전까지만 그렇다. 일단 뇌졸중이 생기면 경직은 악화될 수도 있고 그러지 않을 수도 있다. 경직이 악화된다고 해도, 일단 정체기에 접어들면 더이상 나빠지지 않는다. 회복이 정체기에 접어들면, 경직도 정체기에 접어든다. 경직이 계속 진행한다고 생각하는 이유는 경직으로 인해 생기는 다른 문제와 혼동하기 때문이다. 다른 문제란 통증, 변형, 관절 가동 범위 감소, 구축 등이며, 경직이 진행하지 않아도 악화될 수 있다.

정리하자면 근육 긴장과 경직과 구축은,

- **원인이 다르다.**
  - 근육 긴장 : 뇌는 정상이다.

- 경직 : 근육을 통제해야 할 뇌 부위가 뇌졸중으로 인해 제 기능을 하지 못한다.
- 구축 : 경직으로 인해 생기지만, 뇌가 아니라 근육이 너무 짧아지는 것이 문제다.

- 진단법이 다르다.
  - 근육 긴장 : 근육을 늘였을 때 정상적으로 느껴진다.
  - 경직 : 근육을 빨리 움직일수록, 움직임에 대한 저항도 커진다.
  - 구축 : 근육을 움직이는 속도에 관계없이 저항은 일정하다.
- 치료가 다르다.
  - 근육 긴장도 : 치료가 필요 없다.
  - 경직 : 이번 장의 내용을 참고한다.
  - 구축 : 연속 석고 고정과 힘줄 연장술(힘줄을 잘라 관절이 최대 가동 범위까지 움직이게 하는 수술)

✅ 주의할 점은 없을까?

근육 긴장, 경직, 구축의 차이를 제대로 진단하는 의사를 찾아야 한다. 대형 재활병원에는 대개 '경직 클리닉'이 따로 있다. 이런 곳을 찾아가면 경직과 구축을 제대로 진단하고 치료하는 의사를 만날 수 있다.

경직 – 지킬 박사와 하이드?

경직을 다시 생각해보자

어떤 의미로 경직은 회복 중 '이완성 마비 단계'를 극복하는 데 일시적으로 도움이 될 수 있다. 뇌졸중 직후 일부 생존자는 환측에 이완성 마비가 생긴다. 모든 근육이 축 처진 상태로 꼼짝도 할 수 없다. 실로 절망적이다. 생존자에게 최악의 시기는 뇌졸중 직후라는 농담은 이런 상태를 일컫는 것이다. 몸을 꼼짝도 못하는데 왜 이렇게 되는지, 앞으로 어떻게 될 것인지 전혀 알지 못한다고 생각해보라.

연구에 따르면 뇌졸중 후 1년간 이완성 마비를 벗어나지 못한 생존자도 제한적인 회복을 기대할 수 있다. 그러나 스스로 이완성 마비라고 생각하면 전혀 회복되지 못하는 수가 많다. 용어의 문제도 있다. 뇌졸중에서 '마비'라고 할 때는 사실 '**편마비**'를 의미한다. 편마비란 몸의 한쪽이 약해졌다는 뜻이지 전혀 움직이지 않는다는 뜻이 아니다. 뇌졸중 후 전혀 움직이지 못하는 상태는 **이완성 마비**와 **경직성 마비** 두 가지다. 이완성 마비란 뇌졸중 직후 근육이 전혀 수축하지 않는 상태, 경직성 마비란 근육이 경직으로 인해 딱딱하게 굳어 움직일 수 없는 상태를 말한다.

이렇게 진정한 마비, 즉 전혀 움직일 수 없는 상태는 매우 드물다. 대부분 '편마비'다. 그게 그거라고? 잘못된 생각이다. 조금만 움직일 수 있어도 그 움직임을 지렛대 삼아 점점 더 많이, 점점 더 자연스럽게 움직일 수 있다. 아예 움직일 수 없는 상태와는 전혀 다르다. 1년간 이완성 마비를 겪었다면 예후가 좋지는 않겠지만, 그런 사람도 회복할 수 있다. 조금이라도 움직일 수 있다면 뇌와 근육 사이의 연결이 남아 있다는 뜻이다. 작은 불씨를 살리듯 이 연결을 잘 살리면 훨씬 많이 움직일 수 있다.

브룬스트롬 회복 단계를 생각해보자. 이완성 마비를 벗어나면 경직이 나타난다. 드디어 근육이 수축할 수 있다! 희망적인 징후다. 경직이 나타나면 보통 약간의 **협력운동**도 가능하다. 그렇다면 경직은 긍정적일까? 사실은 긍정적인 면과 부정적인 면이 있다.

✅ 어떻게 해야 할까?

경직의 부정적인 측면은 다음과 같다.

- 근육과 기타 연조직이 점점 짧아지다가 영구적으로 짧아진 상태가 될 수 있다(구축).
- 관절이 비정상적인 자세를 취하게 되어 팔다리가 제대로 기능을 수행할 수 없다.
- 정상적인 활동에 방해가 된다.
- 통증을 유발할 수 있다.
- 불면증을 유발할 수 있다.
- 팔다리의 변형을 유발할 수 있다.
- 체중이 잘 늘지 않을 수 있다(계속 수축 상태인 근육은 많은 칼로

리를 소모한다).

- 욕창을 유발할 수 있다.

경직의 긍정적인 측면은 다음과 같다.

- 편측무시(생존자가 환측에 대한 인식이 떨어지거나 아예 인식하지 못하는 현상)가 생겼을 때 신체를 보호할 수 있다. 예컨대 팔과 손에 경직이 생기면 신체 중심선을 넘어 몸통에 밀착된 상태가 된다. 물론 비정상적인 자세이지만 팔과 손이 축 늘어진 이완성 마비보다 다칠 위험이 훨씬 적다.
- 이완성 마비보다 회복된 상태다.
- 골밀도를 증가시켜(볼프의 법칙) 골다공증 위험이 줄어든다.
- 근력을 대신해 서 있거나, 걷거나, 물체를 쥘 수 있다.
- 때에 따라 자세를 바꾸는 데 도움이 되기도 한다(앉았다 일어날 때 등).
- 혈액 순환을 개선해 혈전이나 부기를 방지한다.
- 근육 크기를 유지한다.

✅ 주의할 점은 없을까?

경직은 회복을 향한 여정에서 긍정적인 신호다. 그러나 경직은 차차 줄여 결국 완전히 없애야 한다. 뇌졸중 회복 중에는 한 가지 일이 끝나면 새로운 일이 시작된다.

양쪽으로 경직을 공격하라

생존자는 물론 의료인조차 때때로 팔에 생긴 경직은 팔의 문제, 다리에 생긴 경직은 다리의 문제라고 생각한다. 그렇지 않다. **경직은 뇌의 문제다.** 뇌졸중으로 뇌가 손상돼 나타나는 증상이다. 근육 파열을 막기 위한 보호작용이다. 뇌가 기능할 수 없으므로 척수가 근육과 관절과 연조직(신경, 혈관 등)을 보호하는 임무를 떠맡은 결과 생기는 현상이다. 척수는 근육에 끊임없이 명령한다. '스스로 보호해라! 계속 수축해라!'

많은 연구자가 신경가소성에 의해 뇌세포가 재연결되면 경직이 줄어들 것으로 믿는다. 신경가소성을 이용하려면 근육을 조금이라도 움직일 수 있어야 한다. 그런데 경직이 심하면 조금도 못 움직이는 경우가 있다. 어떻게 하면 조금이라도 움직일 수 있을까?

이때 사용하는 약물은 보톡스, 페놀, 알코올 등 세 가지다. 한데 합쳐 '신경차단제'라고 한다. 대개 재활의학 전문의나 신경과 전문의가 투여한다.

보톡스

보톡스는 주름 방지 효과로 알려져 있다. 주름을 펴주는 효과와 동일한 원리로 경직에 빠진 근육을 풀어준다. 얼굴에 주름이 생기고 점점 심해지는 이유는 찡그리거나, 눈을 가늘게 뜨거나, 이마를 위로 올릴 때 얼굴을 움직이는 근육들 때문이다. 보톡스를 주사하면 근육이 일시적으로 마비 상태가 되어 얼굴을 당기는 힘이 이완되므로 주름이 펴진다. 마찬가지로 경직 상태의 근육에 보톡스를 주사하면 근육이 이완된다.

상한 음식을 먹으면 '보툴리눔 식중독'이 생길 수 있다. 사망할 수 있는 무서운 병으로 클로스트리디움 보툴리눔Clostridium botulinum이라는 세균이 근육 마비 독소를 만들기 때문에 생긴다. 보톡스는 이 독소를 희석한 것으로, 신경이 근육을 움직일 때 사용하는 아세틸콜린이란 화학물질의 방출을 억제한다(세균 자체를 함유하지 않기 때문에 식중독을 일으키지는 않는다). 척수에서 근육에게 수축하라는 명령을 내렸을 때, 그 명령이 신경을 통해 전달되는 경로를 차단하는 것이다.

✅ 페놀과 알코올

경직 상태인 근육에 직접 주사한다. 역시 근육을 일시적으로 약화해 경직을 줄인다. 보톡스가 개발되기 전에는 이 약물들을 주로 사용했다. 보톡스보다 훨씬 싸다.

신경차단제를 쓰면서 운동을 병행하면 근육의 움직임을 개선하고 경직을 줄이는 데 효과적이다. 경직으로 굳은 근육에 보톡스를 주사해 약간 움직이게 한 후, 작은 움직임을 불씨 삼아 계속 반복 연습을 하면 뇌세포 재연결이 촉진된다. 신경차단제를 사용하면 보통 몇 개월간 근육 이완 효과를 볼 수 있다. 일부 신경차단제는 두 번 이상 사용할 수 있지만, 어쨌든 이 시기를 놓치지 말고 열심히 움직여야 한다.

경직을 줄이는 새로운 치료법도 있다. 히알루로니다아제 hyaluro-nidase 라는 효소다. 보톡스, 페놀, 알코올처럼 경직으로 굳은 근육에 직접 주사하지만, 독특한 장점이 있다. 근육을 약화시키지 않는다는 것이다. 신경차단제는 근육을 약화시킨다. 생존자는 근육 경직에 익숙해지며, 때로 경직을 이용해 기능적인 동작을 수행한다. 예컨대 무릎 주변의 경직을 이용해 보행 중 무릎을 안정시킬 수 있다. 이때 신경차단제를 주사하면 더이상 경직성에 '의존'할 수 없어 걸음이 불안정해지며, 심지어 넘어지기도 한다. 이런 생존자에게 히알루로니다아제를 쓰면 근육이 약화되지 않아 더 안전하다. 의료인들은 보통 이렇게 생각한다. '신경차단제는 경직으로 굳은 근육을 약화시킨다. 히알루로니다아제는 근육을 '윤활'한다. 윤활 효과에 의해 근육이 덜 뻣뻣해져 통제할 수 있는 상태가 된다.' 히알루로니다아제는 아직 널리 사용되지는 않는다.

✅ 어떻게 해야 할까?

경직을 줄여 근육이 조금이라도 움직이도록 몇 가지 방법을 함께 사용할 수도 있다. 병행 치료는 크게 세 단계로 진행한다.

- 경직에 빠진 근육에 신경차단제를 주사한다.
- 전기자극을 이용해 근육을 조금이라도 움직이게 한다. 전기자극 방법은 세 가지가 있다.

- 주기적 전기자극
- 근전도EMG 기반 바이오피드백 전기자극
- 전기자극을 이용한 기능적 보조기
• 뇌세포 재연결을 위한 반복 연습

의사에 따라 신경차단제만 사용하고 근육이 이완된 동안 다른 방법을 쓰지 않는 경우가 있는데 큰 실수다. 신경차단제만으로는 경직을 완전히 해결할 수 없다. 신경차단제를 사용하는 목적은 근육이 이완된 틈을 타서 반복 연습을 함으로써 경직을 영원히 해결하려는 것이다. 신경차단제 치료 후에는 약효가 지속되는 동안 더 많은 치료적 이익을 얻기 위한 조치가 반드시 뒤따라야 한다.

특히 보톡스를 주사한 후 근육에 전기자극을 가하면 두 가지 이익이 있다.

• 보톡스의 작용이 강화돼 적게 사용할 수 있다. 보톡스는 가격이 비싸 용량을 줄일 수 있다면 생존자에게 도움이 된다.
• 보톡스가 근육에 '흡수'되는 시간이 짧아진다. 보톡스 효과가 나타나려면 보통 7~10일이 걸린다. 그러나 전기자극을 가하면 이틀 만에 효과를 볼 수 있다.

표적 근육에 전기자극을 가하면 보톡스 사용량을 줄일 수 있을 뿐 아니라, 약효 지속 시간이 더 길어지는 셈이다. 이 방법을 쓰려면 반드시 의사와 상의해야 한다.

그 밖에 신경차단제와 함께 사용해 좋은 효과를 나타낼 수 있는 치료는 다음과 같다. (모든 방법을 병행할 수 있다.)

- 가상현실
- 반복 연습
- 건측제한치료
- 주기적 전기자극
- 바이오피드백 기능이 있는 근전도 기반 전기자극(Mentamove, NeuromoveTM 등)
- 근육 스트레칭 프로그램
- 전통적 작업치료 및 물리치료

그 밖에도 경직을 개선할 수 있는 두 가지 치료 방법이 있다. 하나는 직접 경직을 줄이고, 다른 하나는 경직으로 인한 증상을 줄인다.

- **직접 경직을 줄이는 방법**

  (선택적) 배부 신경근 절단술 dorsal root rhizotomy은 척수로 들어가는 신경 일부를 선택적으로 절단하는 수술이다. 근육에서 척수로 신호를 전달하는 신경들을 자르면 경직이 영구적으로 줄거나 아예 없어진다. 물론 단점도 있다. 신경을 절단하기 때문

에 해당 부위의 감각이 줄거나 아예 없어질 수 있으며, 되돌릴 수도 없다. 예컨대 한쪽 팔에서 척수로 가는 신경을 모두 절단하면 그쪽 팔은 감각이 둔해지거나 없어진다. 이 방법은 경직이 심할 때 쓴다. 경직이 심하면 극심한 통증과 함께 욕창이나 위생 문제가 동반되며, 결국 구축으로 진행된다. 한 사람에게 이런 증상이 모두 나타날 수 있고, 심지어 인지장애까지 생길 수 있다. 이런 경우라면 배부 신경근 절단술은 인도적이며 합리적인 치료 방법이라고 할 수 있다.

- **경직으로 인한 증상을 줄이는 방법**

연속 석고 고정은 특정 자세를 취한 상태로 석고붕대를 감아(기브스) 관절을 고정하는 방법이다. 1~2주 간격으로 석고붕대를 풀고 다시 감는다. 석고 고정 덕에 근육은 장기간 스트레칭 상태를 유지한다. 결국 근육이 기능적인 자세를 취하도록 공격적으로 스트레칭하는 셈이다. 연속 석고 고정은 경직 근육의 길이를 늘리는 데 임상적으로 입증된 유일한 방법이다. 때때로 신경차단제와 함께 사용한다.

✅ 주의할 점은 없을까?

앞서 예로 든 치료는 보통 재활의학 전문의와 신경과 전문의가 시행한다. 보톡스 투여 후는 근육 이완을 촉진하기 위해 보조 치료를 하면 더욱 좋다. 전기자극을 이용한 치료는 금기인 경우도 있고, 주의해야 할 점도 있으므로 사전에 의사와 상의해야 한다.

증례1

철호 씨는 종아리 근육(발끝을 아래로 내리는 근육)에 경직이 너무 심해 환측 발을 들어올릴 수 없다. 주치의는 철호 씨를 재활의학 전문의에게 의뢰했다.

- 재활의학 전문의는 신경차단제를 주사해 종아리 근육을 이완시킨다.

- 경직 상태였던 근육이 이완되자 철호 씨는 발끝을 들어올리는 연습을 열심히 한다. 틈만 나면 종아리 근육 스트레칭도 한다. 뇌졸중 후 종아리 근육 스트레칭이 이렇게 쉬웠던 적은 한 번도 없었다. 근육이 이완되었기 때문이다. 하지만 발끝을 들어올리는 동작은 잘 되지 않는다. 자기 힘으로는 아주 조금도 들어올리기 어렵다.

- 물리치료사는 발을 들어올리는 근육에 주기적전기자극 치료를 제안한다(켰다 껐다 반복). 치료 효과는 더뎠다. 신경차단제 효과는 몇 개월 후에 없어지므로 철호 씨는 책에서 읽은 근전도 기반 전기자극 치료는 어떨까 상의한다.

- 신경차단제와 전기자극을 함께 사용하자 작은 효과가 나타난다. 이제 발끝을 약간 들어올릴 수 있다.

- 철호 씨는 근력을 키우고 신경가소성을 촉진해 뇌세포를 재연결하려고 열심히 반복 연습을 한다.

증례2

뇌졸중을 겪은 뒤로 선미 씨의 손은 손목에서 구부러진 채 굳어 있고, 손가락도 펼 수 없다. 손에 경직이 와 항상 주먹을 쥐고 있으니 손톱이 손바닥을 파고들 지경이다. 가끔 손톱 때문에 피가 나지만 손톱을 깎기도 어렵고, 손도 제대로 씻을 수 없다. 선미 씨는 신경과 전문의를 찾아간다.

- 의사는 손목과 손가락을 펴기 위해 신경차단제를 주사해 근육을 이완시킨다. 이 근육들은 주로 아래팔 손바닥 쪽에 있다.
- 운동 처방에 따라 작업치료사는 손가락을 펴고 손목을 뒤로 젖히는 근육들을 스트레칭하고 근력을 키워주려고 노력한다.
- 병원과 집에서 많은 노력을 기울였지만 손가락을 아주 약간 움직일 수 있을 뿐이다.
- 치료자들은 전기자극 보조기를 제안한다. 사실 선미 씨는 전에도 보조기를 착용한 적이 있지만, 그때는 전기자극이 강하지 않아 손을 펴기에 부족했다. 이제 신경차단제 덕분에 근육이 이완되었으므로 효과가 나타날 가능성이 있다.
- 전기자극 보조기를 쓰면서 손을 쥐고 펴는 연습을 계속한 결과 선미 씨는 스스로 손을 펼 수 있게 된다. '새로 습득한' 능력은 물건을 집을 때뿐 아니라 팔꿈치와 어깨에도 큰 도움이 된다.

8장

동기 부여
회복의 가장
중요한 요소

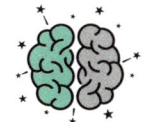

회복이라는 도전

생존자 선생님은 오랫동안 뇌졸중 회복을 연구하셨는데 제가 손의 움직임을 회복하고 다시 걸으려면 어떻게 해야 할까요?

나 좋은 소식과 나쁜 소식이 있습니다. 좋은 소식은 제가 이미 최대한 회복하실 수 있도록 계획을 세워두었다는 겁니다.

생존자 그러실 줄 알았어요! 나쁜 소식은요?

나 그 계획은 평생 했던 어떤 일보다 많은 노력이 필요하다는 겁니다.

생존자 저런! 좀 편한 방법은 없을까요?

실제로 나누었던 대화다. 종종 생존자들은 힘든 노력을 해야만 회복할 수 있다는 사실을 외면하거나 확신을 갖지 못한다. 그래도 위 대화를 나눈 분은 솔직한 편이다. 다들 자기 마음을 털어놓지 않고 더 쉬운 방법이 있지 않을까 열심히 찾아다닌다.

그런데 상황이 정말 나쁠 때도 계속 열심히 해야 한다는 확신을 갖고 꾸준히 노력하는 것이 가능할까? 생존자들은 하나같이 이제부터 삶을 근본적으로 바꾸겠다고 다짐한다. 하지만 진정한 변화를 위해 할 일이 너무 많고, 너무 어렵고, 어느 정도 노력했다고 생각하는데도 큰 변화가 없으면 주저앉아 버린다. 우리는 평생 한 번도 식스팩을 뽐내거나, 모델 같은 몸매를 자랑하며 거리를 활보해 본 적이 없다. 한번도 신체적 목표를 위해 힘든 훈련과 일정을 감내해 본 일이 없다. 어떻게 갑자기 마법이라도 걸린 듯 삶을 다 바쳐 회복에 매진할 수 있겠는가? 어떻게 한번도 해보지 않은 운동들을 그토록 열심히 할 수 있을까? 잘 움직여지지도 않는 몸으로 말이다.

동기 부여에 관해 생각해보자.

- 회복을 위해 힘든 노력을 기울이는 동안 끊임없이 스스로 동기를 부여하는 것 자체가 자기 수양이다.
- 진실은 단순하다. 끊임없이 동기 부여를 하는 사람만 계속 향상된다.

- 스스로 동기를 부여하고 유지하는 것은 뇌졸중 회복에 필수적이다. 동기가 강할수록, 일관성 있게 유지될수록 훨씬 빨리 회복된다.
- 동기 부여는 회복의 핵심이며, 대개 회복에 가장 큰 영향을 미치는 요소다.
- 뇌졸중 회복 과정에는 놀라운 향상과 실망스러운 정체기가 교대로 나타난다. 정체기를 극복하고 동기를 유지하는 것이야말로 회복에 필수적이다.

어떻게 스스로 동기를 부여할까? 방법은 사람마다 다르다. 생존자들이 들려준 이야기를 모아보았다.

- '나는 독립적으로 살 거예요. 가족에게 기대기는 싫어요.'
- '팔과 손을 되돌릴 거에요. 손에 힘이 없으니 좋아하는 일을 할 수가 없잖아요.'
- '다시 손주들을 돌보고 싶어요.'
- '걸을 때마다 넘어질까봐 걱정을 해서야 뭘 제대로 할 수 있겠어요? 균형감을 되찾고 다리를 튼튼하게 해야죠.'
- '회복은 하나의 모험이군요. 어디까지 갈 수 있는지 한번 해볼 작정입니다.'
- '우스꽝스럽게 걷고 싶지는 않아요. 사람들이 어떻게 보겠어요?'

나는 어디서 강력한 동기를 찾을까? 몇 가지 핵심 단어를 떠올려보자.

- 중요하다
- 필수적이다
- 창피하다
- 남에게 기대지 않고 독립적으로 산다
- 우정을 유지한다
- 아이들을 돌본다
- 두려움을 느끼고 싶지 않다
- 돈이 덜 든다
- 화를 내고 싶지 않다.

말이 나온 김에 분노에 대해 한마디 하고 싶다. 보통 분노는 나쁘다고 생각하지만, 때에 따라 회복에 강력한 동기를 부여할 수 있다. 간디는 이렇게 말했다.
"나는 쓰라린 경험을 통해 놀라운 교훈을 얻었다. 분노를 간직해야 한다는 것이다. 열을 간직하면 에너지로 변환할 수 있듯, 간직한 분노를 잘 조절하면 세상을 움직이는 힘으로 바꿀 수 있다."
분노를 잘 조절하면 뇌졸중 회복에 있어서도 강력한 힘을 발휘할 수 있다.

💚 회복은 좋은 일이다

정말 열심히, 지금까지 단 한 번도 해본 적이 없을 정도로 열심히 해볼 생각이라면 최대한으로 회복될 가능성이 매우 높다. 어떤 사람은 뇌졸중에서 회복된 것이 삶을 바꾼 순간이었다고 한다. 회복이라는 도전을 기꺼이 받아들이면 잃어버린 기능을 되찾는 데 그치지 않고, 인간으로서 진정한 성장을 이루기 위한 모험을 시작할 수 있다. 포기하지 말라. 굴복하지 말라. 회복은 오르막과 내리막의 연속이다. 어려움이 닥쳐올 것을 예상하고, 그때도 계속 앞으로 나아가라.

💚 어떻게 해야 할까?

동기 부여란 열망과 목표와 꿈에 따라 달라진다. 절대 포기할 수 없다고 생각하는 것에 따라서도 크게 달라진다. '무엇을 하고 싶은가'와 '무엇을 돌려받기 원하는가'라는 두 가지 소망이야말로 내적 동기를 부여하는 가장 강력한 무기다. 외부에서 동기를 부여받을 기회도 많다. 인터넷, 책, 영화, 연극, 종교 활동에서 동기와 도전과 성취에 관한 이야기를 얼마든지 찾을 수 있다. 이런 이야기들은 모범을 제시하고, 아이디어를 제공하며, 다른 사람이 실수를 거듭한 끝에 해결책을 찾아낸 과정을 간접 경험할 기회가 된다. 한 마디로 영감을 준다. 반드시 뇌졸중에 관한 이야기가 아니어도 좋다. 운동선수, 등산가, 전쟁영웅 등 생존과 승리에 관한 이야기라면 무엇이든 좋다.

동기를 유지하기 위한 몇 가지 아이디어를 제시해보았다.

- 회복에는 긍정적인 강화가 필요하다.
  작은 성취라도 축하하는 습관을 들이자.
- 경쟁은 강력한 동기를 부여한다.
  물론 남과 경쟁하는 것이 아니라 능력을 조금이라도 향상하기 위해 자기 기록과 경쟁하는 것이다.
- 고립되지 말고 함께 하자.
  다른 사람들과 어울리면 성취의 순간을 더욱 즐길 수 있다. 뇌졸중 생존자라도 좋고, 아니라도 괜찮다.
- 회복 중 경험을 간직하자.
  어떤 일을 겪었을 때의 감정이나 성취감은 동기를 부여할 뿐 아니라 실제로 신체 기능을 향상시킨다.
- 회복 과정을 사랑하자.
- 측정 가능한 목표를 세우자.
  성취는 측정해야 하며, 측정했을 때 더욱 의미가 있다.
- 일상 생활 속에서 늘 하는 일을 회복을 위한 훈련으로 삼자.

뇌졸중 회복은 몇 번이고 넘어졌다 다시 일어나는 과정이다. 어렵고, 지루하고, 수시로 절망감을 느낀다. 하지만 어려움을 참고 견디면 반드시 웃는 날이 온다. 연구자들은 이제야 뇌졸중 회복이라는 수수께끼를 풀기 시작했다. 그 비밀은 복잡하거나 심오하지 않다. 뇌졸중에서 회복하려면 엄청난 노력과 반복이 필요하며 때때로 좌절을 겪는다는 것이다. 이런 과정을 거쳐야 심폐기능과 근력도 늘어난다. 정체기를 극복하는 힘도, 신경가소성을 촉진하는 힘도 모두 이런 노력에서 얻어진다.

✓ 주의할 점은 없을까?

힘든 노력을 기울여 한번도 가보지 않았던 길을 헤쳐나가려면 전문가의 도움이 반드시 필요하다. 의사를 비롯한 치료자들과 항상 상의해 효과적이고 안전한 길을 찾자.

원시인이 되자

회복을 억지로 밀어붙이는 조건이 없는가? 그것이 문제일지도 모른다. 고고학자들은 까마득한 옛날 조상들이 어떻게 살았는지 밝혀냈다. 그들이 찾은 고대인의 골격에는 골절과 신체절단, 두개골 외상 등의 흔적이 남아 있다. 다양한 부상과 관절염 등 질병을 앓은 증거도 있다. 많은 경우 그들은 손상을 이겨내고 살아남았다. 인간은 나이에 관계없이 뇌졸중을 겪을 수 있다. 뇌졸중이 생긴다고 알려진 동물도 많다. 까마득한 우리 조상들도 뇌졸중을 겪었을 것이다. 그 시대에 뇌졸중을 겪었다면 회복이 얼마나 힘들었을까? 살아남기 위해 그들은 '석기시대 치료'를 했을 것이다.

수렵 채집 생활을 했으므로 회복 노력도 걷기에 집중했을 것이다. 빨리 움직여야 먹을 것을 찾을 수 있기 때문이다. 먹을 것을 못 찾으면 굶주렸고, 용변을 해결하지 못하면 감염병에 걸렸으며, 걷지 못하면 무리에서 뒤처져 죽었을 것이다. 생존을 위해 피할 수 없는 일을 하는 과정 속에서 자연스럽게 재활치료가 이루어졌을 것이다.

회복은 신체적으로 매우 힘들었겠지만, 이들은 평소 힘든 노동에 익숙했을 것이다. 삶 자체가 먹을 것을 찾고, 짐승을 비롯해 생명을 위협하는 것과 싸우는 일이었다. 끊임없이 먼 거리를 걷고, 사냥을 하고, 오두막을 짓고, 도구를 만들고, 바느질을 하고, 곡식이나 열매를 채집했기에 이들은 우리 생각보다 훨씬 튼튼했을 것이다. 이렇게 보면 오늘날의 생존자는 불리한 셈이다. 우리는 옛날보다 훨씬 약해졌다. DNA 속 어딘가에 깊이 숨어 있을 강인함을 찾아내 활용할 방법은 없을까?

유리한 점은 또 있었다. 회복하지 않으면 살아남을 수 없다는 조건이다. '살아야 한다'는 생각이 항상 마음속에서 메아리치고, 실제로도 움직이지 않으면 살 길이 없었으리라. 목숨을 걸고 회복해야 한다는 조건은 가혹하지만, 회복 관점에서는 훨씬 유리하다. 이런 개념에서 개발된 방법이 **과제지향적 훈련**이다. 몇 가지 연구 결과를 보자.

- 어떤 동작을 연습하면 대개 더 잘하게 되지만, 그렇지 않을 수

도 있다.
- 동일한 동작을 일상 생활의 일부로 연습하면 훨씬 빨리 향상된다.
- 동일한 동작을 자신에게 중요한 실제 상황 속에서 연습하면 더 빨리 향상된다.
- 결국 자신에게 중요한 일일수록 연습의 효과가 훨씬 크게 나타난다.

자신에게 가장 중요한 일을 반복 연습해야 더 빨리, 더 완전히 회복된다. 초기 인류는 생활 속 모든 일이 생존과 직결되었다. 중요한 정도가 아니라 목숨이 걸린 문제였다. 고고학자들이 발굴한 뼈는 뇌졸중 회복의 중요한 비밀을 속삭인다. **목숨을 걸고 노력하면 반드시 회복된다.**

✅ 어떻게 해야 할까?

뇌졸중 생존자 중에는 이미 '석기시대 치료'와 비슷한 방법을 쓰는 사람이 있다. 사실 뇌졸중에서 가장 빨리, 가장 많이 회복되는 사람은 회복되어야만 하는 사람이다. 삶의 목표 자체가 회복을 필요로 하는 사람이다. 그들은 다른 생존자가 엄두도 못 낼 정도로 한계에 도전한다. 독립적인 삶이든, 직업이든, 피아노 연주나 그림 그리기나 골프 등 자신에게 중요한 취미든, 반드시 해내야 한다는 열정은 회복의 밑거름이다. 온갖 문명의 이기로 둘러싸인 오늘날 이런 석기시대인의 마음가짐을 갖기란 매우 어렵다. 회복에 삶이 걸려 있다고 생각하는 사람만 이런 열정을 이끌어낼 수 있다.

효과적인 치료는 이런 전략을 모방한다. 회복에 도움이 된다면 모든 방법을 끌어들인다. 심리적으로도 생존자를 회유하고, 유도하고, 격려한다. 물론 작위적이지만 동기 부여에 집중한다. 가상현실, 비디오게임, 온갖 장치와 기술을 시험한다. 그러나 무엇보다 중요한 것은 회복하고야 말겠다는 결심이다. 나는 무엇을 진정으로 사랑하는가? 삶에서 반드시 해야 할 일은 무엇인가? 이루지 못한 꿈은 없는가? 이런 점을 깊이 생각해보면 마음 속 어딘가에 잠들어 있는 석기시대인의 본능을 일깨울 수 있을 것이다.

✅ 주의할 점은 없을까?

스키를 좋아한다고 무작정 스키를 둘러매고 산으로 갈 수는 없다. 먼저 의사나 다른 치료자, 가족, 친구들에게 계획을 설명하고 구체적인 목표를 세운 후, 안전한 훈련을 통해 능력을 조금씩 향상해야 한다. 석기시대인의 마음가짐을 가진다고 꼭 석기시대인처럼 행동하라는 뜻은 아니다. 무엇보다 안전이 중요하다.

도움이 오히려 해가 될 때

힘들이지 않고 회복할 수 있는 기회도 있다. 일상 속에서 항상 하는 일을 조금 더 잘 해보려고 노력하는 것이다. 좀더 편한 삶을 위해 사용하는 기구들이 있는가? 안전과 독립성을 위해 필수적이 아니라면 보조기구 사용을 줄여보면 어떨까? 처음에는 상당히 힘들겠지만 생산적인 투쟁이라는 새로운 세계가 열릴 것이다.

보조기구, 좀더 넓은 의미로 **보조장비**를 사용하는 목적은 다음과 같다.

- 재활 중 삶을 편하게 해준다.
- 더 안전하게 해준다.
- 더 독립적으로 생활할 수 있게 해준다.

보조기구에는 다음과 같은 것들이 있다.

- 특수 제작된 숟가락, 젓가락, 포크
- 휠체어
- 리처 reacher (팔과 손의 기능을 대신하는 특수한 집게)
- 다리 거상기 leg lifter
- 지퍼 및 단추 보조구
- 필기 보조구

- 보행 보조구(지팡이, 워커 등)
- 고정 기구(발목–발 보조기, 손목 보조기 등)

보조기구는 단점도 있다. 어려움을 이겨내며 도전해야 할 일을 쉽게 만들어버린다. **보조기구를 사용하지 않으면 회복이 촉진된다.** 회복 중에는 생활 속에서 항상 하는 일을 통해 한계에 도전하는 것이 무엇보다 중요하다. 보조기구를 사용할 때의 장단점과 사용하지 않을 때의 장단점을 곰곰히 생각해볼 필요가 있다. 물론 안전 문제가 있다면 반드시 사용해야 한다.

현대의학은 회복 중에도 생존자를 안전하고 편안하게 해주며, 삶을 쉽게 해줘야 한다고 생각한다. "빨리 치료해서, 빨리 거리로 내보낸다." 보조기구를 사용해 빨리 일상으로 복귀할 수 있다면 뭐가 문제인가? 생존자나 가족도 그쪽을 선호한다. 되도록 빨리 독립적인 생활을 하고 싶기 때문이다. 그러나 회복의 긴 여정 중 정말로 보조기구가 필요한지 다시 생각해볼 시기가 올 것이다. 사용하지 않아도 되는 기구를 그저 습관에 따라 사용하는 것은 아닐까? 어떤 보조기구든 적게 사용하는 것이 좋다. 자기 몸으로 뭔가 해보려는 노력이 줄어들수록 완벽한 회복은 멀어진다.

가운데를 두툼하고 무겁게 만든 펜을 생각해보자. 생존자가 '뚱뚱한 펜'을 사용하는 이유는 어린이들이 크기가 큰 연필로 글씨 연습을 하는 것과 같다. 필기구는 굵고 무거울수록 다루기 쉽다. 손가락을 덜 움직여도 되기 때문이다. 이렇게 손가락을 덜 쓰면 보통 크기의 필기구를 잡을 기회가 점점 줄어든다. 협응능력과 자연스럽게 손을 놀리는 능력을 개발할 기회가 없어진다. 물건을 잡는 데 필요한 소근육 운동은 영영 회복할 수 없다. 언제까지고 그런 동작이 필요한 작업에 곤란을 겪는다. 이런 기구는 잡는 능력이 향상되면 쓰지 말아야 하는데 많은 생존자가 평생 사용한다.

안전에 영향을 미치지 않는다면, 상대적 필요성과 사용하지 않았을 때 치료적 가치를 견주어보고 보조기구를 계속 쓸 것인지 결정해야 한다.

특히 다음 두 가지 보조기구는 다시 생각해볼 필요가 있다.

- 손목 보조기

부목과 비슷하게 아래팔에서 손목, 손, 손가락에 이르는 관절을 못 움직이게 고정하는 장치다. 이런 고정기구가 움직임을 개선하거나 구축을 줄인다는 증거는 없다. 오히려 관절을 움직이는 근육을 사용할 수 없게 된다. 뇌에서 관절 운동을 조절할 필요도 없어진다. 결국 신경가소성에 나쁜 영향을 미친다. 관절과 근육의 움직임을 회복하려고 안간힘을 써야 하는 마당에 뇌의 능력이 오히려 감소한다. 시판되는 손목 고정기구 중에는 자연스럽지 않은 상태로 손을 고정해 관절에 손상을 입히는 것도 있다. 자연스럽지 않은 상태로 오래 고정하면 손과 손가락 관절 내 조직이 조금씩 파열되며, 이런 일이 반복되면 회복이 불가능하다.

- **발목-발 보조기**

보행 시 다리를 앞으로 뻗을 때 발목을 안정시키고 발끝을 위로 들어준다. 당연히 걷기가 편해지지만 발과 다리의 회복을 위해서는 적게 사용하는 편이 낫다. 발끝을 위로 들거나 다리와 발 전체의 협응능력을 향상할 필요가 없어지기 때문이다. 물론 안전 때문에 꼭 사용해야 할 수도 있다. 하지만 의사와 상의해 보조기 없이도 안전하게 걸을 수 있다고 판단되면 쓰지 않는 편이 기능 회복에 훨씬 유리하다. 그 이유는 이렇다.

- 발을 위로 들어올리는 근육이 강화된다.
- 발을 위로 들어올리는 동안 협응능력이 개선된다.
- 발목을 안정시키는 근육이 강화된다.
- 발목을 움직이는 데 관여하는 뇌 영역이 더 넓어진다(신경가소성).
- 발목을 움직이는 능력이 개선된다.
- 환측 다리와 발의 정상 협응능력을 개선할 기회가 더 많아진다.

주의: 관절 고정기구나 발목-발 보조기를 사용한다면 의사와 상의하지 않고 사용을 중단해서는 안 된다. 낙상 위험이 커지기 때문이다.

✅ 어떻게 해야 할까?

보조기구 사용을 점진적으로 조절하는 데는 두 가지 방법이 있다.

- 사용 **시간**을 점점 늘리거나 줄인다.
- 기구 **종류**를 변경한다.

보조기구 사용을 조절하는 예는 다음과 같다.

- 보조기구 사용을 시작한다.
- 보조기구 사용 시간을 늘린다.
- 보조기구 사용 시간을 줄인다.
- 보조기구 사용을 중단한다.

예컨대 보행 보조구는 다음 순서로 줄일 수 있다.

> 워커 – 가장 힘이 덜 든다.
> 헤미케인 hemi-cane – 워커와 지팡이의 중간. 기대기 쉽고 안정감이 있다.
> 쿼드케인 quad-cane – 지팡이에 가까우나 땅에 닿는 발이 네 개로 안정적이다.
> 지팡이
> 보행 보조구를 사용하지 않음.

발끝을 위로 올리고 발목을 안정시키는 보조기구는 다음과 같이 줄일 수 있다.

- 발목-발 보조기
- 발목 보조기 또는 발목 안정기구(Aircast 등)
- 유연성 소재로 발목 감기(Neoprene 등)
- 발목 위로 올라오는 운동용 신발
- 보통 신발
- 맨발로 걷기

필기구나 식기는 점차 굵기가 가는 것으로 바꿔본다. 신발끈, 단추, 지퍼 등을 사용하기 편리하게 해주는 기구도 점차 줄여간다.

뇌졸중 생존자를 위한 보조기구는 갈수록 늘어난다. 현재 어떤 보조기구가 나와 있는지 알고 싶다면 작업치료사나 물리치료사에게 문의하자.

주의할 점은 없을까?

보조기구 사용을 줄이는 것은 좋지만 안전에 문제가 있어서는 안 된다. 영향이 매우 클 수 있으므로 보조기구나 고정기구 사용을 줄이고 싶다면 반드시 의사와 상의해야 한다.

반대로 반드시 보조기구를 써야 하는데 쓰지 않는 생존자도 있다. 안전이나 독립성을 향상하면서 회복에 도움이 된다면 쓰는 것이 맞다. 첨단기술을 이용한 보조기구가 계속 개발되므로 효율적이고 안전하며 회복에 도움이 된다면 적극적으로 써야 한다. 끝으로 편의성을 제공하면서 단점이 없는 보조기구도 있다. 예컨대 욕실에는 미끄러운 곳에서 균형을 잃었을 때 사고를 막아주는 손잡이를 반드시 설치해야 한다.

약을 다시 생각한다

규칙1 의사와 상의하지 않고 약을 끊거나 용량을 변경하지 말 것!
규칙2 의사와 상의하지 않고 약을 끊거나 용량을 변경하지 말 것!
규칙3 규칙1과 규칙2를 명심할 것!

약물은 회복에 영향을 미친다. 여기서 약물이란 처방약은 물론 처방없이 구입할 수 있는 일반약, 그리고 특정 식품(카페인 등)을 모두 포함하는 개념이다. 약물은 신체, 감정, 정신에 영향을 미친다. 뇌졸중 생존자는 자기 몸에 들어가는 약물이 회복에 어떤 영향을 미치는지 생각해야 하기 때문에 부담이 한 가지 더 느는 셈이다.

치료자는 약물에 이중 감정을 느낀다. 경직을 줄이는 약물을 보자. 물론 움직임이 더 쉬워진다. 생존자의 움직임이 쉬워지는 것은 치료자에게도 기쁜 일이지만, 사실 이런 약은 신체의 모든 근육을 이완시킨다. 따라서 생존자는 나른함을 느껴 정신적, 신체적으로 회복에 최선을 다하기 어렵다. 진통제, 향정신성 약물(마음에 영향을 미치는 약물), 수면제, 기타 약들도 피로감을 느끼거나 의욕이 사라지는 부작용을 나타낼 수 있다. 따라서 **약물은 회복에 도움이 될 수도 있고 방해가 될 수도 있다.** 같은 약이라도 어떤 날은 도움이 되지만, 어떤 날은 방해가 된다. 마약성 진통제를 생각해보자. 통증이 너무 심해 움직이기도 어려운 날 약을 복용하고 운동을 했다면 회복에 도움이 된 것이다. 그러나 다음 날 통증이 심하지 않은데도 약을 먹었더니 온몸이 나른해지면서 운동을 제대로 하지 못했다면 오히려 방해가 된 것이다.

약을 바꾸면 회복에 도움이 되는 경우도 있다. 어떤 사람이 환측 팔에 심한 통증을 겪고 있다. 사실은 어깨손증후군이었다. **반사성 교감신경 이영양증**reflex sympathetic dystrophy, RSD의 한 형태로 뇌졸중 생존자의 약 25퍼센트에서 나타나는 흔한 문제다. 팔이 너무 아파 전혀 움직이지 못하자 주치의는 재활의학 전문의의 도움을 청한다. 재활의학 전문의는 올바른 진단을 내린 후 새로운 약을 처방한다. 이 약을 쓰자 통증이 크게 감소했다. 이제 전보다 쉽게 팔을 움직여 운동을 할 수 있다. 비로소 회복을 위한 노력을 본격적으로 시작할 수 있게 된 것이다.

어떤 약을 쓰거나 쓰지 말아야 하고, 언제 변경할지는 항상 의사와 상의해야 한다.

✅ 어떻게 해야 할까?

약을 다시 생각한다는 것은 무엇을 어떻게 하는 것일까? 가장 좋은 방법은 소위 '갈색 봉투 약물 검토'다. 커다란 갈색 종이 봉투를 가져와 그 속에 현재 복용하는 약을 모두 집어넣는다. 봉투 속에는 다음 약이 빠짐없이 들어가야 한다.

- 처방약(알약은 물론 크림 등 외용제도 포함)
- 규칙적으로 복용하는 일반약(처방전 없이 구입할 수 있는 약)
- 비타민과 보조제
- 생약 및 한약

갈색 봉투를 진료실에 가져간다. 의사나 약사와 상의해 어떤 약은 계속 쓰고, 어떤 약은 버릴지, 어떤 약은 용량을 조절할지 결정한다. 의사들은 생존자의 절반 정도는 어떤 식으로든 약을 잘못 쓰고 있을 것이라고 추정하기도 한다.

갈색 봉투 검토 중에 다음 정보를 제공받을 수도 있다.

- 안전하고 효과적인 약물 사용 팁
- 평소 궁금했던 점에 대한 답변

이 과정이 끝나면 의사는 모든 약물 정보가 적힌 카드를 준다. 생존자는 정보를 읽어볼 수 있을 뿐 아니라, 다른 의사나 치과의사, 기타 투여 중인 약물에 대해 알아야 할 사람에게 보여줄 수도 있다.

✅ 주의할 점은 없을까?

의사와 상의하지 않고 약을 끊거나 용량을 변경하지 말 것!

뇌졸중 후 심리변화

무엇이 문제인가?

모든 뇌졸중 생존자가 심리적 문제를 겪는 것은 아니지만, 그런 문제를 겪는 사람은 결코 적지 않다. 심리적 문제는 다음과 같이 나눠 볼 수 있다.

- **직접적**(뇌 손상으로 인해 생김)
- **간접적**(뇌졸중으로 인해 삶이 크게 변해서 생김)
- **직접적인 문제와 간접적인 문제가 함께 존재**(가장 많음)
  - 뇌졸중으로 인한 직접 손상: 뇌 손상은 심리적 및 정서적 변화를 일으킨다. 정확한 기전은 아직 밝혀지지 않았지만, 어떤 부위에 뇌졸중이 생기면 멀리 떨어진 많은 부위에도 문제가 생길 수 있다. 예컨대 뇌 표면(두개골에 가까운 부위)에 뇌졸중이 생겼다고 해도 그 손상은 뇌 깊숙이 위치한 여러 구조물에 영향을 미쳐 불안, 우울, 급격한 감정 변화, 분노, 피로 등의 증상을 일으키는 경우가 많다.
  - 삶에 미치는 간접적 손상: 뇌졸중은 뇌에만 상처를 입히는 것이

아니다. 생존자의 삶에도 큰 상처를 남긴다. 실제 뇌 손상 자체가 심리적인 문제를 일으키지 않아도, 생존자는 심리적인 문제를 피할 수 없다. 직장, 인간관계, 생활의 독립성 같은 상황이 변하기 때문이다. 이런 문제는 정서와 심리에 영향을 미치며, 때에 따라서는 해결할 수 없을 것처럼 느껴진다.

이 모든 정서적 스트레스, 뇌졸중에 대한 심리적 및 사회적 반응은 신체적 회복을 늦출 수 있다.

어떻게 해야 할까?

심리학적 문제는 신체적 치료에 비해 연구가 훨씬 부족하다. 자신의 노력과 자신에게 맞는 지원 방법을 결합하는 데 초점을 맞추는 것이 가장 효과적이다. 모든 사람은 나름의 장점이 있다. 또한 모든 지역사회에는 생존자에게 도움이 될 만한 자원이 있다. 두 가지를 결합하는 것이다.

회복을 크게 앞당겨줄 몇 가지 방법은 다음과 같다.

- 친구와 좋은 시간 보내기
- 명상
- 음악 또는 노래 부르기
- 영적 활동

- 미술 또는 박물관 방문
- 뇌졸중 지원 단체 또는 다른 생존자들과의 만남
- 가정운동 프로그램
- 유도 연상
- 요가나 호흡법 수련
- 자연 속에서 시간 보내기
- 정원 가꾸기
- 어린이들과 느긋한 놀이시간 갖기
- 동물과 느긋한 놀이시간 갖기
- 즐거운 식사
- 수水 치료(정식 세션이나 목욕)

재활의학과 전문의는 다음 치료자들에게 의뢰해 회복 노력을 도울 수 있다.

- **물리치료사**는 재활을 위해 가장 효율적으로 에너지를 사용하고 계속 운동할 수 있게 영감을 주는 운동 프로그램을 마련해 기분과 활력을 끌어올릴 수 있다.
- **언어치료사**는 말하는 능력을 향상시킬 뿐 아니라, 인지재활 과정을 도와 생존자 스스로 계획을 세우고 회복 프로그램에 참여할 수 있다.
- **심리치료사**는 새로운 방향으로 생각하도록 이끌고, 뇌졸중 후

겪는 문제는 물론 삶의 큰 사건에 어떻게 대처해야 할지 생존자와 가족을 교육할 수 있다.

- **작업치료사**는 구체적인 목표와 일상 생활 기술을 달성하도록 도와 삶의 질을 높일 수 있다.
- **사회복지사**는 지역사회 내에서 개인의 필요에 맞는 자원을 찾아내도록 도울 수 있다.

✓ 주의할 점은 없을까?

충분한 휴식을 취해야 한다. 그리고 좋아하는 일에 시간을 내야 한다! 정신을 집중해 어려운 동작을 해내는 것은 긴장을 풀고 느긋하게 지내는 시간과 재미있는 활동이 적절히 조화를 이루었을 때 더욱 만족스럽고 효율적이다. 정서적인 문제는 언제든 가족과 보호자에게 터놓고 얘기하는 것이 좋다.

기대수준을 주의 깊게 조절해야 한다. 때때로 생존자는 지나치게 엄격한 기대를 내려놓는 것과 그저 포기하는 것을 혼동한다. 아무런 기대를 하지 않으면 노력도 하지 않게 되지만, 기대가 지나치면 불안, 좌절, 우울감이 커진다. 능력 안에서 최선을 다하고 사회적 지지 기반을 마련하는 것이 성공과 만족을 얻는 가장 좋은 방법이다.

피로와 싸우는 법

뇌졸중 생존자의 약 70퍼센트가 극심한 피로를 느낀다. 피로한 것이 가장 힘들다는 사람도 많다. 뇌졸중 후 피로감이 극심하면 회복 노력을 제대로 기울일 수 없어 결국 장애가 남는다. 심폐기능이나 근력도 향상하기 힘들다. 운동을 제대로 못하면 체중이 늘고, 체중이 늘면 몸을 움직이기 힘들어 더 피로해진다. 악순환이다. 사실 피로는 회복 노력뿐 아니라 삶의 모든 부분에 영향을 미친다.

뇌졸중 후 심한 피로를 느끼는 이유는 다음과 같다.

- 병원, 재활병원, 재활 요양원 등 재활치료 장소는 대개 시끄럽다. 특히 입원 중에는 회진이나 검사 등으로 깊은 잠을 자기 어렵다. 잠은 회복에 가장 중요한 요소 중 하나다(5장 '가장 편한 재활 – 잘 자야 회복도 빠르다' 참고).
- 회복을 위한 반복 연습에 많은 에너지가 필요하다.
- 생존자는 일상 활동에도 보통 사람보다 두 배의 에너지가 필요하다.
- 반면 심폐기능은 뇌졸중 전에 비해 절반 이하다.
- 환측의 근력도 뇌졸중 전에 비해 절반 이하다.
- 생활에서 느끼는 스트레스에 에너지를 빼앗기고 깊은 잠을 자지 못한다.
- 피로감을 유발하는 약이 많다.

일부 생존자는 다음 이유로 더욱 피로감을 심하게 느낀다.

- 통증
- 우울증
- 고독감
- 스트레스
- 수용시설 생활
- 의사를 전달하거나 남의 말을 이해하기 어렵다.

◉ 어떻게 해야 할까?

뇌졸중 후 활력을 늘리기 위한 몇 가지 아이디어를 적어보았다.

- **잠을 푹 자야 한다.**
  숙면을 위한 전략은 5장 '가장 편한 재활 – 잘 자야 회복도 빠르다'를 참고한다.
- **믿기지 않을지 모르지만 운동을 하면 덜 피로하다.**
  금방 효과를 느낄 수 있다. 운동으로 피로에 맞서라!
- **근력을 늘린다.**
  근육의 힘이 늘어날수록 피로를 덜 느낀다.
- **심폐기능을 향상한다.**
  심장과 폐가 튼튼하면 피로감이 훨씬 줄어든다.

- 명상을 해보자.

  스트레스는 에너지를 앗아간다. 명상을 하면 스트레스가 줄어든다.

- 약을 살펴보자.

  일부 약물은 활력을 앗아간다. 특히 향정신성 약물과 경직을 줄이는 약은 피로감을 일으킨다. 반대로 활력을 북돋우는 자극제는 장기적으로 사용하면 해롭다. 의사와 상의하지 않고 약을 끊거나 용량을 변경하지 말 것!

- 영양에 신경 쓰자.

  정제 탄수화물(흰쌀밥, 흰빵, 패스트리, 파스타, 사탕, 과자, 음료 등)을 섭취하면 활력이 감소한다. 신선한 과일과 야채, 지방 함량이 낮은 양질의 단백질을 섭취하자.

- 물을 많이 마신다.

  탈수되면 활력이 감소하는데, 나이 들수록 갈증을 느끼는 능력이 떨어진다. 목이 많이 마르지 않아도 규칙적으로 물을 마시자.

✅ 주의할 점은 없을까?

피로와 싸우는 것은 좋지만 먼저 의사와 상의한다. 심한 피로를 느끼는 데는 탈수에서 당뇨병까지, 통증에서 우울증까지 수많은 의학적 원인이 있다. 약물도 살펴야 한다. 무작정 싸울 것이 아니라 피로의 근본 원인을 먼저 밝혀야 한다.

더 잘 걷는 법

동어반복처럼 들리겠지만 보다 잘 걷는 방법은 자꾸 걷는 것이다. 사실 걷는 동작에는 재활의학 분야의 최신 지식이나 개념이 집중되어 있다. 연구자들이 뇌졸중 회복을 촉진하기 위해 사용하는 가장 강력한 기법 중 하나가 과제지향적 훈련이다. 생존자에게 의미 있는 일을 반복할 때 회복이 촉진된다는 뜻이다. 인간에게 걷는 것보다 더 의미 있는 일은 별로 없다. 또한 보행은 자연스럽게 반복 연습을 할 수 있는 길이다. 반복 연습이야말로 재학습의 핵심이다. 또 한 가지 최신 개념은 훈련에 리듬을 추가하는 것이다. 그런데 보행은 원래 리듬에 맞춰 이루어진다. 최근 연구가 집중되는 양측성 훈련이기도 하다. 걸을 때는 양쪽 다리가 자연스럽게 신호를 주고받는다. 연구자들은 양측 팔다리가 두 가지 방식으로 신호를 주고받는다고 생각한다.

- 뇌를 통해 신호를 주고받는다.
- 뇌를 통하지 않고 척수를 통해 직접 신호를 주고받는다.

따라서 보행은 다음 네 가지 첨단 치료법을 동시에 구현하는 방법이다.

- **과제지향적 훈련** – 생활을 위해 배워야 하는 동작을 훈련한다.

- **반복 연습** – 같은 동작을 끊임없이 반복한다.
- **리듬** – 운동에 리듬을 부여한다. 보행은 그 자체로 리듬이 내재된 동작이다.
- **양측성 훈련** – 보행 중에는 양쪽 다리가 직접 신호를 주고받는다. 양측성 훈련의 장점은 건측이 환측을 더 빨리, 더 자연스럽게 움직이게 하는 것이다.

걷기가 가장 좋은 운동이라고 하는 데는 다음과 같은 이유가 있다.

- 충격이 적다. 즉, 관절에 거의 부담을 주지 않는다.
- 심장과 폐의 기능을 향상한다.
- 열량을 소모해 체중을 조절한다.
- 혈당을 조절한다.
- 정신을 맑게 한다.
- 다리에 혈전이 생기는 것을 방지해 또 다른 뇌졸중이 생길 위험을 줄인다.
- 근육을 발달시킨다.
- 균형감을 향상해 낙상을 줄인다.
- 뼈를 튼튼하게 한다.

✅ 어떻게 해야 할까?

적극적인 보행 프로그램을 하면서도 안전을 유지하는 방법은 많다. 발목-발 보조기 등 적절한 보조기나 지팡이, 워커 등 보행 보조구를 사용하는 것은 치료진과 상의하자. 혼자 걸을 수 없어도 방법은 얼마든지 있다. 단, 치료자의 감독하에 시도해야 한다.

- 트레드밀 트레이닝

  평행봉 형태의 손잡이가 설치된 트레드밀을 이용하면 실내에서 안전하게 보행연습을 할 수 있다. 다만 트레드밀 트레이닝 중에는 항상 넘어질 위험이 있으므로 반드시 치료자가 옆에 있어야 한다.

- 부분적 체중 부하 보행
  - 트레드밀을 이용한 부분적 체중 부하 보행. 보조기구를 착용해 보행 시 체중의 부담을 줄인다. 보조기구 높이를 올릴수록 더 많은 체중을 보조기구가 지탱해 생존자의 부담이 줄어든다. 보조기구를 완전히 내리면 생존자가 체중을 온전히 지탱하지만 이때도 보조기구가 낙상을 막아준다. 결국 낙상 위험을 최소화하면서 감당할 수 있는 체중 부하로 보행연습을 할 수 있다. 이런 훈련이 가능한 제품으로는 LiteGait®가 있다.
  - 트레드밀을 이용하지 않는 부분적 체중 부하 보행. 원리는 트레드밀을 이용하는 경우와 같지만 땅 위를 걷는다. 이런 훈련이 가능한 제품으로는 Biodex Unweighing System, NeuroGym®

Bungee Walker, LiteGait® 등이 있다. 부분적 체중 부하 보행은 반드시 치료자와 상의 후에 시행해야 한다.

- **속도의존형 트레드밀 훈련**

  최근 좋은 결과가 보고된 새로운 방법이다. 원리는 간단하다. 빨리 걸으면 보행이 자연스럽고 빨라진다. 연구 결과 보행 속도를 높이면 주의력, 장애, 사망률, 향후 건강, 균형감, 낙상에 대한 두려움, 낙상, 퇴원 후 머물 장소, 입원 가능성, 의료비 등의 항목에 긍정적인 효과가 있다. 빨리 걸으면 균형을 유지하는 데 필요한 동작도 그만큼 빨라야 하므로 자연스럽고 효과적으로 걷게 된다. 임상시험에서는 보통 생존자들이 걷는 속도보다 두 배 빠르게 걷도록 했다.

✅ 주의할 점은 없을까?

보행은 가장 자연스런 동작이다. 그러나 뇌졸중 생존자의 보행 향상 프로그램은 그냥 걷는 것보다 훨씬 많은 신체적, 정신적 노력이 필요하다. 힘도 많이 들고 위험이 따를 수 있으므로 먼저 치료자와 상의한다. 보조기구 없이 걸을 수 있다면 그렇게 하는 것이 좋다. 단, 항상 안전을 염두에 두어야 한다. 치료자들이 한계를 정해줄 것이다.

젊은 성인 뇌졸중 생존자

'젊은 성인 뇌졸중 생존자Young Adult Stroke Survivor, YASS'라니, 대체 무슨 뜻일까? 인간은 언제라도, 심지어 출생 전에도 뇌졸중을 겪을 수 있다(자궁 내 뇌졸중). 젊을 때 생긴 뇌졸중일수록 뇌에 더 큰 영향을 미친다. 성인 뇌졸중과 어린이 뇌졸중의 차이는 **뇌의 구조**라는 한마디로 요약할 수 있다.

- **성인 뇌졸중은 정상 구조를 지닌 뇌에 이상이 생긴다.**

  뇌졸중의 범위와 위치에 따라 어떤 기능에 문제가 생기는지가 달라진다. 집을 짓는다고 생각해보자. 기초를 다지고, 튼튼한 기둥을 세우고, 견고한 지붕을 올린다. 배관과 전기 공사를 마치고 벽을 마감하니 멋진 집이 완성되었다. 어느날 옆집 사람이 차를 후진하다 벽을 들이받았다. 망가진 곳은 수리해야 한다. 하지만 집의 기초와 튼튼한 기둥은 그대로다. 지붕도 손볼 필요 없다. 배관도 전선도 대부분 남아 있다. 벽 하나만 고치면 된다.

- **어린이 뇌졸중은 구조 자체에 이상이 생긴다.**

  이웃 사람도 집을 짓는다. 솜씨가 영 신통치 않아 기초도 평평하지 않고 기둥은 굽어 있다. 이렇게 기본 구조가 잘못되면 그 위에 들어서는 모든 것에 문제가 생긴다. 이런 집은 '수리'할 수 없다. 처음부터 다시 지어야 한다.

어린이 뇌졸중은 뇌 발달에 영향을 미친다. 어린이의 뇌는 빈 종이와 같다. 많은 뇌세포가 성장 후에 무슨 일을 할지 정해지지 않은 상태다. 빈 종이에 무엇을 쓰느냐에 따라 글의 내용이 완전히 달라진다. 하지만 어린이의 뇌는 가소성이 뛰어나다. 아주 큰 손상을 입고도 놀라운 회복을 보이는 수가 많다. 뇌졸중으로 한쪽 대뇌반구(뇌의 절반)가 완전히 손상된 어린이도 있다. 성인에게 그런 뇌졸중이 생기면 여생을 병원에서 지내야 할 것이다. 그러나 많은 어린이가 뇌의 반쪽만 갖고도 생존은 물론 활기차게 살아간다. 읽고, 쓰고, 멋진 농담을 하고, 생산적인 직업을 갖고 삶을 즐긴다. '구조 자체가 잘못되었다'기보다 뇌 손상의 영향을 극복할 수 있는 '탁월한 구조'를 갖고 있다고 생각하는 편이 더 적절할지 모른다.

어쨌든 완전히 발달하지 않은 뇌에 생긴 뇌졸중은 성인 뇌졸중과 다르다. 회복 과정도 매우 다르다. '회복'이란 말 자체가 성인의 뇌에만 쓸 수 있다. 어린이 뇌졸중은 그 자체가 발달 과정의 일부가 된다.

·

어린이 뇌졸중은 이 책의 범위를 벗어난다. 하지만 뇌는 언제 완전히 발달할까? 어떤 사람이 언제부터 성인이라고 할 수 있을까? 충동을 조절하는 전두엽은 25세까지도 계속 발달한다. 그러니 25세가 되어서야 아동기가 끝나고 성인기에 접어든다고도 할 수 있다. 언제까지 회복 가능한지도 매우 어려운 문제다. 50세 뇌졸중 생존자라도 다른 병이 너무 많으면 회복 여력이 적을 수 있고, 75

세라도 뇌졸중 외에 건강 문제가 거의 없는 사람도 있다. 보통 젊은 성인 뇌졸중 생존자라고 할 때는 연령 상한선을 55세로 잡는다. 즉 젊은 성인 뇌졸중 생존자란 25~55세인 **뇌졸중 생존자**를 말한다.

젊은 성인 뇌졸중 생존자에 대해서는 몇 가지 중요한 통계가 있다.

- 모든 뇌졸중의 15~20퍼센트가 55세 전에 생긴다.
- 뇌졸중의 30%는 65세 전에 생긴다.
- 55세 이후에는 10년마다 뇌졸중 위험이 두 배씩 커지지만, 최근 15~34세에 뇌졸중을 겪는 사람이 빠르게 늘고 있다. 비만과 당뇨병, 고혈압, 고지혈증 등 비만 관련 문제가 늘기 때문이라고 생각한다.
- 사실 뇌졸중은 나이 든 성인에서 줄고 있지만, 젊은 성인에서는 오히려 늘고 있다. 이런 추세는 1990년대 중반 이후 변함이 없다.

✅ 어떻게 해야 할까?

젊은 성인 뇌졸중 생존자는 회복에 유리한 점이 많다. 아니, 나이 많은 생존자가 갖는 불리한 점을 갖고 있지 않다고 표현하는 것이 더 적절할지 모르겠다.

젊은 성인 뇌졸중 생존자는 회복에 더 많은 노력을 기울일 여력이 있다. 노력이야말로 회복의 가장 중요한 요소다. 심폐기능과 근력을 향상하고 뇌세포를 재연결하려면 엄청난 노력이 필요하다.

그 밖에도 젊은 성인 뇌졸중 생존자는 다음과 같은 점에서 유리하다.

- 뇌졸중에서 생존할 가능성이 더 높다.
- 신체적으로 더 건강하다. 젊기 때문에 심폐기능도 더 좋고 근력도 더 강하다.
- 고령인 생존자에 비해 다른 질병이 더 적다.
- 신체적으로 뇌졸중으로 인한 기능 상실을 보완할 여력이 더 많다. 어떤 부위에 문제가 생겼을 때 더 쉽게 극복할 수 있다.
  - 뇌졸중 후 일부 생존자에서 나타나는 편측시야결손을 생각해보자. 편측시야결손이란 시야 중 오른쪽이나 왼쪽만 보이는 현상이다. 이때 보이는 시야는 건측과 일치한다. 보이지 않는 시야가 곧 뇌졸중의 환측이다. 고령의 생존자는 이런 시야결손에 대처하기 어렵다. 반면 젊은 생존자는 목과 몸통을 돌리는 능력이 훨씬 뛰어나므로 머리를 돌려 시야결손을 보상하기가 쉽다.
- 뇌 또한 뇌졸중의 충격을 '더 잘 흡수한다'. 보통 나이가 들수록 대뇌피질이 얇아지는데, 대뇌피질은 뇌세포 재연결이 일어나는 부위다. 젊은 사람은 대뇌피질이 잘 보존되어 있으므로 뇌졸중의 영향을 극복할 여력이 더 많다. 뇌혈관도 더 건강하다. 이 모든 요소가 뇌의 재연결 가능성을 높인다.
- 회복 동기가 더 강하다. 아직 살아갈 날이 많기 때문이다. 이

런 의지는 회복 노력에 큰 자산이 된다.
- 낙상 등 상해를 입어도 더 빨리, 완전히 회복한다.

회복 전략은 나이 든 사람과 큰 차이가 없지만 젊은 뇌졸중 생존자에게는 회복의 핵심 개념을 확대 적용할 수 있다. '집중적'이라는 측면을 생각해보자. 회복을 위한 노력을 더 많이, 더 자주 기울인다는 뜻이다. 약으로 따지면 얼마나 많은 분량을 얼마나 자주 투여하는지, 즉 '용량'과 비슷하다. 집중적으로 노력할수록 효과가 더 좋다. 젊은 성인 뇌졸중 생존자는 신체적, 정신적 활력이 있기 때문에 집중적인 노력을 기울일 수 있다.

다른 장점도 있다. 최신 기술을 쉽게 받아들인다는 것이다. 전기자극, 바이오피드백, 컴퓨터 게임은 특정 회복 단계에 큰 도움이 된다. 젊은 뇌졸중 생존자는 이런 기술을 더 쉽고 편안하게 받아들인다.

회복 전략은 동일하다. 그러나 젊은 생존자는 노력을 집중할 수 있으므로 더 빨리, 더 많이 회복될 수 있다. 사실 연령은 회복을 예측하는 가장 중요한 인자 중 하나다. 25세에 가깝다면 뇌졸중을 겪어도 회복해 직장으로 돌아갈 확률이 50퍼센트 이상이다. 두 번째 뇌졸중을 겪을 가능성도 훨씬 낮다. 전체적으로 생존자 중 33퍼센트가 또 뇌졸중을 겪지만, 젊은 성인 생존자는 그 비율이 2퍼센트 정도에 그친다.

✅ 주의할 점은 없을까?

젊은 뇌졸중 생존자는 뇌졸중을 겪어도 다른 병으로 오진될 가능성이 높다. 특히 불법 약물을 복용한 것으로 진단받기 쉽다. 증상 자체는 고령인 사람과 거의 차이가 없지만, 의료인들이 젊은 사람에게는 뇌졸중이 드물다고 잘못 알기 때문이다. 흔하지 않지만 뇌졸중은 젊은 사람에게도 생긴다. 문제는 오진할 경우 적절한 치료가 늦어지는 것이다.

젊은 뇌졸중 생존자는 위험한 버릇을 고치는 것이 중요하다. 예컨대 95세 노인보다 25세 젊은이가 담배를 끊었을 때 전반적인 건강에 미치는 영향이 훨씬 크다.

젊은 생존자가 회복에 더 많은 노력을 기울일 수 있는 것은 사실이지만, 주의해야 할 점은 동일하다. 다치면 회복이 늦어진다. 회복에 노력을 기울이는 것은 좋지만 항상 안전을 염두에 두어야 한다.

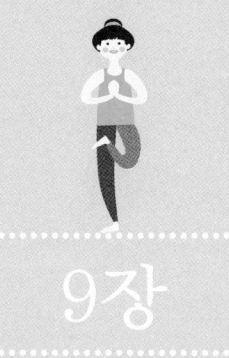

9장

기계를 이용한 회복

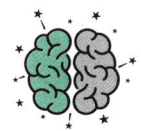

뇌졸중 회복을 돕는 첨단 기계

수많은 연구자, 의사, 엔지니어가 뇌졸중 회복을 돕는 기계를 개발하고 있다. 왜 그토록 많은 사람이 시간과 노력과 비용을 투자할까? 전 세계적으로 뇌졸중 생존자가 약 5,000만 명에 이르기 때문이다. 일부 생존자만 제품을 산다고 해도 엄청난 이윤이 남는다. 글로벌한 사업 기회다. 생존자 입장에서는 아주 좋은 소식이다. 생각도 못했던 유용한 기계들이 출시되고, 개발 중인 제품은 더 많다. 따라서 기계를 이용한 회복은 물론, 계속 쏟아져 나오는 신제품에도 관심을 두는 것이 좋다.

그러나 회복에 적합한 기계를 고르기는 쉽지 않다. 가장 도움이 되는 회복 방법이 무엇인지 결정할 때와 마찬가지로 기계를 고를 때도 다음과 같은 점을 고려해야 한다.

- 현재 회복 단계 중 어디에 있는가?
- 앞으로 성취할 목표는 무엇인가?
- 그 목표를 위해 시간과 비용과 노력을 얼마나 들일 수 있는가?
- 그 기계가 효과가 있다는 증거는 무엇인가?

첨단기술을 이용한 뇌졸중 회복 프로그램은 비용이 많이 드는 것도 있지만, 부담없이 집에 들여놓고 쓸 수 있는 것도 많다. 이런 기계를 적절히 이용하면 계속 병원에 다니지 않고 집에서 반복 연습을 하며 회복 효과를 극대화할 수 있다. 장기적으로 보면 오히려 비용과 시간이 절약된다.

정체기를 극복하는 데 도움이 되는 기계는 많다. 게임을 통해 지루함을 이기고 반복 연습을 하도록 돕는 기계도 있다. 근력을 키우는 기계, 경직에 빠진 근육을 이완하는 기계, 협응능력을 향상하는 기계, 심폐기능을 향상하는 기계도 있다. 걷는 데서 삼키는 데까지, 시야결손에서 언어장애까지 모든 측면에서 회복을 돕는 기계들이 나와 있다.

많은 기계가 전기자극을 이용한다. 사실 뇌졸중 회복 기술 중 전기자극이 가장 중요하다. 그만큼 활용 범위가 넓다. 전기자극을 이용해 다음과 같은 일을 할 수 있다.

- 신경가소성 과정의 시작을 돕는다(전기자극은 뇌를 변화시킨다!).
- 근육을 발달시킨다.

- 근육을 스트레칭한다.
- 보톡스 효과가 더 빨리 나타나게 한다.
- 보톡스 효과를 강화한다.
- 경직에 빠진 근육의 피로를 유도해 길항근(반대로 작용하는 근육)을 활성화한다.
- 촉각을 예민하게 한다.
- 고유감각(신체 부위가 공간적으로 어디에 있는지 느끼는 감각)을 향상한다.

어떻게 해야 할까?

뇌졸중 회복에 첨단기술과 기계를 이용하는 예를 들어본다.

- 주기적 전기자극

    수축시키려는 근육 위의 피부에 전극을 위치시킨 후 전기자극을 가한다. 마비된 근육의 움직임을 유도할 수 있으며, 근육량을 늘리고 근력을 향상하는 데도 도움이 된다. 길항근을 자극해 경직 상태의 근육을 이완시킬 수도 있다.

- 근전도 EMG 기반 전기자극 및 바이오피드백

    이 기계는 근육이 움직이기 시작하는 순간을 감지한다. 생존자 스스로 근육을 수축하다 보면 문턱값에 도달하는 수가 있다. 일단 문턱값에 도달하면 기계가 작동해 동작을 마칠 수 있게 해준다. 이런 과정을 **바이오피드백**이라고 한다. 바이오피드백을 이용하면 주기적 전기자극에 의해 시작된 수동적 운동을 능동적 운동으로 전환할 수 있다. 이런 식으로 정신적, 신체적 노력을 계속하면 뇌세포 재연결(신경가소성)이 촉진된다고 생각된다.

- **전기자극 보조기**

  회복 중인 팔다리에 착용한다. 다른 전기자극과 다른 점은 단순히 '켜고 끄는' 데 그치는 것이 아니라 실제로 필요한 동작을 취하도록 근육을 자극한다는 점이다. 예컨대 족하수가 문제라면 발끝을 들어올리는 전기자극 보조기가 있다. 손을 폈다 오므리는 동작을 유도해 물체를 잡거나 놓을 수 있게 해주는 보조기도 있다. 이런 보조기는 다음 두 가지 수준에서 작용하는 것이 장점이다.

  - 실생활에 필요한 동작을 돕는다(물체를 잡는다, 걷는다 등). 이런 과제지향적 훈련은 팔다리 회복에 큰 도움이 된다.
  - 보조기 주변 관절을 사용하도록 유도한다. 예컨대 아래팔과 손에 보조기를 착용하면 어깨와 팔꿈치 관절의 움직임을 촉진한다. 발끝을 들어올리는 보조기는 고관절과 무릎의 움직임을 유도한다.
  - 다른 전기자극기와 달리 전극이 내장되어 있기 때문에 복잡한 전선이 필요없다.

- 근전도 기반 게임

  근육에서 정보를 취합한 후 기계에 전달해 게임을 진행한다. 근육 신호가 기계로 전달돼 화면에 나타나는 캐릭터나 게임 요소를 이동시킨다. 근육을 움직이려는 노력을 이용해 카드게임에서 핀볼까지 다양한 비디오게임을 즐길 수 있다.

- 가상현실 게임

  다양한 가상현실 게임을 뇌졸중 회복에 이용할 수 있다. 가장 유명한 것은 닌텐도의 Wii 시스템과 마이크로소프트의 Xbox 키넥트다. Wii는 손으로 컨트롤러를 움직여 TV 스크린 상의 이미지를 이동시킨다. Xbox 360은 컨트롤러가 따로 없이 센서를 통해 사용자 몸에서 최대 48개 지점의 움직임을 추적한다. 가상현실을 이용한 게임은 안전하고 재미있으면서도 어려운 동작에 도전할 수 있다. Wii와 Xbox 외에도 비싸지 않으면서 TV에 직접 연결해 즐기는 가상현실 시스템들이 있다(4장 '놀면서 회복하기 – 게임과 가상현실' 참고).

- 양측성 팔동작 훈련기

  양측성 훈련에 반드시 기구가 필요한 것은 아니다. 예컨대 보행 시에는 발을 내딛을 때마다 건측 다리가 환측 다리에 적절한 위치와 타이밍을 알려준다. 그러나 기계를 이용해 양측성 훈련을 더 효과적으로 할 수 있다. 예컨대 손으로 돌리는 상체

훈련용 에르고미터, 고정형 자전거, 등받이에 기대 팔로 작동하는 양측성 훈련기구 등 다양한 기구가 있다.

- **체중 지지형 트레드밀 훈련기**

  트레드밀은 걷는 법을 다시 배우는 데 좋다. 그러나 보행이 자유롭지 않다면 보조기구를 사용해 체중 부하를 줄인 상태로 안전하게 트레드밀을 이용할 수 있다. 시스템은 중력의 효과를 줄이고, 균형을 잃었을 때도 안전을 지켜준다. 부분적 체중 부하 트레드밀은 비교적 간단한 기구로 많은 재활센터에 갖추어져 있다. 부분적 체중 부하 보행 시 아직 협응능력이 회복되지 못해 환측 다리를 앞으로 내딛지 못하면 치료자가 트레드밀 옆에 앉아 있다가 도와줄 수 있다. 문자 그대로 환측 발과 다리를 손으로 잡고 바닥에서 들어올려 앞으로 옮겨주는 것이다. 그러나 기계를 이용하면 이렇게 힘든 일을 하지 않아도 된다. 예컨대 Lokomat®는 고관절, 다리, 발목, 발 등에 커프cuff를 감고 걸으면 컴퓨터가 정상 보행에 가깝게 다리와 발을 들어올려 앞으로 옮겨준다. 아직은 매우 고가이지만 일부 재활센터에서 쓰고 있다. 부분적 체중 부하 보행 트레드밀은 치료자가 다리 움직임을 보조해줄 수 있다면 트레드밀과 보조기구만 있으면 되므로 굳이 첨단 기계를 사용하지 않아도 된다. 그러나 보행 중 발을 앞으로 옮겨주는 데는 상당한 힘이 든다.

- 트레드밀을 이용하지 않는 부분적 체중 부하 보행기구

    NeuroGym® Bungee Walker, Biodex Unweighing System, KineAssist™ 등이 있다. 바퀴 달린 플랫폼으로 걷는 동안 부분적으로 신체를 지지한다. 걷는 법을 다시 배울 동안 체중 일부를 지탱해주는 것이다. 이때 지지 정도를 조절할 수 있으므로 균형감이 향상됨에 따라 점점 더 많은 체중을 생존자 스스로 지탱할 수 있다.

- 심폐기능 향상 기구

    트레드밀, NuStep®, BioStep® 양측성 운동기구 등이 있다. 심폐기능은 회복 속도와 정도에 직접 영향을 미치므로 뇌졸중 회복에 필수적이다.

어떤 기술을 이용하든 다음과 같은 점을 염두에 둔다.

- 사용 편의성
- 가격
- 훈련 중 치료자가 옆에 있어야 하는가?
- 집에서도 이용할 수 있는가?
- 충분한 임상시험을 통해 효과가 입증되었는가?

✅ 뇌졸중 회복에 이용할 수 있는 기계들

뇌졸중 회복에 이용할 수 있는 기계들을 알아보자.(기계에 대한 설명은 제조업체 자료를 그대로 인용한 것으로 저자가 내용을 보증할 수 없다.) 대부분의 기계가 계속 개량되므로 최신 정보는 제조사의 웹사이트를 참고해야 한다. 이해하기 어렵다면 주치의나 다른 치료자에게 문의하는 것이 좋다. 그러나 치료자도 최신 동향을 다 알지는 못하므로 항상 제조사가 가장 좋은 정보 출처다. 특히 다음 정보는 제조사에서 직접 얻는 것이 좋다.

- 가격
- 리스나 구독 서비스
- 중고 구입
- 보험 적용
- 어디서 직접 볼 수 있는지
- 어떤 연구가 수행되었는지
- 기계가 자신의 필요에 맞는지
- 근처에서 그 기계를 이용한 치료를 제공하는 치료자가 있는지

이번 절은 세 부분으로 구성했다.

- 기계 명칭과 웹사이트
- 기계의 기능(제조사 제공 정보)
- '참고'란 시판 중인지, 뇌졸중 생존자가 다른 사람의 도움 없이도 사용할 수 있는지를 나타낸다.

✅ 팔과 손의 움직임과 기능을 돕는 기계

- H200™ (www.bionessinc.com)

    비침습적 장비로 아래팔과 손에 착용해 생존자 스스로 할 수 없는 일상적 활동을 할 수 있다. 손을 활짝 펴거나 주먹을 쥐는 동작을 쉽게 해주며, 뻣뻣함을 줄여주고, 운동 범위와 근력을 향상한다. 혈액 순환을 개선하고 환측 팔과 손을 인식하는 데도 도움이 된다. 치료적 이익 외에도 착용 시 편안하고 사용하기 쉽다. 다른 시스템과 달리 사용자가 조절할 수 있는 부분이 많아 손목과 손의 기능적 위치를 유지하기가 훨씬 쉽다. 몸에 잘 맞는 데다 전극을 합리적으로 배열해 치료 효과를 유지하면서 장치를 몸에서 분리하거나 교체할 수 있다. 특히 기술을 이용해 여섯 가지 자극 패턴을 제공하므로 다양한 일상 활동 수행은 물론 치료에도 효과적이다. 기술적 전문성이 거의 필요없어 가정을 비롯해 다양한 환경에서 쉽게 사용할 수 있다.

    참고: 시판 중. 처음에는 의사나 치료자가 옆에서 지켜보면서 도와줘야 한다. 어느 정도 익숙해지면 생존자가 집에서 혼자 안전하게 사용할 수 있다.

- Myomo™ mPower 1000

    신경근 손상으로 약해진 팔의 움직임을 회복시키는 경량 휴대용 팔 보조기다. 착용성과 비침습적 근전기 전달 기술을 결합해 생존자 스스로 움직임을 시작하고 조절할 수 있다. 기능적 반복 훈련은 물론, 가정에서 일상 활동을 하는 데도 도움이 된다. mPower 1000 기술은 전기충격이나 자극을 이용하지 않고 내장된 컴퓨터에서 근육의 미세한 신호를 포착해 환측 팔을 움직이도록 도와준다.

참고: Myomo사에서 인증받은 의사의 처방이 있어야 구입할 수 있다. 의학적 필요와 생존자의 보험 플랜에 따라 보험 적용이 가능하다.

- Armeo® (hocoma.com)

뇌졸중, 뇌 외상, 기타 신경학적 질병과 상해 후 과제지향적 상지 집중 재활치료를 돕는 장치다. 조절 가능한 팔 지지장치에 피드백 기능이 강화된 넓은 3D 작업공간을 결합해 가상현실 환경에서 기능적 운동요법을 시행할 수 있다.

참고: 아직 미국에 출시되지 않았다.

- Hand Mentor™ (kineticmuscles.com)

뇌졸중 재활치료 효과를 향상하기 위해 임상에서 사용하도록 설계된 최초의 Active Repetitive Motion™ 손 치료 장비다. 손목과 손가락의 자발적 운동을 촉진하고 필요 시에만 움직임을 보조해 생존자 스스로 재활 과정에 참여하도록 고안되었다.

참고: '프로' 버전은 치료자가 임상적으로 사용한다. '가정용' 버전은 개발 중이다.

- SaeboFlex® (SaeboFlex.com)

    언제라도 기능적 활동을 수행하도록 손목과 손가락을 신전 상태로 유지해 사용자 스스로 손가락을 구부려 물체를 잡을 수 있다. 물체를 놓을 때는 장치에 내장된 스프링 시스템이 손가락의 신전을 도와 쉽게 손을 펼 수 있다. Saebo 장비, 특히 SaeboFlex 보조기는 특허 기술을 이용한다. 이 장비를 사용하려는 작업치료사나 물리치료사는 Saebo에서 제공하는 소정의 교육 과정을 이수해야 한다.

    참고: 시판 중. 처음에는 의사나 치료자가 옆에서 지켜보면서 도와줘야 한다. 어느 정도 익숙해지면 생존자가 집에서 혼자 안전하게 사용할 수 있다.

- Reo™ Go (motorika.com)

    사용하기 편리한 휴대용 시스템이다. 인체공학적 디자인과 첨단 소프트웨어를 결합한 로봇지원형 운동요법을 팔과 손에 효과적으로 전달한다.

    참고: 시판 중. 항상 의사나 치료자가 옆에서 지켜보면서 도와줘야 한다. 매우 고가이지만 물리치료 비용과 비교하면 투자 가치가 충분하다.

- STIMuGRIP® (finetech-medical.co.uk/)

    뇌졸중이나 신경학적 손상 후 손목의 신전과 손의 쥐는 기능을 회복시키기 위해 고안되었다. 아래팔에 이식하는 체내 이식장치와 이식 부위 위로 착용하는 체외 조절장치로 구성된다. 조절장치에는 사전 입력된 자극 프로그램을 작동시키는 센서가 내장되어 있는데 인터페이스가 단순해 쉽게 프로그램을 선택할 수 있다.

참고: 시판 중.

✅ 다리와 발, 그리고 보행을 돕는 기계

- **NESS L300™ (bionessinc.com)**

특허 기술을 이용해 더 빠르고 자연스럽게 걷도록 돕는다. 보행 표면의 상태를 인식하는 센서가 내장되어 작동이 자동 조절되는 유일한 장치다. 또한 기존 제품에 비해 훨씬 인체공학적이다. 거추장스런 전선이 없으며 디자인이 단순해 착용한 채 신발을 신을 수도 있다. 사용하기 편리하고, 신고 벗기 쉬워 입원 환자는 물론 외래 환자에게도 쉽게 처방할 수 있다.

참고: 시판 중. 의사나 물리치료사가 지켜보면서 도와줘야 한다. 어느 정도 익숙해지면 생존자가 집에서 혼자 걸을 때도 안전하게 사용할 수 있다.

- **WalkAide (walkaide.com)**

최첨단 센서 기술을 이용해 다리와 발의 움직임을 실시간으로 분석한 후, 종아리 신경으로 전기신호를 보내 발목과 발의 움직임을 조절한다. 근육을 부드럽게 자극해 보행 시 적절한 시점에 발을 들어올린다.

참고: 시판 중. 의사나 물리치료사가 지켜보면서 도와줘야 한다. 어느 정도 익숙해지면 생존자가 집에서 혼자 걸을 때도 안전하게 사용할 수 있다.

- LiteGait® (litegait.com)

보행 치료 중 체중 부하, 균형 및 자세를 조절해 정상 보행 패턴을 취할 수 있도록 돕는 치료 장비다.

참고: 시판 중. 의사나 치료자가 지켜보면서 도와줘야 한다.

- NeuroGym® Bungee Walker (NeuroGymtech.com)

안전하고 집중적인 운동요법이 가능하도록 다양한 방식으로 체중을 지지하는 장치다. 독특한 특허 디자인으로 보행 훈련을 돕고, 균형을 잃어도 넘어지지 않도록 자연스러운 보호 반응을 제공한다. 수중 환경에 버금가는 보호 기능을 제공하면서 사이드 스테핑 등 정상적인 보호 반응이 확립되는 동안 단계적으로 체중을 지지해준다.

참고: 시판 중. 의사나 치료자가 지켜보면서 도와줘야 한다. 어느 정도 익숙해지면 생존자가 집에서 안전하게 사용할 수 있다.

- NxStep™(biodex.com/rehab)

  Biodex NxStep Unweighing System을 이용하면 안전하고 편안하게 부분적 체중 지지 보행치료를 할 수 있다. 치료자는 생존자를 쉽게 관찰할 수 있으며, 필요 시 생존자를 직접 지지 해주기도 편리하다.

  참고: 시판 중. 의사나 치료자가 지켜보면서 도와줘야 한다. 어느 정도 익숙해지면 생존자가 집에서 안전하게 사용할 수 있다.

- Gait Trainer 3™ (biodex.com/rehab)

  보폭과 걸음 속도, 좌우 시간 분배(보행 대칭성) 등을 모니터링 및 기록하는 기능성 데크가 장착된 트레드밀. 청각과 시각을 통해 보폭, 걸음 속도, 보행 대칭성 등 적절한 보행 패턴을 실시간으로 바이오피드백해 강력한 동기를 부여한다.

  참고: 시판 중. 의사나 치료자가 지켜보면서 도와줘야 한다. 어느 정도 익숙해지면 생존자가 집에서 안전하게 사용할 수 있다.

- Lokomat® (hocoma.com/products/lokomat)

  트레드밀에 자동 보행보조기를 설치해 시행하는 이동운동 치료는 신경질환이나 손상으로 인한 보행기능 저하 개선 효과가 입증되었다. Lokomat는 보행장애 생존자를 위한 최초의 모터 구동형 보행보조기로 뇌졸중, 척수 손상, 외상성 뇌 손상, 다발성경화증 등 다양한 신경질환과 손상 시 생존자의 이동성을 개선하기 위해 사용된다.

참고: 시판 중. 의사나 치료자가 지켜보면서 도와줘야 한다. 매우 고가의 장비지만 물리치료 비용과 비교하면 투자할 가치가 충분하다.

- Reo Ambulator (motorika.com)

체중지지형 트레드밀 훈련에 첨단 로봇 공학을 접목시킨 혁신적 보행 훈련 장비로 신경근 장애 생존자의 재활 과정에서 보행, 균형, 협응, 자세, 지구력 등의 문제를 개선하는 데 도움이 된다.

참고: 시판 중. 의사나 치료자가 지켜보면서 도와줘야 한다. 매우 고가의 장비지만 물리치료 비용과 비교한다면 투자할 가치가 충분하다.

- KineAssist™ (kineadesign.com)

기능적 환경에서 낙상 위험 없이 어려운 동작에 도전할 수 있다. 객관적 측정치를 자동 기록하며, 기존 치료 환경에 통합하기도 쉽다.

참고: 시판 중. 의사나 치료자가 지켜보면서 도와줘야 한다.

✅ 팔다리에 모두 사용하는 기계

- Neuromove™ (neuromove.com)

  뇌에서 근육군을 움직이려는 신호를 포착한다. 이런 신호는 화면상 일상적 근육 활성도를 훨씬 뛰어넘는 신호 증폭으로 나타나는데, 내장된 마이크로 프로세서를 통해 일상적 근육 활성도, 근육 긴장도, 잡음과 실제 신호를 지능적으로 구분한다. 실제 신호가 포착되면 수초간 근육을 수축시킨다. 생존자는 이때 제공되는 시각적 및 감각적 피드백을 이용해 동작을 재학습할 수 있다.

  참고: 시판 중. 의사나 치료자가 지켜보면서 도와줘야 한다. 어느 정도 익숙해지면 생존자가 집에서 안전하게 사용할 수 있다.

- Biomove 3000 (mystroke.com)

  뇌졸중 후 마비된 근육에서 발생하는 극히 미세한 전기적 EMG 신호를 감지한 후 근육에 전기자극을 가해 실제 근육 운동을 일으킨다.

  참고: 시판 중. 의사나 치료자가 지켜보면서 도와줘야 한다. 어느 정도 익숙해지면 생존자가 집에서 안전하게 사용할 수 있다.

- Interactive Metronome(IM)과 Gait Mate (interactivemetronome.com)

  혁신적인 신경감각 및 신경운동 훈련을 통해 뇌 기능과 회복을 촉진 및 강화하는 첨단치료 프로그램이다. IM 사에서는 생존자의 신발에 넣는 깔창 모양의 Gait Mate라는 제품도 생산한다. 이 기계는 발뒤꿈치가 지면에 닿는 순간을 감지해 무선 헤드폰이나 스피커를 통해 소리를 들려주며, 생존자는 그 소리에 맞춰 걷는다. 너무 늦게 걸으면 더 빨리 걷도록, 발의 움직임이 꼬이거나 발끝이 떨어지면 천천히 걷도록 청각적 피드백을 제공하는 것이다. 발꿈치가 땅에 닿지 않으면 피드백을 제공하지 않는다.

  참고: 시판 중. 의사나 치료자가 지켜보면서 도와줘야 한다. 어느 정도 익숙해지면 생존자가 집에서 안전하게 사용할 수 있다.

✅ 뇌졸중 회복의 다른 분야를 돕는 기계

- VitalStim Therapy (vitalstimtherapy.com)

  미세 전류를 이용해 연하근(삼키는 데 관련된 근육들)을 자극한다. 동시에 숙련된 전문가가 재활치료를 시행해 생존자 스스로 이 근육들을 '재교육'하도록 돕는다.

  참고: 시판 중. 의사나 치료자가 치료 과정을 옆에서 지켜보면서 도와줘야 한다.

- NovaVision VRT™ Vision Restoration Therapy™ (novavision.com)

  VRT는 임상시험을 거쳐 FDA 승인을 획득한 기술로 뇌졸중이나 뇌 손상으로 인해 시력을 잃은 생존자의 시력을 일부 회복시켜 삶의 질을 개선한다. 수술이나 약물은 전혀 이용하지 않는다.

  참고: 시판 중. 의사나 치료자가 치료 과정을 옆에서 지켜보면서 도와줘야 한다. 매우 고가의 장비지만 물리치료 비용과 비교한다면 투자할 가치가 충분하다.

그 밖에도 일일이 열거할 수 없을 만큼 많은 기계가 있으며, 개발 중인 것은 더 많다. 기술이 발전할수록 더 많은 제품이 선보일 것이므로 항상 관심을 갖는 것이 좋다.

미래의 기계

최신 기계에 어떤 것이 있고, 어떤 진보가 이루어지는지 알려면 꾸준히 관심을 갖고 새로운 정보에 귀기울여야 한다. 인터넷이나 TV를 통해 항상 새로운 뉴스를 체크해보자. 영어가 크게 문제 되지 않는다면 Medgadget(medgadget.com/rehab) 웹사이트가 가장 좋다. 미국에서 발간되는 무료 잡지 Stroke Smart(strokesmart.org)와 Stroke Connection(strokeassociation.org)도 있다. 웹사이트에서도 많은 정보를 제공하므로 체크해본다. 이런 잡지에 실리는 광고는 시판 중인 뇌졸중 회복 기계에 대해 풍부한 정보와 사진, 연락처를 제공한다. 최신 뇌졸중 회복 기술을 소개하는 기사도 싣는다.

뇌졸중 회복 분야는 갈수록 첨단기계에 의존한다. 문제는 이런 기계를 어떻게 사용하는지 알기가 쉽지 않다는 점이다. 물론 전극 몇 개를 연결한 후 스위치만 올리면 되는 것도 있지만, 너무 복잡해서 생존자가 직접 사용할 수 없는 것도 많다. 심지어 재활치료센터에서 고가 장비를 놀리는 일도 드물지 않다. 사용법을 익히는 데 너무 시간이 걸려 치료자들이 사용을 꺼리기 때문이다. 세팅하는 데 시간과 노력이 많이 필요한 기계도 마찬가지다. 사용 편의성이 가장 중요하다는 사실을 인식했으면 한다. 그렇지 않아도 움직이기 불편한 생존자가 사용하려면 간단하고 효과적이어야 한다. 치료자가 사용해도 귀중한 치료 시간을 세팅하느라 낭비한다면 결국 외면당할 것이다.

✅ 주의할 점은 없을까?

회복 과정에 기계를 사용하고 싶다면 반드시 의사와 상의해야 한다. 처방이 있어야 사용할 수 있는 기계도 있다. 특정 기계를 이용한 치료는 보험이 적용되지 않을 수도 있다. 전기자극을 이용한 치료는 주의사항과 금기도 많으므로 반드시 의사와 상의해야 한다. 전기자극 치료의 중요한 금기와 주의사항은 다음과 같다.

- 임신
- 피부자극
- 뇌전증/발작
- 민감한 피부
- 감각 이상
- 심장질환
- 인공박동조율기 또는 이식형 제세동기
- 최근 수술을 받아 근육 수축 시 상처 치유가 지연될 수 있는 경우
- 목의 경동맥 부위에 전극을 위치시키는 경우
- 혈전증 병력

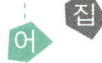

가정운동 프로그램

전통적으로 가정운동 프로그램이란 뇌졸중 생존자가 치료를 마치기 직전에 했던 운동을 계속하는 것이었다. 보통 정체기에 접어들면 치료를 마치므로, 결국 정체기를 유발한 훈련을 끝없이 계속하는 셈이다. 올바른 가정운동 프로그램은 1) 생존자가 더이상 병원이나 치료기관에 다니지 않아도 가정운동 프로그램을 통해 계속 기능을 회복해야 한다. 2) 이를 위해 치료자를 만나면서 치료를 받는 동안 숙제를 하듯 집에서 운동하는 시간을 점점 늘리고, 치료를 마치기 훨씬 전에 가정운동 프로그램 계획을 짜야 한다.

강도

운동생리학에서 강도란 운동으로 소모하는 에너지뿐 아니라 훈련의 빈도와 지속시간을 늘리는 것까지 포함하는 개념이다. 뇌졸중 재활 시에는 강도를 늘릴수록 회복에 긍정적인 영향을 준다. 훈련 강도를 올릴수록 대뇌피질이 재구성되는 변화(뇌가소성)가 늘어난다는 사실이 동물은 물론 인간에서도 입증되어 있다.

강제 사용

생존자가 깨어 있는 동안 슬링이나 장갑을 이용해 건측 팔과 손의 움직임을 제한하는 것. 강제 사용은 건측제한치료와 약간 다르다. 건측제한치료는 강제 사용뿐만 아니라 특정한 과제를 실행하는 과정이 포함된다.

건측제한치료 – 다리와 발

다리의 건측제한치료에 대해서는 네 가지 이론이 논쟁 중이다. 1) 환측 다리로 광범위하고 집중적인 운동을 하는 방법 2) 부분적 체중 부하 보행 3) 전기자극 발목-발 보조기 4) 건측에 보조기를 착용해 강제적으로 환측에 체중을 부하하는 방법 등이다.

건측제한치료 - 팔과 손
전통적 건측제한치료는 뇌졸중 회복을 위한 기법 중 하나로 치료 환경에서 건측 팔과 손의 움직임을 제한하고 환측 팔과 손만 사용하는 훈련이다.

경직
척수에서 보내는 신호에 의해 근육이 굳어지거나 움직일 수 없는 현상. 뇌졸중 후 뇌에서 근육을 지배하는 부분이 손상되면, 척수는 근육을 보호하기 위해 수축하라는 명령을 끊임없이 전달한다. 약물 등 일시적으로 경직을 줄이는 방법은 많지만 영구적으로 해결하는 방법은 근육을 다시 뇌에서 지배하는 것뿐이다.

거울요법
뇌졸중 생존자가 거울에 비친 건측 팔과 손의 모습을 보면서 환측으로 건측의 움직임을 그대로 따라하는 치료. 이때 거울은 환측이 완벽하게 움직이는 것 같은 시각적 환상을 제공한다. 이 치료는 물론 거짓이지만 뇌에 정상적인 운동에 관한 정보를 제공해 결국 정상적인 운동이 가능하도록 뇌세포들을 재연결할 수 있다.

경계영역
뇌에서 뇌졸중에 의해 사멸한 영역에 인접한 부위. 보통 경계영역에 있는 세포들은 죽은 것은 아니지만 '충격을 받아' 기능을 제대로 수행하지 못한다. 뇌졸중 후 초기 단계에서는 경계영역이 서서히 원상태로 돌아오면서 빠른 회복이 일어난다. 경계영역은 나중에 유용한 기능을 수행할 수도 있고(뇌졸중을 겪기 전과 똑같은 기능을 거의 회복), 쓸모 없는 영역이 될 수도 있다(거의 기능을 잃어버림). 경계영역이 쓸모 없게 되는 것은 대개 학습된 비사용 때문이다.

경계영역의 회복
뇌졸중 후 수 주에서 수 개월에 걸쳐 급속한 회복이 일어난다. 경계영역은 뇌졸중으로 완전히 사멸한 영역의 주변부로 이 부분의 부기가 빠지는 것이 빠른 회복의 원인이다.

경피 신경근 전기자극(경피 근육내 자극)

경피란 피부를 뚫고 그 아래 조직에 접근한다는 뜻이다. 경피 신경근 전기자극이란 전기자극을 피부 아래에 있는 근육에 직접 전달하는 치료를 말한다. 뇌졸중 후 어깨 탈구를 줄이는 데 흔히 사용된다.

고유감각

눈으로 보지 않고도 팔이나 다리 등 신체 부위가 공간적으로 어디 위치하는지 느끼는 능력. 신체 부위가 어디 위치하는지에 관한 정보는 근육과 힘줄 안에 있는 고유감각기(proprioceptor)라는 아주 작은 기관에서 뇌로 전달된다.

공동근집단 협력운동

한 가지 동작만 따로 분리할 수 없고, 여러 가지 동작이 한꺼번에 일어나는 현상. 뇌졸중 회복 과정 중에는 어떤 동작을 개별적인 동작으로 분리할 수 없는 시기가 온다. 일련의 동작을 한꺼번에 하지 않고서는 특정 동작만 하기가 불가능하다. 예컨대 팔꿈치를 굽히려면 반드시 어깨를 들어올려 뒤로 돌리고, 상완을 몸에서 멀리 떨어뜨린 후에야 가능하다. 이 동작들을 한데 묶어 공동근집단 협력운동이라고 한다.

과제 구성 요소 연습

부분-전체 연습이라고도 한다. 과제를 수행하는 데 필요한 일련의 동작을 개별 동작으로 나눈 후, 각 구성요소를 따로 연습한다. 구성요소를 하나하나 완벽하게 익히고 나면 모두 조합해 전체 과제를 수행한다. 기본 개념은 과제 전체를 한번에 하려고 하면 '신경계를 압도해' 지나친 부담감을 느끼고 결국 실패한다는 것이다. 하지만 복잡한 과제를 단순한 구성요소로 나누면 익히기가 더 쉽다. 건측제한치료가 이런 개념을 이용한다.

과제지향적 훈련

의미있는 과제를 반복 연습하는 것. 골프를 좋아한다면 골프에 관련된 동작을 연습하는 것이 과제지향적 훈련이다. 인간은 물론 동물실험에서도 의미있는 과제를 이용해 치료할 경우 능동운동과 함께 신경가소성 변화가 촉진된다는 사실이 입증되었다.

구음장애
뇌졸중으로 인해 입 주변 근육의 운동을 조절하는 부위가 손상되면 단어를 발음하는 데 관계되는 근육들이 마비되거나 약해질 수 있다. 이로 인해 말하는 능력에 문제가 생긴 상태를 구음장애라고 한다. 입이나 입술, 혀는 물론 얼굴이나 호흡근에 문제가 있어도 생길 수 있다. 표현 언어상실증과는 다르며 반복 연습 등 팔다리의 장애를 극복하기 위한 방법과 똑같은 전략을 통해 개선할 수 있다.

구축
연조직(근육, 신경, 혈관 등)이 짧아지는 현상. 대부분 관절이 굴곡 상태로 움직이지 않고 오랜 시간 경과하는 경우에 나타난다. 뇌졸중 생존자에서는 경직에 빠진 근육이 오랫 동안 수축 상태를 유지하기 때문에 생긴다.

균형잡기 훈련
뇌졸중 후 신체 균형을 향상하는 모든 회복 기법. 전통적으로 재활시설에서 물리치료사가 시행한다.

근거중심의학
현재 발표된 연구 결과를 최대한 수집하고 이를 근거로 합리적인 임상적 판단을 내려 환자를 치료하는 과정. 뇌졸중 생존자는 자신의 회복 전략에 과학적 근거가 있는지 항상 따져보아야 한다.

근전도(EMG)
근육이 수축하고 이완되는 과정 중에 발생하는 전기적 신호를 측정하는 검사. 보통 경직에 빠진 근육을 평가하기 위해 시행한다. 또한 전기자극을 이용한 뇌졸중 회복 시 생존자 스스로 근육을 얼마나 수축할 수 있는지를 기계에 피드백할 때도 사용한다.

근전도 기반 전기자극

팔다리를 전혀 또는 거의 움직일 수 없는 생존자가 움직이려고 노력하는 순간을 감지해 전기자극을 전달하는 기계. 전기자극을 받은 근육은 원하는 동작을 수행할 수 있다. 민감도가 매우 뛰어나 눈으로 보아서는 전혀 움직이지 않는데도 미약한 전기 신호를 감지한다. Mentamove, The Biomove 3000, NeuroMove™ 등이 출시되어 있다.

기능적

실생활에 도움이 되는 동작을 수행하는 능력. 예를 들어, 뇌졸중 생존자가 어떤 방법으로든 혼자서 옷을 입을 수 있다면 옷 입는 일에 대해 기능적인 상태에 있다고 한다. 따라서 '기능적'이라는 말은 환측의 장애가 얼마나 심한지와는 관계없는 개념이다.

기능적 전기자극

기능적 동작을 취하는 근육 위 피부에 전극을 연결해 낮은 수준의 전기자극을 가하는 치료. 전기자극을 정확하게 가하면 근육이 애초에 목표로 했던 동작을 수행할 수 있다.

뇌유래 신경영양인자(Brain derived neurotrophic factor, BDNF)

신경과학자들은 BDNF를 가리켜 '기적의 뇌세포 성장인자'라고 한다. BDNF는 뇌졸중을 비롯해 뇌 손상을 입은 후 뇌에서 만들어지는 천연물질이다. 뇌졸중 후 운동 회복을 위해 신경가소성 변화를 일으키는 데도 필수적인 요소다. 뇌세포가 시냅스를 통해 서로 연결되는 과정을 돕기 때문이다. 유전적 이상으로 뇌졸중 후 BDNF를 생산하지 못하는 사람이 있다. 이런 사실이 밝혀지면 거기에 맞는 재활 계획을 따로 세워야 한다.

능동운동

뇌졸중 생존자가 자신의 근력을 이용해서 스스로 할 수 있는 운동.

능동운동 범위
뇌졸중 생존자가 자신의 힘으로 최대한 움직일 수 있는 관절범위.

대전자
대퇴골(넙다리뼈) 맨 위의 툭 튀어나온 부분. 뇌졸중 생존자가 넘어졌을 때 가장 많이 부딪히는 곳이다. 낙상 시 흔히 손상되므로 이 부위를 보호하기 위해 속옷 안으로 보호패드를 착용할 수 있다.

동반질환
당뇨병, 고관절 통증, 만성 두통 등 뇌졸중 외에 생존자가 지닌 모든 질병(행동/정신적 질병 포함)과 손상. 동반질환은 회복에 매우 큰 영향을 미친다.

리듬
뇌졸중 회복 시 리듬을 이용해 동기를 부여하거나 청각적 신호를 제공할 수 있다. 예컨대 한 손을 뻗어 정해진 목표 지점을 건드리는 것은 회복에 큰 도움이 된다. 이때 음악을 틀어놓고 리듬에 맞춰 동작을 반복하면 덜 지루하고 목표를 달성하려는 동기가 부여될 뿐 아니라 점점 운동의 강도나 속도를 올리기도 쉽다.

리듬청각자극
메트로놈이나 드럼 머신, 음악 등을 이용해 일정한 리듬을 계속 제공하면 생존자는 그 리듬에 맞춰 특정한 움직임을 반복할 수 있다. 이를 리듬청각자극이라 한다.

메타분석
사전에 확립된 기준에 따라 다양한 피험자 대상 연구 자료를 통합해 재분석하는 방법으로 '연구를 대상으로 한 연구'라고 할 수 있다. 각 연구에 일정한 가중치를 부여한 후 수학적인 방법으로 통합 분석한다. 뇌졸중 회복 연구들을 메타분석할 때는 되도록 많은 연구를 확보한 후 모든 회복 전략에 공통적인 핵심을 추려내야 한다. 뇌졸중 회복에 관한 메타분석으로 가장 권위있는 것은 캐나다 웨스턴 온타리오 대학의 로버트 티셀(Robert Teasell) 박사 팀에서 수행한 근거중심 뇌졸중 재활 리뷰(Evidence-based Review of Stroke Rehabilitation, www.ebrsr.com)가 있다.

멜로디 억양 치료
말하는 법을 다시 배우는 과정에서 단순하고 과장된 멜로디를 이용하는 언어치료. 뇌에서 음악을 처리하는 부위는 대개 언어중추의 반대쪽에 있다. 멜로디 억양 치료는 손상받지 않은 뇌를 이용해 손상된 언어영역을 대신하는 전략이다.

바이오피드백
신체의 각 부분을 원하는 대로 통제하기 위해 지속적으로 모니터링하는 기법. 바이오피드백은 우리가 느끼지 못하는 사이에도 신체 구석구석에서 잠시도 쉬지 않고 일어난다. 근육을 이완시키는 간단한 바이오피드백 회로를 생각해보자. 먼저 뇌에서 근육을 이완시키라는 명령을 내린다. 근육은 이완된 후 이완되었다는 신호를 뇌로 보낸다. 전통적으로 바이오피드백은 심박수나 혈압 등 정상적인 상태에서는 마음대로 통제할 수 없는 신체 시스템을 통제하는 데 사용되었다. 하지만 뇌졸중 생존자도 바이오피드백을 이용해 잘 움직여지지 않는 근육의 수축을 촉진할 수 있다. 특히 뇌졸중 회복 시에는 근전도 기반 바이오피드백 기계를 많이 사용하게 된다.

반복 연습
뇌의 신경가소성 변화를 촉진시켜 보다 자연스러운 동작을 하기 위해 어떤 동작을 반복하는 것.

반신 불완전마비
신체의 절반이 부분적으로 마비된 상태. 반마비와는 다르다.

발목-발 보조기
보행 시 발끝을 들어주고 발목을 안정시키는 보조기.

배부 신경근 절단술(선택적 신경근 절단술)
경직을 없애거나 줄이기 위해 척수의 신경근을 선택적으로 파괴하는 수술. 경직성 뇌성마비를 겪는 어린이 환자에서 가장 자주 시행된다. 뇌졸중 후 경직이 심한 성인 환자에게도 효과적이다. 신경근은 절단하면 다시 연결할 수 없으므로 비가역적 시술이다. 또한 근육에서 척수로 전달되는 감각 신호도 신경근을 통과하기 때문에 배부 신경근 절단술을 받고 난 후에는 해당 부위의 감각도 느낄 수 없다. 따라서 경직에 따른 통증이 너무 심하거나 피부 손상(욕창) 우려가 있을 때만 고려한다.

배측굴곡
발목 관절을 움직여 발을 위쪽으로 드는 동작. 의자에 앉은 상태에서 발로 바닥을 두드려 장단을 맞출 때 가장 먼저 취하게 되는 동작이 배측굴곡이다. 많은 뇌졸중 생존자들은 이 동작이 제한되거나 아예 불가능하다. 이렇게 되면 다리를 들었을 때 발끝이 아래로 떨어지는데 이런 상태를 족하수라고 한다.

보상운동
뇌졸중 생존자가 일상 생활에 필요한 동작을 수행할 때 건측에만 의존하는 현상.

보조기구
뇌졸중 생존자의 삶을 편하게 해주고, 하지 못하는 일들을 할 수 있게 해주는 기구. 보조장비라고도 한다.

복합부위 통증증후군
뇌졸중에서 복합부위 통증증후군은 주로 팔과 손에 생기며 어깨 관절 외상으로 인해 시작되는 경우가 많다. 이때는 보통 어깨손증후군(shoulder-hand syndrome, SHS)이라고 한다. 어깨손증후군은 반사성교감신경위축증의 한 형태로 뇌졸중 생존자의 약 25퍼센트에서 발생한다. 통증, 부기, 뻣뻣함, 피부 변색이 나타나며 어깨 관절, 손목 및 손의 움직임이 크게 감소한다. 보통 뇌졸중 후 1~6개월 사이에 시작된다. 통증은 어깨에서 시작해 팔을 타고 손까지 내려간다. 시간이 갈수록 악화되어 나중에는 조금만 움직이려고 해도 통증이 매우 심할 수 있다. 통증 때문에 점점 덜 움직이게 되므로 회복에 나쁜 영향을 미친다. 치료 받지 않으면 팔과 손이 변형되거나 동결견(어깨 주변 조직이 뻣뻣해지고, 움직이면 통증이 동반되는 증상)이 생길 수 있다. 연구에 따르면 어깨손증후군은 뇌졸중을 겪은 후 어깨를 움직이는 방식이 달라지기 때문에 생긴다. 어깨를 자연스럽지 않은 자세에서 억지로 움직이면 관절에 미세한 손상이 생기는데, 이 손상이 신경계에 영향을 미쳐 팔과 손에 극심한 통증을 일으킨다. 스테로이드를 쓰면서 수동 운동과 물리치료 및 작업치료를 병행하는 것이 원칙이다. 통증은 비스테로이드성 소염제(아스피린, 이부프로펜, 나프록센 등)로 조절하나, 심하면 중추신경계에 작용하는 진통제를 쓰기도 한다.

볼프의 법칙

장기간에 걸쳐 뼈에 자극이 많이 가해질수록 뼈는 자극을 더 잘 처리하는 쪽으로 재형성된다는 이론. 의학계에서 널리 인정된다. 일반적으로 뼈는 저항운동(저항과 반대 방향으로 수행하는 근력운동. 팔굽혀펴기나 스쿼팅 등 중력의 반대 방향으로 움직이는 운동이나 탄력밴드 운동 등)을 하면 더 두꺼워지고 강해진다. 뇌졸중 생존자는 여러 가지 이유로 환측 뼈가 약해지는 데다, 넘어질 때도 대부분 환측으로 넘어지기 때문에 골절 위험이 높다. 볼프의 법칙을 이해하면 뼈를 보다 강하게 만들고 골절 위험을 줄일 수 있다.

부분적 체중 부하 보행

보행 중 체중 일부를 지탱해 뇌졸중 생존자의 부담을 덜고 균형을 잃었을 때 생존자를 보호하는 방법. 체중을 덜어주는 방식은 두 가지다. 1) 높이 조절이 가능한 보조기구를 착용하는 방법. 대개 트레드밀 훈련 시 사용한다. 2) 바퀴가 달린 이동식 장비로 골반부를 받쳐 체중 부하를 덜어주는 방법. 일단 안전하게 자리를 잡으면 장비가 얼마나 체중을 지탱할지 조절해 적당히 부하가 걸린 상태로 보행연습을 할 수 있다. 이런 기구로 KineAssist™와 NeuroGym® Bungee Walker 등이 있다.

부분적 체중 부하 트레드밀 훈련

뇌졸중 생존자가 높이를 조절할 수 있는 보조기구를 착용해 스스로 지탱해야 하는 체중을 조절해 가면서 보행연습을 하도록 고안된 트레드밀.

분산연습

새로운 동작이나 기술을 배울 때 일정한 시간에 걸쳐 분산시키는 연습 일정. 보통 재활센터에서 이용한다. 예컨대 전형적인 재활치료 일정은 주당 3회, 회당 45분 또는 주당 5회, 회당 1시간 등으로 짠다. 반대되는 개념은 집중연습이다.

브룬스트롬 회복 단계
뇌졸중 생존자가 회복 과정 중 경험하는 예측 가능한 여섯 가지 단계. 제1단계는 이완성 마비며 제6단계는 완전한 회복이다.

상호 신경지배
어떤 근육이 수축하면(작용근) 반대 작용을 하는 근육(길항근)은 이완되는 현상. 노벨상 수상자인 찰스 셰링턴(Charles Sherrington)이 최초로 기술했다. 예컨대 팔꿈치를 굽히는 근육이 작용하려면 팔꿈치를 펴는 근육은 반드시 이완되어야 한다. 근육 사이의 섬세한 협응능력은 뇌가 아니라 척수에서 의식하지 못하는 사이에 조절한다.

색전성 뇌졸중
신체의 다른 부위에서 생성된 혈전이 혈류를 타고 몸 속을 돌아다니는 것을 색전이라 한다. 색전으로 인해 뇌혈관이 막히면 혈액 공급이 차단되어 뇌졸중이 생긴다.

생존자 주도적
이 용어는 다음과 같이 두 가지 개념을 설명하는 데 사용된다.

- 뇌의 신경가소성은 생존자 스스로 유도하는 것이다. 자발적이고 주도적인 노력을 통해 자신의 신경계를 변화시킬 수 있으며 이를 통해 뇌졸중에서 회복할 수 있다.

- 치료적인 측면에서 '생존자 주도적'이라는 용어는 생존자가 특별한 훈련을 받거나 장비의 도움없이 스스로 치료를 계획하고 실행해 나간다는 뜻이다.

속도집중 보행 훈련
통상적인 보행 훈련보다 훨씬 빠른 속도로 수행하는 보행 훈련. 일부 연구자들은 이런 방식을 통해 보행 속도와 자연스러움을 향상시킬 수 있다고 믿는다.

손상중심영역
뇌졸중에 의해 뇌세포가 사멸한 부분.

수동운동

생존자 자신의 힘으로 수행하지 않는 운동. 누군가 생존자의 팔을 잡고 팔꿈치을 구부렸다 폈다 한다면 팔꿈치의 수동운동이다. 수동운동은 생존자 자신이 할 수도 있다. 예컨대 건측 손으로 환측 팔을 잡고 팔꿈치의 수동운동을 할 수 있다. 환측 팔다리의 수동운동은 구축을 방지하고 수동운동 범위를 유지하는 데 매우 중요하다. 연구에 따르면 수동운동도 신경가소성 변화를 일으킬 수 있음이 시사되었다.

수동운동 범위

수동운동 시 관절이 움직일 수 있는 범위. 예컨대 팔꿈치의 수동운동 범위는 팔꿈치를 최대한 굽힌 상태와 최대한 편 상태 사이의 각도다.

수용 언어상실증

남의 말을 듣고 이해하지 못하는 증상. 왼쪽 대뇌반구에 뇌졸중이 생긴 생존자(신체의 환측은 오른쪽)에게 때때로 수용 언어상실증이 생길 수 있다.

수정 건측제한치료

제한된 일정 내에서 외래 환자도 치료할 수 있도록 약간 수정한 형태의 건측제한치료. 유명한 뇌졸중 연구자 스티븐 페이지(Stephen Page) 박사가 고안한 치료에서는 뇌졸중 생존자가 일주일에 3번, 한번에 30분씩 치료자를 만난다. 대신 집에서 건측 팔의 움직임을 5시간 동안 제한한다. 현재 많은 재활센터에서는 설비와 치료자의 기술에 맞춰 수정 건측제한치료를 여러 가지로 변형시켜 응용한다.

시그네 브룬스트롬

스웨덴 출신 물리치료사이자 학자. 뇌졸중 회복이 예측 가능한 몇 가지 단계를 거친다는 사실을 최초로 밝혀낸 선구자다. 약 2,400년 전 히포크라테스가 뇌졸중을 기술한 이래 최초로 회복에 이르는 여정에 이정표를 세운 것이다. 이를 '브룬스트롬 회복 단계'라고 한다. 또한 브룬스트롬이 수십 년 전에 개발한 검사 중에는 아직도 재활의학 연구에 사용되는 것들이 있는데 그 결과는 자기공명영상(MRI)을 통한 신경가소성 검사 등 컴퓨터를 이용한 첨단검사 결과와 높은 상관관계가 입증되었다.

시너지
두 가지 이상의 동작이 항상 동시에 일어나며, 대개 보완적으로 작용하는 현상. 뇌졸중 생존자에서는 독립적 동작이 불가능할 때 몇 가지 동작이 한꺼번에 일어나는 경우를 가리킨다.

신경가소성
뇌세포끼리 새롭고 변화무쌍한 방식으로 소통하는 능력. 뇌 영상 기법을 이용한 연구 결과 신경가소성 덕분에 뇌세포들은 뇌졸중으로 손상된 영역을 '우회'해 재연결되는 것으로 나타났다. 올바른 방법과 강도와 일정으로 연습을 계속하면 뇌의 신경가소성에 의해 어떤 동작이든 다시 회복할 수 있다.

신경근 전기자극
근육 수축을 일으키는 전기자극의 형태. 전기자극 발생기를 전선과 전극을 통해 수축시킬 근육 위 피부에 연결한다. 뇌졸중 후 마비에 빠진 근육도 신경근 전기자극에는 반응해 수축한다. 운동 범위와 근력을 유지하고, 심지어 완전히 마비된 팔다리도 미세한 움직임을 유발할 수 있다. 물론 팔다리에 모두 적용할 수 있다. 보조기에 신경근 전기자극기를 통합해 복잡하게 전선을 연결하지 않고도 일상 생활 속에서 움직이고 특정한 동작을 연습할 수 있도록 고안된 제품도 많이 나온다.

신장반사
척수에서 전달된 신경 자극에 의해 일어나는 반응으로, 그 목적은 즉각적으로 근육을 보호하려는 것이다. 신장반사에 의해 근육은 지나치게 늘어나거나 찢어지는 일을 피할 수 있다. 가장 유명한 신장반사는 의사가 고무망치로 무릎 바로 아래를 쳤을 때 슬개건 무릎 아래쪽의 다리가 올라가는 슬개건 신장반사다.

심폐운동
심장과 폐의 지구력을 향상시키는 데 초점을 맞춘 훈련.

양측성
양쪽 팔 또는 양쪽 다리를 동시에 사용하는 것.

양측성 훈련

양쪽 팔 또는 양쪽 다리를 동시에 움직여 반복적이고 예측가능한 동작을 취하는 회복 기법. 1) 오케스트라를 지휘할 때처럼 양측이 동시에 같은 동작을 취하는 방법과 2) 양손으로 북을 치는 것처럼 교대로 같은 동작을 취하는 방법이 있다.

어깨 탈구

상완골두가 견갑골의 관절와(glenoid fossa)에서 분리되어 어깨 관절에서 빠지는 현상. 제자리에서 얼마나 벗어났는지는 보통 손가락 넓이로 측정한다. 어깨 탈구 시에는 통증이 있을 수도 있고, 없을 수도 있다.

어깨손증후군

복합부위 통증증후군 참고

언어상실증

언어상실증이란 말하기가 불가능하거나 어려운 상태(표현 언어상실증), 또는 남의 말을 이해하기 어려운 상태(수용 언어상실증)을 통칭하는 용어다. 왼쪽 뇌에 뇌졸중이 생기면(신체의 환측은 오른쪽) 때때로 언어상실증이 동반된다. 좌뇌반구 뇌졸중(몸의 오른쪽이 침범됨)을 겪은 생존자의 약 20퍼센트에서 실어증이 동반된다.

에드워드 타우브

건측제한치료의 창시자. 수십 년간 동물실험을 통해 건측제한치료의 효과를 입증한 후 뇌졸중 생존자에게 도입했다.

연상훈련

운동선수나 음악가들이 실제 상황에서 기록이나 연주능력을 향상시키기 위해 오랫동안 사용해 온 기법. 신체의 움직임을 머리 속에서 정확하게 반복해서 떠올린다. 뇌졸중 생존자가 연상훈련을 이용하려면 먼저 깊은 이완 상태에 도달한 후 뇌졸중을 겪기 전에 취했던 동작을 정확하게 떠올리는 과정을 반복한다. 이런 방법으로 뇌졸중 생존자가 보다 자연스럽게 움직일 수 있다는 사실이 입증되었다.

연속 석고 고정

경직에 의해 짧아진 근육의 길이를 늘리는 방법. 관절을 최대한 편 상태에서 관절 주변에 석고 붕대를 감아 근육을 점진적으로 스트레칭한다.

연조직

장기와 뼈를 둘러싼 부드러운 조직. 근육, 힘줄, 인대, 지방 조직, 근막, 신경, 혈관, 관절 등이 포함된다. 뇌졸중 후 환측 관절이 굴곡된 상태로 고정되면 연조직의 길이가 영구적으로 짧아질 수 있다. 이렇게 되면 관절의 움직임을 회복해도 운동을 할 수 없기 때문에 연조직의 길이를 유지하는 종합적인 스트레칭 프로그램이 필요하다. 충분히 스트레칭하지 않아 연조직의 길이가 영구적으로 짧아진 상태를 구축이라고 한다.

운동 범위

관절이 최대한으로 움직일 수 있는 범위. 운동 범위는 크게 능동 운동 범위(AROM)와 수동 운동 범위(PROM)로 나눈다.

운동불능증

운동불능증이 생긴 생존자는 두 가지 문제를 겪는다. 1) 눈으로 보지 않고는 팔다리가 공간 내 어디에 있는지 모른다. 2) 움직임을 계획하지 못한다. 운동불능증이 있으면 가동 범위와 근력이 충분해도 효과적으로 움직이기가 어렵거나 불가능하다.

운동학습

새로운 동작을 배우는 데 인지적 노력을 기울이는 학습. 뇌졸중 생존자의 운동학습은 새로운 동작을 익히는 것과 과거 가능했던 동작을 다시 익히는 두 가지 과정을 합친 것이다. 새로운 동작을 익히려면 뇌에 새로운 경로가 생겨나야 하고, 과거 가능했던 동작을 다시 익히려면 뇌졸중을 겪기 전에 존재했던 뇌 속의 경로를 재확립해야 한다.

일과성 허혈발작

뇌로 가는 혈류가 차단된다는 점에서는 뇌졸중과 마찬가지지만, 혈류 차단 시간이 24시간 미만일 때 일과성 허혈발작이라고 한다. 대개 혈류 차단은 한두 시간에 그친다. 증상 또한 24시간 내에 모두 없어진다. 하지만 일과성 허혈발작을 경험한 사람의 1/3 정도는 결국 뇌졸중을 겪는데, 5~10퍼센트는 일주일 내에 뇌졸중이 나타난다. 또한 뇌졸중 생존자의 5퍼센트는 이틀 내에 일과성 허혈발작을 경험했던 사람들이다. 따라서 일과성 허혈발작은 향후 뇌졸중을 경고하는 증상이다. 생활습관을 바꾸고 적절한 치료를 하면 뇌졸중이 생길 가능성을 낮출 수 있다.

자발적 회복

노력을 거의 기울이지 않아도 일어나는 회복. 자발적 회복은 급성기에 '충격 상태'에 빠졌던 뇌세포가 아급성기에 접어들어 재연결되면서 일어난다.

재활의학 전문의

물리치료와 재활치료 분야에서 특별한 훈련을 받은 의사. 뇌졸중 회복을 돕기 위한 약물, 측정법, 치료 방법에 대한 전문가이다.

저항력 운동

반대 방향으로 작용하는 힘에 맞서 근육을 수축하는 운동. 아령이나 역기 등 무거운 것을 드는 운동이 대표적이다. 이런 운동은 뇌졸중 회복에 반드시 필요하다.

전기자극 발목-발 보조기

전기자극을 이용해 족하수가 생긴 사람의 발끝을 위로 들어주도록(배측굴곡) 고안된 보조기.

전문가 상호심사

연구 논문을 그 분야 전문가가 꼼꼼하게 읽고 의견을 제시하는 것. 새로운 뇌졸중 회복 치료에 관한 논문이 전문가 상호심사 저널에 실렸다는 것은 내용이 정확하고 믿을 만하다는 뜻이다. 책이나 신문, 잡지, 인터넷을 통해 발표되는 많은 자료는 전문가 상호심사를 거치지 않으므로 무턱대고 믿어서는 안 된다. 다양한 매체에서 전문가 상호심사 논문을 인용할 때 내용을 제대로 이해하지 못한 채 잘못 전달하는 경우도 많다. 뇌졸중 회복 정보를 찾아볼 때는 출처가 전문가 상호심사 저널인 것을 우선적으로 찾는 것이 좋다

전통적 치료

특정 환경에서 일상적으로 제공되는 치료. 뇌졸중 생존자에게 제공되는 전통적 치료에는 작업치료, 물리치료, 언어치료가 있다.

정체기

뇌졸중 생존자가 더이상 기능이 향상되지 않는 시기. 정체기는 치료 방법에 따라(물리치료, 작업치료, 언어치료) 각기 다른 시기에 찾아올 수 있다. 정체기를 맞았다면 더이상 좋아지지 않는다고 낙담하거나 치료를 포기할 것이 아니라 치료 방법을 바꿔야 하는지, 지시에 따라 충실하게 연습을 했는지, 연습의 양이나 강도를 늘려야 하는지를 평가해보아야 한다.

족하수

발목 관절을 움직여 발끝을 위로 드는 배측굴곡 동작이 제한되거나 불가능한 상태.

중심성 비만

허리가 둔부보다 더 굵은 체형. 둔부가 더 굵은 체형에 비해 고혈압, 당뇨병, 심장질환 및 뇌졸중 위험이 더 높다.

진전

불수의적이며, 보통 리드미컬하게 떨리는 신체의 움직임.

집중연습

새로운 동작이나 기술을 학습하려면 보통 2~3주에 걸쳐 하루에 여러 시간을 할애해야 한다. 이런 집중연습은 재활센터에서 하기 어렵다. 그러나 건측제한치료

는 재활센터에서 여러 사람이 함께 연습할 수 있다. 물론 건측제한치료는 하루에 5~8시간, 2~3주간 계속해야 하므로 집에서 많은 연습이 필요하다.

찰스 셰링턴

1800년대 말에서 1900년대 초까지 현대적 물리치료 및 작업치료의 기초를 마련한 과학자. 노벨상 수상자로서 신경학 분야에서 많은 업적을 쌓았을 뿐 아니라 상호 신경지배와 고유감각 등 뇌졸중 회복에 중요한 두 가지 개념을 처음으로 기술했다.

출혈성 뇌졸중

뇌 혈관이 터져 뇌 속에서 출혈이 일어난 상태. 전체 뇌졸중의 약 20퍼센트를 차지한다. 뇌졸중은 크게 혈관이 터져서 생기는 출혈성 뇌졸중과 혈관이 막혀서 생기는 허혈성 뇌졸중으로 나눌 수 있다.

치료 종료

치료를 끝마치는 시점. 각기 다른 분야(작업치료, 물리치료, 언어치료)는 생존자의 개선 정도에 따라 서로 다른 시점에 치료를 종료할 수 있다. 보통 치료자들은 기능이 향상되는 한 치료를 계속한다. 기능이 더이상 향상되지 않는 때를 정체기라고 한다.

트레드밀 훈련

트레드밀을 이용한 보행 훈련. 트레드밀은 급할 때 잡을 수 있는 손잡이와 미끄러지지 않고 일정한 속도를 유지하는 보행 영역이 있고, 경사와 속도를 조절할 수 있으므로 실내에서도 안전하고 편안하게 운동할 수 있다.

편마비(반마비)

신체의 절반, 즉 머리, 팔과 손, 다리와 발, 몸통의 절반이 완전히 마비된 상태. 신체 한쪽이 불완전마비로 인해 약해진 반신 불완전마비와는 다르다.

편측무시

뇌졸중 생존자가 행동이 부자연스러운 쪽을 쳐다보지도 않으려고 하는 현상. 그쪽 손을 쳐다보라고 해도 관심 없다는 듯 힐끗 쳐다보고 만다. 때때로 생존자의 몸을 넘어서까지 확장되어 환측 공간 전체를 무시하기도 한다. 편측무시가 생기면 환측을 부딪히거나 다치기 쉬우므로 위험하다. 건측제한치료나 거울치료가 도움이 된다.

표현 언어상실증

말이나 글을 통해 의사를 주고 받는 기능이 제한되거나 아예 없어진 상태. 뇌의 언어중추가 손상되었을 때 생긴다. 왼쪽 뇌에 뇌졸중이 생긴 생존자(신체의 오른쪽이 환측)에서 표현 언어상실증이 생기는 경우가 있다.

필요는 회복의 어머니

생활 속에서 자신에게 소중하고 의미 있는 과제를 수행하는 것이 회복을 촉진한다는 뜻. 어떤 과제가 중요할수록 노력을 집중하기가 쉬우므로 회복을 앞당길 수 있다.

학습된 비사용

어떤 동작을 하려고 노력하다 실패하는 일이 반복되면 생존자는 노력해도 소용없다고 생각하게 된다. 그런데 노력을 포기해버리면 그 동작을 취하는 데 관계되는 뇌 영역이 쪼그라든다. 현재 연구자들은 건측제한치료 등의 방법으로 억지로라도 어떤 동작을 자꾸 반복하게 만들면 학습된 비사용을 극복할 수 있다고 생각한다.

행위상실증

행위상실증이 생기면 1) 눈으로 보지 않고는 팔다리가 공간적으로 어디 있는지 모르며, 2) 움직임에 대한 계획을 세울 수 없다. 따라서 능동 운동 범위가 넓고 근력이 좋아도 자연스런 동작을 취하기 어렵거나 불가능하다.

허리/엉덩이 비율

배와 골반 둘레 측정치 사이의 비율. 심장 발작 위험을 나타내는 가장 좋은 지표로, 클수록 심장발작 위험이 높다. 배 둘레는 배꼽을 기준으로 측정하며, 골반 둘레는 가장 넓은 부위에서 측정한다. 배 둘레 측정치를 골반 둘레 측정치로 나누면 허리/엉덩이 비율이 나온다.

허혈성 뇌졸중
뇌로 들어가는 동맥 또는 뇌 속의 동맥에서 혈액의 흐름이 차단되어 발생하는 뇌졸중. 동맥이 막히는 원인에 따라 다시 혈전성 뇌졸중과 색전성 뇌졸중으로 나눈다.

혈전성 뇌졸중
뇌에 혈액을 공급하는 혈관 속에서 혈전이 생겨 일어난 뇌졸중.

협력운동
어떤 운동을 하기 위해 하나의 관절만 따로 움직일 수 없고, 팔 또는 다리의 모든 관절을 함께 움직여야 하는 현상. **공동근집단 협력운동**이라고도 한다.

뇌졸중 거뜬히 회복하기

초판 발행 2017년 3월 2일
개정판 발행 2023년 9월 1일

지은이 피터 레빈
옮긴이 우촌심뇌혈관연구재단 (대표역자 강병철)
발행인 원경란
기획 강병철
편집 양현숙
디자인 노지혜
펴낸곳 꿈꿀자유 서울의학서적
주소 제주특별자치도 제주시 국기로 14 105-203
전화 편집부 010-5715-1155 I 마케팅부 070-8226-1678 I 팩스 0505-302-1678
이메일 smbookpub@gmail.com
등록 2012. 05. 01 제 2012-000016호

ISBN 979-11-87313-65-6 (93510)

* 이 책은 꿈꿀자유 서울의학서적이 저작권자와의 계약에 따라 발행한 것이므로 출판사의 서면 허락 없이는 어떠한 형태나 수단으로도 이 책의 내용을 이용할 수 없습니다.

* 잘못된 책은 구입하신 서점에서 바꾸어 드립니다.

* 값은 표지에 있습니다.